检验与临床的沟通
分子
案例分析 100 例

主编 ———————————

顾　兵　广东省人民医院
王　芳　南京医科大学第一附属医院
　　　　（江苏省人民医院）

副主编 ———————————

胡爱荣　宁波市第二医院
伍　均　上海市第一人民医院
叶　庆　中国科学技术大学附属第一医院
　　　　（安徽省立医院）
林勇平　广州医科大学附属第一医院
郭建巍　北京王府中西医结合医院
　　　　中国人民解放军总医院第六医学中心

人民卫生出版社
·北 京·

图书在版编目（CIP）数据

检验与临床的沟通：分子案例分析 100 例 / 顾兵，
王芳主编 . 一北京：人民卫生出版社，2024.4
ISBN 978-7-117-36166-8

I. ①检… II. ①顾… ②王… III. ①临床医学 – 医
学检验 – 案例 IV. ①R446.1

中国国家版本馆 CIP 数据核字（2024）第 070418 号

检验与临床的沟通：分子案例分析100例
Jianyan yu Linchuang de Goutong: Fenzi Anli Fenxi 100 Li

主　　编	顾　兵　王　芳	
出版发行	人民卫生出版社（中继线 010-59780011）	
地　　址	北京市朝阳区潘家园南里 19 号	
邮　　编	100021	
印　　刷	天津善印科技有限公司	
经　　销	新华书店	
开　　本	710×1000　1/16　　印张：18	
字　　数	295 千字	
版　　次	2024 年 4 月第 1 版	
印　　次	2024 年 5 月第 1 次印刷	
标准书号	ISBN 978-7-117-36166-8	
定　　价	99.00 元	

E － mail　pmph @ pmph.com

购书热线　010-59787592　010-59787584　010-65264830

打击盗版举报电话：010-59787491　　E-mail：WQ @ pmph.com

质量问题联系电话：010-59787234　　E-mail：zhiliang @ pmph.com

沙　敏　泰州市人民医院

沈　瀚　南京大学医学院附属鼓楼医院（南京鼓楼医院）

沈玉凡　广州医科大学附属第一医院

张　标　南京大学医学院附属鼓楼医院（南京鼓楼医院）

张立群　陆军军医大学第二附属医院

张莉滟　广东省人民医院

陈　劼　南京中医药大学附属医院（江苏省中医院）

陈　源　广州医科大学附属第一医院

陈雨欣　南京大学医学院附属鼓楼医院（南京鼓楼医院）

陈培松　中山大学附属第一医院

林卫虹　广州医科大学附属第一医院

林勇平　广州医科大学附属第一医院

罗福康　陆军军医大学第二附属医院

郑有为　广东省人民医院

孟　玥　广东省人民医院

赵　越　广东省人民医院

赵春艳　大连医科大学

赵晶晶　广州医科大学附属第一医院

胡　婷　宁波市第二医院

胡爱荣　宁波市第二医院

胡雪姣　广东省人民医院

贾　佳　南京大学医学院附属鼓楼医院（南京鼓楼医院）

顾　兵　广东省人民医院

徐　娟　泰州市人民医院

徐　婷　南京医科大学第一附属医院（江苏省人民医院）

徐祖龙　泰州市人民医院

徐韫健　广州医科大学附属第一医院

高　俊　广州医科大学附属第一医院

郭建巍　北京王府中西医结合医院；中国人民解放军总医院第六医学中心

唐　健　南京大学医学院附属鼓楼医院（南京鼓楼医院）

黄　革　广东省人民医院

黄　燕　泰州市人民医院

黄爱军　南京大学医学院附属鼓楼医院（南京鼓楼医院）

章宜芬　南京中医药大学附属医院（江苏省中医院）

蒋素文　宁波市第二医院

韩秀晶　广州医科大学附属第一医院

谢　骊　复旦大学附属中山医院吴淞医院（上海市宝山区吴淞中心医院）

谢　谦　广东省人民医院

管文燕　南京大学医学院附属鼓楼医院（南京鼓楼医院）

廖亚龙　广东省人民医院

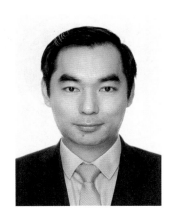

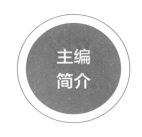

主编
简介

顾兵，医学博士、教授、博士研究生导师，广东省人民医院检验科主任、学科带头人。美国普渡大学及 UCLA 访问学者，国家重点研发计划首席科学家、广东省"珠江人才计划项目"领军人才、江苏省"科教强卫"医学重点人才、"333 工程"人才、"六大人才高峰"人才、"六个一工程"高层次卫生人才。现任中国人体科技健康促进会临床微生物与感染精准检验专委会主委、中国医学装备协会检验医学分会副会长兼秘书长、广州国家实验室科技成果转移转化专家库专家、广东省临床基因检测质控中心主任、广东省医院协会微生物与临床感染专委会主委、广东省卫生经济学会检验经济分会会长、国家人间传染的病原微生物实验室生物安全评审专家委员会委员。*Annals of Infection* 主编、*J Lab Precis Med* 执行主编、*J Thorac Dis* 编委。

从事重大传染病快速检测新技术与耐药菌感染防控研究，主持国家科技部重点研发计划 2 项、国家自然科学基金 5 项、省部级课题 8 项。以第一或通讯作者发表论文 191 篇，其中在 *Nano Research*、*Emerg Infect Dis*、*PLoS Pathog*、*Emerg Microbes Infect*、*J Clin Microbiol* 等本领域权威期刊发表 SCI 论文 120 篇，其中中科院 1 区论文 21 篇，10 分以上 12 篇，累计影响因子 662.4 分，H-index 为 35，被引频次总计 5 340 余次；编写学术专著与教材 40 部，其中主编及副主编 18 部；获授权专利 10 项；获省科学技术奖二等奖 1 项、省医学科技奖三等奖 1 项、省医学新技术引进奖 6 项。

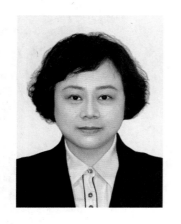

　　王芳，医学博士、教授、研究员、博士研究生导师，南京医科大学第一临床医学院医学检验学系副主任，南京医科大学第一附属医院（江苏省人民医院）检验学部副主任。美国圣路易斯大学访问学者，江苏省"科教强卫"医学重点人才、"青蓝工程"优秀青年骨干教师、"六大人才高峰"高层次人才、"六个一工程"高层次卫生人才、"333工程"高层次人才。现任江苏省医学会检验分会委员，江苏省免疫学会理事。

　　从事医学检验的临床、教学及科研工作，专长免疫学检验与分子生物学检验，研究方向为免疫调控机制及临床诊疗应用研究，主持国家自然科学基金4项，省部级课题6项；以通讯或第一作者发表论文70余篇，SCI论文30余篇；参编学术专著及教材10部；以第一发明人或主要发明人授权国家发明专利9项，国际专利3项；获省医学新技术引进一等奖、二等奖各1项，省高校优秀科研成果三等奖1项。

总序

　　随着现代生物医学理论和技术的发展，以及互联网和人工智能在生物医学中的广泛应用，检验医学以精准、智慧、绿色为目标取得了前所未有的迅猛发展，已经成为智慧医疗的重要组成部分。特别是近年来，生物医学在细胞、亚细胞和生物大分子领域的深入认知，以及大数据、云计算等现代技术的广泛应用，给传统的检验医学注入了新的活力。一些崭新的检测技术，如多参数流式细胞技术、质谱分析技术、高通量测序技术、微流控技术、数字 PCR 技术以及人工智能等已逐步走入日常检验工作，这些技术为变化多端的临床疾病演变过程提供了最为客观、可靠而又精准的实验证据，成为临床精准诊疗工作中"抽丝剥茧""拨云见日"的有力工具。

　　检验医学的发展不仅仅是技术的迭代更新，还包括新指标、新标志物等检验项目的建立及其临床解释和应用，这就给检验人带来了新的机遇和挑战，使检验人对自身有了新的定位：不再是"以标本为中心，以实验数据为目的"在幕后操作仪器，而是主动将生硬的实验数据转化为鲜活的临床诊疗证据，以期实现"以患者为中心，以临床诊疗为目的"的华丽转身。同样，随着临床医学的发展，临床医生也不能每天简单地送检标本和机械地阅读各种检测报告，而应该研究疾病的病理过程，选对检测项目，选准采样时机和部位，优化采样方法，正确解读和应用检验报告——这是多学科综合诊疗（multi-disciplinary team）对现代临床医生的迫切要求，也算是另一种华丽转身。由于知识结构不同、工作环境不同、患者信息不对称，临床和检验之间总会存在一定的壁垒和鸿沟，为此，必须加强检验与临床的沟通、交流和研讨，实现医、检人员的配合与协作，以期各扬己长、携手并进、相得益彰。

　　2011年本书的主编顾兵博士曾组织100多位丁香园网站的学友自发编写出版了《检验与临床的沟通：案例分析200例》一书。读者既可在工作之余阅读一个个生动的专业"小故事"，又可结合案例及其参考文献深入理解和提升专业知识，在轻松中实现检验与临床的沟通，从而提高多学科综合诊疗的能力。时隔9年，我们终于迎来了本书的再版。第2版在第1版的基础上实现了沟通技巧的提升优化和收录案例的精选细化，内容覆盖检验医学的六大亚专业，包括体液、生化、血液、免疫、分子和微生物，为不同专业领域的医检工作者提供了一个检验与临床沟通交流的知识荟萃。

　　这套丛书既适合临床检验和临床医学工作者作为随时翻阅的有益读物，也可以作为医学院校教师在课堂上演绎的生动活泼的典型案例之源。相信这本书一定能够在年轻检验与临床工作者之间，架起一座交流、合作与探讨的桥梁，成为年轻医学工作者的良师益友与亲密伙伴。

童明庆

2020年9月

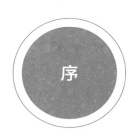

序

　　分子诊断学是以分子生物学理论为基础，利用分子生物学技术和方法研究人体内源性/外源性生物大分子的体系结构或表达调控变化，为疾病的预防、诊断、治疗和转归提供信息和依据。分子诊断学在检验医学中的应用使临床医学对于疾病检验诊断的理念与方法发生了革命性改变，有力地推进了以预测医学、预防医学、个体化医学和精准医学为特征的现代医学发展。

　　本书从实践出发，综合了临床分子诊断实验室涉及的99例经典案例（患者个人信息已隐去），共分为四篇。前三篇依据临床分子诊断学的主要临床应用领域进行分类。第一篇是病原微生物基因与人类感染性疾病，包括肝炎病毒、人乳头状瘤病毒、流感病毒等病原生物基因。第二篇是肿瘤相关基因，肿瘤的发生是由多种致癌因素综合作用的结果，与肿瘤发生相关的基因称为肿瘤相关基因，此篇涉及不同系统肿瘤及相关基因。第三篇是单/多基因病，基因改变等所引起的基因功能发生异常而导致的疾病，如耳聋、血红蛋白病、强直性肌营养不良等。第四篇则重点关注了临床分子检验过程、结果解读及临床沟通中遇到的生动案例。

　　每个案例包含了案例经过、沟通体会、经典箴言等内容，这种行文安排既体现了案例的独特和精彩，又能让读者拓展思维，了解临床分子诊断的复杂性和临床分子诊断工作中需要面对的实际问题，同时，也向读者展示了临床分子诊断的魅力和乐趣。

　　本书通过案例呈现的方式促进理论与实践相结合的思维模式的建立，从实践中总结理论，以理论指导实践。本书中介绍的某些案例比较常见，某些案例则较复杂且令人困惑，这也为读者提供了主动参与、独立思考的机会。因此，对于临床分子诊断相关领域的读者，这是一本以实战为基础的指导用书，更是一本答疑解惑的实用宝典。

参加本书编写的作者来自全国各大医院，他们是活跃在临床分子诊断工作一线的中青年临床医生和检验医师，他们以高度的责任感完成了案例的整理、编写工作，在此向他们表示祝贺并致谢。

潘世扬

2024 年 1 月于南京

前言

我们经常遇到这样的场景，电话铃声响起，"我是感染科医生，昨天有位患者送了一份丙肝病毒分型检测，结果怎么和定量结果对不上啊？""等等，我查下系统……嗯，昨天的结果是正常的，仪器是好的，质控也在控，我们这里没什么问题。""那为什么不一致呢？""这我就不清楚了，结果是没问题的。"电话那头："好吧……"

还有这样的场景，"这里是检验科，你们病区送了一份分泌物标本，细胞量不足，请重新采样。""又是重新采样啊，这个项目怎么总是有问题。""没办法，我们规范检测，并复查了，但是结果提示标本问题，不能发报告。"对方："哎，又要向病人解释了……"

这是检验科与临床常见的对话，这样的沟通有效吗？

检验医学自诞生以来就属于临床医学范畴，是临床医学的一部分。中国合格评定国家认可委员会颁布的《医学实验室质量和能力认可准则》（CNAS-CL02）中明确指出，医学实验室的服务应满足患者及临床人员的需求，包括为临床和患者提供咨询、专业判断和建议。检验与临床的沟通不是检验工作的额外之举，而是"以患者和临床为中心"的检验医学核心理念的体现。

检验人员早已意识到检验与临床沟通的必要性。然而，类似的场景仍然在工作中不断上演。如何正面回应临床疑问，解决临床问题？随着人工智能时代的到来，检验、检测正趋于自动化、信息化、标准化，检验人员的专业水平如何体现？如何成为临床诊疗中必不可少的左膀右臂，而不仅仅是一名技术操作员？这些是检验人员面临的选择和挑战。

在分子生物学检验领域，这份挑战更为严峻，也更具时代特色。21世纪以来，伴随着分子生物学的蓬勃发展，基于分子生物学技术的临床分子生物学检验已成为现代医学发展的重要推手，现代医学已经进入了分子医学时代。精准医疗、肿瘤靶向治疗、个体化用药、基因编辑、健康中国战略等社会热点均与分子生物学检验密不可分。在新型冠状病毒感染疫情中，基于分子检验原理的新冠病毒核酸检测更是走进全民视野。分子生物学检验在感染性疾病、遗传性疾病、肿瘤等疾病的诊断和治疗，以及个体化医学中应用范围之广令人惊叹，其应用领域也从病因分析拓展到风险预测、基因诊断、疗效评价、预后评估等。分子检验的快速发展、丰富内涵和交叉融合使得无论检验人员还是临床医师对分子检验的理解都远远不足，在分子检验策略选择、报告解读，以及优势和局限方面也尚有很多困惑。本书编写的初衷，即为检验人员及临床医师开启分子检验领域的沟通之门。

当遇到开篇的两个场景，检验人员应当如何与临床医师沟通？与临床医师沟通时，检验人员如何具有直面临床、深入剖析的底气？哪些是临床医师真正关心并需要检验携手解决的问题？分子检验的沟通又有哪些独特的技巧？在本册书籍中，你将会找到答案。《检验与临床的沟通：分子案例分析100例》从编写之初就承继了"检验与临床的沟通"系列书籍的特色，不讲述艰深复杂的检测原理，不做分子检验的鸿篇巨著，我们将分子检验从高岭之花拉入凡尘，从一个个鲜活的案例入手，从每一位分子检验人员临床工作中实际碰到的困惑入手，为读者展现"问题发生 - 发展 - 解决 - 反思"全过程，始于临床，终于临床。写作形式上仍采用"案例经过""沟通体会""经典箴言"的格式，文笔质朴不乏睿智，风趣不失严谨。我相信每一位从事分子检验或对分子检验感兴趣的医学从业者都能从书中有所得，有所感。

本书在编写中遇到了重重困难，但越是困难，越是坚定了我们要做这本书的信念。首先是稿件繁杂和缺乏，这看似矛盾的两个词却在我们的编写中同时存在。繁杂指的是初期的稿件大量集中在临床分子检验常规领域，如感染性疾病，内容多有重复，编委会忍痛删除了较多类似案例，仅留下了具有代表性的精选案例。而在移植配型、胚胎植入等分子检验新兴领域稿件稀缺，编委会从这些领域发掘、动员专业学者再次组稿。其次是新型冠状病毒感染疫情的影响下，分子检验人员冲在病毒检验的最前端，导致稿件进度按下了较长时间的暂停键。2024年已到来，经过2年多的精雕细琢，最终本书包含了分子检验沟通案例共99例，内容覆盖了病原微生物基因、肿瘤相关基因、单/多基因病，以及分子检验过程、结果解读等方面的生动案例。

在书籍即将付梓之际，真诚地感谢各位编者的辛勤付出，向各位编者严谨的治学态度和无私的分享精神致敬。感谢南京医科大学医学检验学系的部分研究生，他们参与了大量的校稿工作。

顾 兵

2024 年 1 月于南京

目录

案例 001 | 多年不育的元凶原来是巨细胞病毒

【案例经过】

患者，男，38 岁，身体健康，已婚，无既往病史，久婚不育。2012 年 3 月来生殖科就诊，检验科在精液检查时发现精子数量 $13×10^6$/ml，异常精子小于 20%，瑞氏 - 吉姆萨染色在生精细胞内发现大小不一、多少不一、可布满细胞质的紫色颗粒状的特殊结构，也可见星点状、核消失或不消失的胞质型包涵体，于是在报告单中标注怀疑病毒感染，建议进一步检查。临床医生接到报告单后致电检验科，检验科工作人员建议进行精液 EB 病毒（Epstein-Barr virus，EBV）和人巨细胞病毒（human cytomegalovirus，HCMV）核酸检测，检测结果显示 HCMV DNA 阳性（$1×10^4$ 拷贝 /ml），EBV DNA 阴性。

【沟通体会】

检验科曾在腮腺炎患者的精液中检出病毒感染生精细胞的包涵体，仅限于形态学观察，不能作为病原学诊断的依据，要解决类似问题必须进行精液中病毒核酸的检测。临床医生对实验诊断存在疑惑时主动与检验科联系，目的就是寻找导致疾病发生的蛛丝马迹，检验人员在工作中发现问题并及时反馈临床，这种做法值得提倡。细胞形态学能力训练是检验科临床检验工作的重要内容，应该加强。

【经典箴言】

1. 病毒感染可导致男性不育，原因可能是病毒感染了生精细胞，并在细胞内增殖，导致睾丸精子生成功能障碍。有文献报道[1]，鼠巨细胞病毒（murine cytomegalovirus，MCMV）感染小鼠睾丸后，生精小管内各级生精细胞排列紊乱、空泡变性，甚至无精子生成；间质细胞增生并可见嗜碱性病毒包涵体，生精细胞内未找到病毒包涵体。睾丸病变均表现为局灶性，表明病毒感染并不造成睾丸功能的完全丧失，提示如果早期发现并进行积极治疗，挽救睾丸功能是有希望的。

2. 常规精液检查中不含病毒核酸检测，各医院应根据自身实际情况建立适合自己的精液病原学检测项目，为更多不孕不育患者找到可能的病因。

（郭建巍）

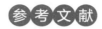

[1] 曹兴午，李翠英，袁长巍. 巨细胞病毒感染、包涵体形成与生精细胞凋亡及不育症 [J]. 中国性科学，2014，23(3)：66-73.

案例 002　矛盾的白细胞升高而血小板超低
——当登革热遇上慢性阻塞性肺疾病

【案例经过】

2014 年 10 月 12 日，患者，男性，84 岁，因"反复气促 2 年余，加重伴发热 2 天"入院，慢性阻塞性肺疾病（慢阻肺）病史，病程长。予抗感染、解痉平喘化痰、抗炎等对症治疗，但患者仍反复发热、气促，伴有咳嗽、咳少量白黏痰，出现排稀便，双上肢皮肤少量瘀斑。

2014 年 10 月 15 日，血常规结果：血小板 12×10^9/L，检验科报危急值，白细胞 5.40×10^9/L，中性粒细胞百分数 72.5%；降钙素原检测（荧光定量法）1.23ng/ml；肝肾功能异常，心肌酶升高，乳酸升高；登革热抗体 IgM 阴性，登革热抗体 IgG 阴性，登革热 NS1 抗原阴性。考虑诊断为重症肺炎（病毒、细菌），全身炎症反应综合征，肝、肾、心脏、血液系统功能不全。予抗感染、扩容补液、雾化平喘及抗炎治疗，同时予以输入血浆、血小板。

2014 年 10 月 16 日，发热暂退，当天再次发热。

2014 年 10 月 17 日，在经过输入血小板治疗之后，再查血常规结果：血小板再次出现危急值（18×10^9/L），白细胞显著升高（22.38×10^9/L），中性粒细胞百分数 87.6%，淋巴细胞百分数 6.5%，红细胞 4.57×10^{12}/L，血红蛋白 142g/L；尿常规隐血阳性。继续输入血浆、血小板治疗。

2014 年 10 月 20 日，登革病毒核酸检测结果为阳性，因此确诊为慢性阻塞性肺疾病合并登革热。

2014 年 10 月 22 日，痰培养为溶血葡萄球菌（β- 内酰胺酶阳性），属于耐甲氧西林凝固酶阴性葡萄球菌，确定细菌感染。

2014 年 10 月 23 日，痰标本真菌涂片检查发现孢子及菌丝，确定有真菌存在。经伏立康唑、替考拉宁抗感染，予碳酸氢钠漱口及支持治疗等，患者病情好转。随之，血小板也逐渐升高，至 43×10^9/L 停输血小板，随后出院。

【沟通体会】

典型的登革热病程可分为三期：急性发热期、极期和恢复期。在急性发热期，患者常急性起病，部分病例可出现双峰热型，一般持续 2 ~ 7 天。患者常常出现进行性白细胞减少和血小板计数迅速降低[1]。该患者于 2014 年 10 月 15 日首次出现血小板危急值，检验人员立即涂片镜检，未发现血小板聚集。同时电话咨询主管医生，确认未使用抗血小板药物。确认标本采集等无异常后，检验科以危急值报告系统将血小板危急值报告临床。但在临床予以输注血小板后，再次出现血小板危急值，伴随白细胞计数显著升高。考虑到患者地处广州，10 月仍为登革热疫情高发季节，怀疑患者登革热，但是患者登革热抗体 IgM、IgG 阴性，登革热 NS1 抗原阴性。因此，临床与检验科沟通后决定再一次将送检样本进行登革病毒核酸检测，以明确病原。通过核酸检测，该患者登革病毒核酸阳性，进而确诊为慢阻肺合并登革热。随后其他病原体也相继检出，伴有细菌感染，又继发真菌感染。经抗真菌、抗感染及支持治疗等，患者好转。至此，回顾分析该患者的双峰热、腹泻、皮肤瘀斑及低血小板等均为登革热所致，白细胞升高为合并感染导致。当慢阻肺合并登革热，白细胞不降反升，在登革热抗体检测阴性的情况下，快速、敏感而有效的基因学检测为明确病原、更有效地救治患者提供了有力支撑。临床医生也表示学习到很多，不同的检测方法各有不足，同时采用多种检测方法进行互补，可以更好地分析患者的情况。

【经典箴言】

登革热（dengue fever）是由登革病毒引起、由伊蚊叮咬传播的一种急性传染病[1]，现已被列为我国新增的重要传染病。登革热临床表现复杂多样，既可表现为无症状的隐性感染，也可表现为非重症感染或重症感染。进行性白细胞减少和血小板计数迅速降低是其典型的实验室检查特征[1]。老人及伴有糖尿病、高血压、冠心病、肝硬化、消化性溃疡、哮喘、慢阻肺、慢性肾功能不全等基础疾病的患者属于重症登革热的预警指征高危人群[1]，合并糖尿病、高血压、慢性肺病等基础病的登革热患者也更易发生肺部改变及血浆渗漏[2]。本病例中患者为老年慢阻肺患者，为登革热重症感染的高危人群。快速明确诊断，对于挽救患者生命具有重要意义。

1. 登革热的病原学及血清学检测　送检标本可为急性发热期及恢复期血液。急性发热期可检测登革热抗原（NS1）及病毒核酸以进行早期诊断，也可进行血清学分型和病毒分离。初次感染的患者可在发病后 3 ~ 5 天检出 IgM 抗体，发病 2 周后抗体水平达到高峰，持续 2 ~ 3 个月；IgG 抗体可于发病 1 周后检出，并维持数年甚至终生[1]。如果发病 1 周内患者血清中检出高水平特异性 IgG 抗体，常提示发生了二次感染，也可结合捕获法检测的 IgM/IgG 抗体比值进行综合判断。

2. 该案例中，患者病程长、年龄大，并伴有慢性阻塞性肺疾病，入院 3 天查登革热抗原及抗体均为阴性，由于伴有细菌感染，又继发真菌感染，出现了发热、腹泻、双上肢皮肤少量瘀斑、全身炎症反应综合征，出现肝、肾、心脏、血液系统多组织器官功能不全的情况，病情重而复杂。血小板下降但是白细胞升高，伴随肝、肾功能等生化指标的显著升高造成登革热的诊断困难。该患者于发病第 5 天检测登革热 NS1 抗原及抗体 IgM，均阴性，可能是因为登革病毒抗原及抗体 IgM 水平均未达到检测阈值。由于血小板出现危急值，直到发病后第 10 天，通过检测登革病毒核酸发现阳性结果，才明确病原之一为登革病毒。随后其他病原菌也相继被检出，解释了该登革热患者白细胞不降反升可能是由于细菌感染所致，血小板严重降低以及其他临床症状也可由登革热感染予以合理解释。因此，快速、敏感的基因检测为明确病原和有效救治患者提供了有力的支撑。

（韩秀晶　林勇平）

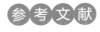

[1] 中华人民共和国国家卫生和计划生育委员会. 登革热诊疗指南（2014 年第 2 版）[J]. 传染病信息，2014，27(5): 262-265.

[2] 潘越峻，张媛，邓西龙. 重症登革热合并肺部改变患者临床特征分析 [J]. 现代医院，2016，16(4): 501-503.

案例 003　登革热，都是蚊子惹的祸

【案例经过】

患者，男性，84岁，因"反复气促2年余，加重伴发热2天"入院。患者2年前开始反复气促，伴有咳嗽、咳痰，无胸闷、胸痛，一直于本院门诊就诊。门诊CT提示：慢性支气管炎、肺气肿及考虑右下肺外基底段、左上肺下舌段少量炎症。肺功能提示：中度阻塞性通气功能障碍。2天前气促加重，伴有发热，最高38.9℃，遂入院进一步治疗，拟诊断为"①肺部感染；②慢性阻塞性肺疾病急性发作期"。入院后查胸片示：两下肺纹理增粗，未见明确片状渗出灶。血常规示：白细胞13.1×10^9/L，中性粒细胞百分数96.3%；天门冬氨酸氨基转移酶147.4U/L，肌酸激酶829U/L，乳酸脱氢酶379U/L，肌钙蛋白 I 0.39μg/L，肌红蛋白156.5μg/L，乳酸4.09mmol/L。予抗炎平喘、抗感染等治疗，但患者近3天来仍反复发热。患者有慢阻肺病史，气促加重，肝功能异常，心肌酶升高，白细胞升高，考虑诊断：慢阻肺急性加重期、肺炎（病毒、细菌），心功能不全？第四天患者开始低热，血小板急剧下降到12.0×10^9/L，紧急进行血小板治疗。

【沟通体会】

患者病情复杂，有慢阻肺病史，发热入院，肝、肾功能异常，心肌酶升高，血小板明显下降，考虑重症肺炎，全身炎症反应综合征，肝、肾、心脏、血液系统受损，须尽快明确病原体。患者反复发热，现在又出现血小板下降明显，双上肢皮肤少量瘀斑，须查明其原因。当下正处于登革热流行期，患者主诉近日有蚊虫叮咬史，有可能合并登革病毒感染，临床医生也高度怀疑患者合并有登革热，遂进行登革热NS1抗原及IgM/IgG抗体等相关检查，但结果皆为阴性，是否可以排除登革病毒感染？登革热早期阶段，患者常伴有发热、恶心、疼痛等症状，但这些症状缺乏特异性，很难与其他发热性疾病相鉴别，需要实验室检测进行确诊。

有研究表明[1]登革热患者病程早期登革病毒核酸阳性率为100%，随后逐渐降低，因此对早期患者进行核酸检测，可更灵敏和特异地确诊登革热。NS1蛋白是登革病毒的非结构糖蛋白，在早期登革热患者血清中出现并持

续较长时间。在第 3～8 天 NS1 阳性率可达 90% 以上，但部分患者未能检测 NS1，可能跟检测时间窗有关。IgM/IgG 抗体检测简便易行，在登革病毒感染中的应用最为广泛，但阳性出现时间比核酸及 NS1 抗原晚，可用作确诊及监测病程。同时 IgG/IgM 抗体还可以在早期用于判断患者是否发生再次感染。三者联合检测可提高登革热的检出率。

综上所述，建议临床尽快对患者进行登革病毒核酸检测，完善登革病毒核酸检测后方可排除合并登革病毒感染。最终，该患者登革病毒核酸检测结果为阳性，因此可考虑诊断合并登革热，血小板减少的原因也是登革病毒感染。

【经典箴言】

1. 患者高龄，基础疾病多，病情重、变化快，实验室须从多方面、多角度为临床诊断提供实验数据支撑，同时及时反馈临床，与临床沟通时多留意细节，通过蛛丝马迹查询真正的病原体。

2. 目前实验室的登革热检测方法覆盖面较广，从核酸、抗原到抗体都可进行检测，但三者各有优缺点。核酸是早期诊断登革热的最佳方法，NS1 抗原的灵敏度略低于核酸，但持续时间较长，而抗体检测在病程后期有重要价值。因为不同检测方法在登革热不同病程中有不同的诊断价值，所以及时与临床医生进行沟通，了解患者情况，选用最合适的检测手段具有重要意义，有助于对疑似登革热患者进行及时确诊。

（陈　源）

参 考 文 献

[1] 杨笑涵，林勇平，刘忠民，等. 登革热不同病程中核酸、NS1 抗原及 IgM/IgG 抗体测定的价值 [J]. 临床检验杂志，2016，34(09)：695-697.

案例 004　EB 病毒感染相关疾病如何正确解读检测结果？

【案例经过】

　　某院检验科自 2012 年开展外周血单个核细胞（peripheral blood mononuclear cell，PBMC）和血浆中 EB 病毒（Epstein-Barr virus，EBV）核酸定量检测，实验结果为广大血液病患者和儿科 EBV 相关感染患者的诊断、病情预警提供了科学依据，受到临床广泛好评。在临床应用中仍经常有儿科医生打来电话，称传染性单核细胞增多症患者的单核细胞数量已经降下来了，血浆中的 EBV 核酸结果也是阴性，但 PBMC 中的 EBV 核酸依然是低浓度，如何解释结果？也有血液科医生打来电话，咨询一些病情平稳的移植后患者，血浆中的 EBV 核酸结果呈阴性，但 PBMC 中的 EBV 核酸始终保持在低浓度，如何解读此检验结果？对此，检验科人员结合实验室和临床工作，就 EBV 相关核酸检测结果进行综合解读。

【沟通体会】

　　由于 EBV 的特殊性，在 EBV 感染相关疾病的检测中标本选择目前仍不能做到唯一和绝对。通常情况下，PBMC 中的 EBV 载量检测更加精确，因为血液中的 B 细胞是 EBV 的主要宿主细胞。有些患者虽然血浆中的 EBV 核酸阴性，但 PBMC 中的 EBV 核酸始终保持在低浓度，在机体处于免疫力低下或应激等情况时，感染的 B 细胞会重新激活，所以定期检测对疾病预后的评判可以提供科学依据。对移植患者，全血中 EBV 核酸定量检测与 PBMC 中 EBV 核酸定量检测同样有效，这样可以避免核酸定量检测中因提取 PBMC 而产生的花费与更长的等待时间。

【经典箴言】

　　1. 在 EBV 感染的临床诊断中，临床医生要清楚几个问题：是否感染 EBV？EBV 感染处于什么时相？是否为 EBV 活动性感染？所患疾病是否与 EBV 感染相关？明确这些问题才能对 EBV 感染相关疾病的诊疗有一个全面而整体的认识，才能有的放矢。

　　2. EBV 具有广泛的疾病谱，与正常人群鼻咽癌、霍奇金病、T/NK 细胞淋巴瘤、伯基特淋巴瘤、乳腺癌、胃癌等多种恶性肿瘤的发生发展相关，还与免疫抑制剂使用患者和多种免疫缺陷性疾病患者移植后淋巴增殖性疾病（post transplant lymphoproliferative disorder，PTLD）、移植后平滑肌肿瘤、艾滋病相关性淋巴瘤、多发性硬化、原发性中枢神经系统淋巴瘤或平滑肌肉瘤密切相关。

3. 人类是 EBV 的唯一宿主，由于 B 细胞表面有 EBV 受体 CD21 分子，EBV 能直接感染侵入 B 细胞并使其永生化，或以郎格罕细胞介导的方式感染口咽部上皮细胞，入血后再感染 B 细胞。EBV 原发性感染发生在口腔，口咽部上皮细胞和 B 细胞为 EBV 主要宿主细胞，EBV 也可感染 T 细胞、NK 细胞、平滑肌细胞和滤泡树突状细胞等。根据 EBV 感染时间和 EBV 感染后产生的特异性抗体谱，可将 EBV 感染分为原发感染、既往感染和再激活三种类型。

4. 机体的免疫功能状况是决定 EBV 潜伏感染状态和 EBV 相关疾病发生发展的重要因素。被感染的 B 细胞偶尔会受到刺激而重新激活，激活的病毒可再感染新的 B 细胞和上皮细胞，使处于潜伏状态下的 EBV 再次激活并大量复制，导致传染性单核细胞增多症的症状持续存在或退而复现，即为慢性活动性 EB 病毒感染（chronic active Epstein-Barr virus infection，CAEBV）。

5. 目前的临床实践中，检验科倾向于使用 PBMC 和血浆中的 EBV 核酸定量结果来指导临床诊疗，从这两种类型标本的检测结果还可以推算出全血中 EBV 的含量，因此具有更高的实用价值。

（郭建巍）

案例 005　EB 病毒 DNA 阳性率为何低

【案例经过】

在 2018 年上半年的临床沟通与反馈中，某医生向检验科提出 EBV DNA 检测阳性率低，与文献[1]报道不符。为了验证这个问题，检验科回顾了历年 EBV DNA 的检测结果，阳性率均低于 10%，发现阳性率确实不高。为什么 EBV DNA 检测的阳性率低？是试剂和检测方法学的问题，还是检测样本类型的问题？是受疾病发展和治疗的影响，还是受其他因素的影响？为解决以上问题，检验人员分别从引物设计、扩增子大小、标准曲线、截止（cut-off）值设置及模板 DNA 提取方法等方面进行了分析。

【沟通体会】

1. 试剂可能会影响检测结果的阳性率，导致检验科的结果与文献报道不一致，主要有以下几个方面。

（1）试剂中所用的扩增引物以及扩增片段的大小 一方面，扩增片段越短，灵敏度越高，特异度越差，假阳性也越多。另一方面，不同的引物发生非特异性扩增的概率也不尽相同。合格的引物应保证较高的特异度，尽量避免出现非特异性扩增现象。与科学研究不同，临床检测所用方法和试剂除保证检测阳性率外，也要兼顾特异度，好的方法学要同时保证灵敏度和特异度，这样才可用于临床检测。文献所用方法和试剂适用于科学研究，但不一定适用于临床检测。

（2）cut-off 值和标准曲线的设置 检验科 EBV DNA 检测的 cut-off 值设置为 500 拷贝 /ml，样本类型为血清，即血清中 EBV DNA 浓度 ≥ 500 拷贝 /ml 为 EBV DNA 阳性，而该医生提到的文献[1] 中 89.7% 的阳性率，指的是所有大于 0 拷贝的病例所占比例，显然本室结果阳性率会低于文献报道。此外，拷贝数水平是通过标准曲线计算而来，标准品来源不同可能会导致样本检测的拷贝数不同，文献中 EBV 标准品来自 EBV 阳性的细胞系，检验科 EBV 检测试剂盒中所配标准品为含有 EBV 扩增目的基因片段的重组质粒，较文献中标准品更为稳定。

（3）模板 DNA 的提取方法 文献中所用的 DNA 提取试剂盒为柱提法试剂盒，检验科使用的 DNA 提取试剂盒为煮沸裂解法试剂盒。DNA 柱提法比 DNA 煮沸法的得率高。

2. 流行病学研究表明鼻咽癌是一种多因素的复杂性疾病，除受 EBV 感染影响外，还受遗传因素、环境因素等多种因素影响。此外，不同组织分型、病理分期、疾病进程、临床干预情况下 EBV DNA 的阳性率和拷贝数水平是不同的。科学研究往往有严格的病例纳入标准，文献中纳入的 390 例病例均为未治疗的鼻咽癌患者，然而检验科检测的标本来自不同治疗阶段和疾病进程的鼻咽癌患者，两者的检测对象纳入标准不一致，可能是造成检测数据不一致的原因。

【经典箴言】

　　EBV DNA 检测阳性率低是检验科一直存在的问题，临床医生将临床工作中发现的问题及时反馈给我们，为检验科工作的改进和提高提供了方向。针对临床提出的问题，检验人员进行了一系列核查，找出原因，并改进和优化 EBV DNA 检测，同时更加促进我们严格把控检测质量，优化检测流程，保证检测结果的准确性。此外，此次沟通也提醒检验人员必须从标本采集、签收、前处理到标本检测、结果分析和质量控制的每一个环节进行核查，并及时与临床沟通，最快最优地解决临床问题。

（刘胜男　顾　兵）

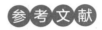

[1] LE Q T, ZHANG Q, CAO H, et al. An international collaboration to harmonize the quantitative plasma Epstein-Barr virus DNA assay for future biomarker-guided trials in nasopharyngeal carcinoma [J]. Clin Cancer Res, 2013, 19(8): 2208-2215.

案例 006　随着 PCR 管反应液一同"蒸发"的乙型肝炎病毒 DNA

【案例经过】

　　患者，女性，53 岁，汉族，2016 年 4 月 12 日到检验科抽血检测乙型肝炎病毒（HBV）DNA，检验科分子诊断实验室采用实时荧光定量 PCR 进行检测。检测人员在审核发放报告时发现该患者今日检测结果为 < 100IU/ml，然而，历史结果显示该患者 2016 年 2 月 16 日 HBV DNA 检测结果为 6.54×10^6 IU/ml。相隔不到两个月，患者 HBV DNA 检测结果下降如此明显，是该患者治疗效果好，还是实验过程中张冠李戴？随后检测人员核查操作流程时发现，是 PCR 管反应液蒸发导致了结果不准确。

【沟通体会】

　　看到这样一份检测结果，检测人员第一反应是不能草率地将这份报告发出。检测人员首先仔细核查了整个实验过程，未发现疏漏之处。随即打电话给患者，询问其治疗情况，患者自述二月份体检时发现自己是"大三阳"[乙型肝炎表面抗原（HBsAg）、乙型肝炎 e 抗原（HBeAg）、乙型肝炎核心抗体（HBcAb）阳性]，医生建议做 HBV DNA 检查，拿到报告后看不懂结果，因为当时有任务出差，又自觉身体无任何不适，因此一直没有到医院看专科医生。最近才来医院就诊，因报告是两个月前的，医生建议再次检测。既然是这样，那么问题出在哪里呢？为慎重起见，检验人员安慰患者，并提醒待次日复查后再通知她来取报告。

次日，检测人员重新对该患者血清进行了 HBV DNA 复查，结果为 8.33×10^6IU/ml。检测人员对前后两天的检测结果表示不解，不知问题出在哪里，于是对两次检测的扩增情况进行了回顾，发现两天的标准曲线正常，阴性、阳性室内质控均在控。该患者第一次的扩增曲线为"山坡形"（见图 6-1），第二次扩增曲线为典型的"S 型"。第一次的扩增曲线何以如此特殊？经查阅文献，发现出现这种情况常常是因为反应管封口不严导致反应液蒸发所致。那么如果真是这样，反应液怎么会蒸发掉呢？检测人员再进一步回想第一次操作过程中的细节，表示整个过程都按标准操作规程（SOP）操作，无特别之处，除了当时用于实时荧光定量 PCR 扩增的八联管刚好用完，有几个样本是采用普通 PCR 反应管进行了扩增。问题可能就出在这里。检测人员将两种 PCR 反应管同时放入基因扩增仪，发现八联管盖

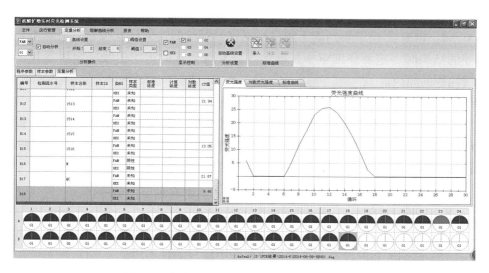

图 6-1　患者 HBV DNA 扩增曲线为"山坡形"

子是凸起的，明显高于普通 PCR 反应管（见图 6-2），而普通 PCR 反应管明显矮一截，实时荧光定量 PCR 仪的盖子不能很好地压住普通 PCR 反应管，因此，在加热的过程中，普通 PCR 反应管因为失去仪器盖的压力，盖子容易因内部压力增加而崩开，导致反应液蒸发。检测人员找到原因后，及时联系了患者，解释了复查结果，并通知患者及时取报告就诊。

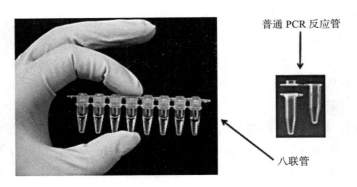

图 6-2　普通 PCR 反应管和实时荧光定量 PCR 使用的八联管

【经典箴言】

1. 对于如 HBV、HCV 感染的患者，由于疾病的慢性化、长期性，检测人员如遇到矛盾或可疑的 DNA 检测结果，一定要结合患者治疗情况分析，并主动与临床医生或患者沟通交流，避免发出不准确的检验报告。

2. PCR 实验结果判读不能只根据仪器判读的结果就发报告，遇到不合理的结果时一定要仔细审核扩增曲线，发现异常的扩增曲线一定要寻找出现问题的原因。

3. PCR 实验耗材使用一定要符合规范。

4. 实时荧光定量 PCR 检测的影响因素多，很多因素可能导致 PCR 扩增曲线不呈 "S" 型，从事 PCR 检测工作的人员对这些情况应充分了解，正确识别、发现这些问题，保证检测报告准确可靠。

5. 常见 PCR 扩增曲线异常及产生的原因主要有以下情况：

（1）同一批样品，某一孔荧光信号特别强

1）试剂配制时反应液没有完全融化，导致探针的量在一管中增多；

2）试剂配制时没有充分混匀致各管中成分的量不均；

3）PCR 仪热槽被荧光物质污染，要及时清除热槽中的污染。

（2）扩增曲线有向上或向下的尖峰

1）反应过程中电压不稳定；

2）可能在 20 个循环左右仪器停止工作或者开盖，导致光线突然增强；

3）如果尖峰向下，可能是卤素灯老化，应及时更换。

（3）部分样本扩增效率过低

1）提取液的残留一定程度抑制了 PCR 反应；

2）反应液未严格取量混匀或分装不均匀；

3）试剂失效。

（4）阴性对照或空白对照翘尾

1）模板提取环境有污染；

2）模板提取操作有污染；

3）试剂配制过程存在污染。

（5）直线型扩增曲线

1）探针部分降解（可能的原因：①探针反复冻融；②探针在光线下暴露时间太长）；

2）反应液中有 PCR 反应抑制物。

（6）没有扩增曲线

1）PCR 参数设置错误，在设计循环参数时将荧光信号读取设置在了反应的第一步；

2）电脑设定了自动休眠。

（7）扩增曲线有一个下滑阶段

基线选取范围不对，常因试剂质量所致。

（8）扩增曲线断裂

基线选取范围不对，基线终点大于 Ct 值，通常是因为模板 DNA 浓度过高所致，Ct 值 < 15，而基线范围仍取 3 ~ 15，其中包含了部分扩增信号，导致标准差偏大，阈值过高，通过减少基线终点至 Ct 值前 4 个循环，重新分析数据可解决此问题。

（9）山坡形曲线

反应管封口不严，导致反应液蒸发所致。

（刘春林）

案例 007　"阴阳相隔"的乙型肝炎表面抗原和乙肝病毒 DNA

【案例经过】

　　某一天，介入治疗科医生反映，29 床一位女性患者，今年 56 岁，诊断为肝癌晚期，HBV 血清学标志物结果为 HBcAb 阳性，其余均为阴性，HBV DNA 结果为 3.33×10^2 IU/ml。该医生表示乙型肝炎表面抗原（HBsAg）阴性不可能出现 HBV DNA 阳性结果，因此他对检验科的检测结果表示质疑。检验人员查阅文献并结合病史认为出现这样的结果是可能的，其原因可能是患者属隐匿性 HBV 感染，或者由于药物的使用造成病毒耐药和基因变异，导致 HBsAg 阴性。经过检验人员与该医生沟通、解释，检测结果得到了医生的认可。

【沟通体会】

　　患者的临床表现与检验科结果不一致的现象越来越受到关注。这种不一致一方面是由于检验科工作人员检测过程的失误，另一方面是由于医生对疾病的认知不够深入，不能对少见病例的特殊检测结果进行分析。这对双方都提出了更高的专业素养要求。对于该案例中医生的质疑，检验科人员首先回应：一般情况下，HBV DNA 阳性，HBsAg 也应该是阳性。对于不同的 HBV 血清学标志物结果组合，HBV DNA 检测结果也会有相应的变化。检验人员随即对留存的患者血样分别重新检测了 HBV 血清学标志物与 HBV DNA，结果再次显示 HBsAg 阴性，HBV DNA 阳性。检验人员查阅患者资料，发现该患者主诉患"慢性肝炎"三十余年，曾治疗过，用药不详，如今为肝癌晚期并全身多处转移，长期放化疗，最近新入院。检验人员又查阅了相关文献资料，有文献[1]报道，经对 1 138 例经化学发光免疫分析法检测乙型肝炎病毒标志物（HBV-M）且筛查结果提示 HBsAg 阴性伴 HBcAb 阳性的患者，采用实时荧光定量 PCR 对血清样本进行 HBV DNA 含量复筛，共检出 35 份 HBV DNA 阳性，检出率为 3.08%，其中 HBcAb、HBsAb 阳性和 HBcAb 单独阳性 HBV-M 模式的检出率较高，分别为 4.11%、4.04%，研究发现 35 份 HBV DNA 阳性病例，其 DNA 载量均 < 200IU/ml。莫艳萍等[2]对 2018 年 1 月—2019 年 9 月浙江省湖州市中心血站采集的无偿献血标本109 560 份，其中 HBsAg 初、复筛均阴性而核酸检测（NAT）阳性标本共

30 份，检出率为 0.027%（30/109 560）。

随着分子生物学检测技术的发展，低病毒血症（LLV）人群逐渐被发现。符鑫等[3] 对 2017 年 2 月—2021 年 12 月海南省儋州市收集的 11 352 份血清 HBsAg 阴性的无偿献血人群血液标本，采用电化学发光法定性检测血清 HBeAg、HBeAb 和 HBcAb，定量检测血清 HBsAb，使用 ABI ViiA7 型荧光定量 PCR 扩增仪，采用高敏 PCR 法检测血清 HBV DNA 载量，对所有经高敏 PCR 法检测为 HBV DNA 阳性的血清再使用 Cobas AmpliPrep/Cobas TaqMan 全自动核酸定量检测系统复核。结果显示以全自动核酸定量检测系统检测结果为金标准，发现高敏 PCR 检测为 HBV DNA 阳性的 67 例（0.59%）为 LLV 人群。高敏 PCR 法检测发现，LLV 人群血清 HBV DNA 载量为 100 ~ 200IU/ml 者 41 例（61.2%），20 ~ 100IU/ml 者 15 例（22.4%）和 < 20IU/ml 者 11 例（16.4%）。其中 5 例血清 HBsAb/HBeAb/HBcAb 阳性人群血清 HBV DNA 载量为（162.4 ± 18.3）IU/ml，9 例血清 HBcAb 阳性人群 HBV DNA 载量为（82.3 ± 14.1）IU/ml，16 例 HBeAb /HBcAb 阳性人群 HBV DNA 载量为（136.9 ± 15.7）IU/ml，32 例 HBsAb/ HBcAb 阳性人群 HBV DNA 载量为（99.3 ± 15.5）IU/ml，3 例 HBsAb 阳性人群 HBV DNA 载量为（71.5 ± 12.9）IU/ml，2 例血清 HBV 标志物全阴性人 HBV DNA 载量分别为 55.0IU/ml 和 56.1IU/ml。研究结论认为采用高敏 PCR 法检测血清 HBV DNA 载量能够在献血员人群中筛选低病毒血症隐匿性乙型肝炎病毒感染，为临床用血安全又加了一道保险。

临床上，当患者乙肝表面抗原阴性而 HBV DNA 阳性，在排除 HBV DNA 假阳性的基础上，其可能原因为：① HBV DNA 序列的变异，尤其是 S 区和前 S 区的变异，可影响 HBV 蛋白表达而导致血清 HBsAg 阴性；② HBV DNA 整合到宿主染色体中，导致 DNA 序列重排，进而影响 HBsAg 表达；③ HBV 免疫复合物的形成，免疫复合物中的抗体封闭了复合物内的抗原，使试剂中抗体不能与复合体内抗原结合，从而致 HBsAg 假阴性结果；④血清内 HBV 病毒低水平复制，这种情况可致抗原表达降低，普通的酶联免疫吸附试验不能检测，但这并不意味着被检者血清中不存在这些标志物，只是可能含量在所用检测方法的下限之下。另外，伴随着抗病毒药物的广泛应用，病毒耐药及基因变异随之增加，乙型肝炎表面抗原阴性 HBV 感染者比例亦逐渐增多，可能也是原因之一。

结合以上案例中患者的病史及实验室检查，检验人员给该医生解释：

患者为肝癌晚期，长期放化疗，可能造成 HBV 基因变异，从而影响 HBsAg 的检测结果，导致 HBsAg 检测为阴性。另外，HBV DNA 为低拷贝阳性，提示存在病毒复制。患者为慢性肝炎三十余年，曾治疗过，用药不详，考虑乙型肝炎病毒再次复制。临床医生查看了检验科提供的文献，认同检验科的解释，并且表示要进一步加强学习，弥补自身专业知识的不足。

【经典箴言】

我国是 HBV 感染的高发区，HBsAg 携带率约占 10%，通常认为血清 HBsAg 阳性是判断 HBV 感染的主要依据，HBsAg 转阴及乙型肝炎表面抗体（HBsAb）的出现被认为是 HBV 感染趋于恢复或 HBV 清除的标志，已无传染性，预后良好。然而，越来越多的证据表明，部分血清 HBsAg 阴性患者并未清除 HBV，仍具有传染性，并且部分患者仍可发生肝纤维化、肝硬化甚至肝癌。因此，重新评估 HBsAg 阴性血液安全性，以及正确诊断和治疗 HBsAg 阴性 HBV 感染患者是临床的重要课题。

近年来的研究结果显示，部分 HBsAg 阴性的急性或慢性乙型病毒性肝炎患者的血清中仍可以检测出低水平的 HBV DNA。我国《慢性乙型肝炎防治指南（2022 年版）》[4] 指出，隐匿性 HBV 感染（occult hepatitis B virusinfection，OBI）即患者血清 HBsAg 阴性，但血清和 / 或肝组织中 HBV DNA 阳性患者中，80% 可有血清抗 -HBs、抗 -HBe 和 / 或抗 -HBc 阳性，称为血清阳性OBI；但有 1%～20% 的 OBI 患者所有 HBV 血清学标志物均为阴性，称为血清阴性 OBI。血清中 HBV DNA 阳性是目前 HBV 感染最敏感也是最直接可靠的依据，它标志着肝病患者体内 HBV 的活动与复制。HBsAg 阴性人群血清中可检测到 HBV DNA，表明这类人群中确实存在 HBV 感染。

实验表明荧光定量 PCR 方法能够灵敏、特异、快速地检测 HBV DNA，可能是目前临床最实用的 HBV 感染的确证方法。使用高敏 PCR 技术，提高 HBsAg 阴性人群 HBV 感染的检出率，特别是 HBeAb 和 / 或 HBcAb 阳性人群，对减少漏诊、正确评价病情进展、指导进一步治疗尤为重要。采用高敏 PCR 法检测献血员人群中血清 HBV DNA 载量能够筛选低病毒血症隐匿性乙型肝炎病毒感染者，为临床用血安全又加了一道保险。

总之，在检验结果与临床诊断产生矛盾时，要积极与临床医生进行沟通，查阅文献，以专业知识为临床医生的诊断提供帮助。

（刘春林）

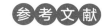

[1] 刘晓红，单颖，孙朝庆，等. HBsAg 阴性伴 HBcAb 阳性患者血清 HBV-DNA 含量检测对隐匿性乙型肝炎病毒感染的检出价值 [J]. 陕西医学杂志，2021，50(3): 362-365.

[2] 莫艳萍，施旭斌，费静娴，等. 湖州地区献血人群隐匿性乙型肝炎病毒感染的血清学特征及分子机制研究 [J]. 浙江中西医结合杂志，2021，31(10): 919-925.

[3] 符鑫，刘悦，彭鑫，等. 采用高敏检测技术检测血清 HBV DNA 载量筛选低病毒血症的无偿献血人群隐匿性乙型肝炎病毒感染研究 [J]. 实用肝脏病杂志，2023，26(2): 169-172.

[4] 中华医学会肝病学分会，中华医学会感染病学分会. 慢性乙型肝炎防治指南（2022年版）[J]. 中华临床感染病杂志，2022，15(6): 401-427.

案例 008　妈妈乳汁乙型肝炎病毒 DNA 阳性，宝宝怎么办？

【案例经过】

　　一日，接到产科林医生电话咨询，一名孕妇即将生产，因孕妇是"大三阳"，孕妇本人及家属很关心生产后能否给孩子哺乳。因没有更多的实验室检查依据，林医生不知道如何更好地指导孕妇及其家属，因此特地咨询检验科。接到电话后，基于目前检验科开展的检验项目，检验科工作人员建议林医生给孕妇进行 HBV 血清学标志物定量检测、血液 HBV DNA 检测，待小孩出生，孕妇泌乳后取乳汁检测 HBV DNA。两天后，按照检验科的建议，林医生陆续开出了该孕 / 产妇血液和乳汁 HBV DNA 检测的申请。经检测，该产妇 HBV 血清学标志物定量检测结果为 HBsAg 10 452IU/ml ↑、HBsAb 0.74mIU/ml、HBeAg 62.41PEIU（Paul Ehrlich institute unit）/ml ↑、HBeAb 19.04S/CO（ratio of the sample signal to the cut-off signal）、HBcAb 9.40S/CO ↑，血液 HBV DNA 结果为 3.85×10^7 拷贝 /ml，乳汁 HBV DNA 结果为 4.42×10^5 拷贝 /ml。

【沟通体会】

　　对于临床医生，检验科提供的检验项目多样，有时候甚至一种检测项目有多种检测方法。为了了解这些检测项目的临床意义，给患者提供更专业的建议，临床医生需要和检验科进行沟通。在本案例中，林医生询问检验科该产妇能否给宝宝哺乳，检验人员查阅了相关文献和指南后给予指导。母乳中含有丰富的营养成分和多种免疫物质，是婴儿最理想的天然食品，然而慢性乙型肝炎病毒感染的产妇是否可以母乳喂养一直有争议。近年来，随着检测技术的进步，母乳中 HBV DNA 检出率增高，更增加了对母乳喂养可能传播乙肝的恐惧和忧虑。

传统观点认为，HBV 感染者体液可能含有 HBV，导致体液可能具有传染性，一旦婴儿接触具有传染性的体液，即有被感染可能，因而不宜母乳喂养。近年，随着国内外有关 HBV 感染者是否适宜母乳喂养的前瞻性研究越来越多，传统的观点正在受到质疑。Tong 等[1]对 1997 年至 2008 年分娩的 63 885 名产妇的母乳喂养情况进行回顾性分析，HBV 携带者群体的母乳喂养率显著低于总体水平，关于 HBV 携带者如何正确进行母乳喂养的宣教，以及进行免疫阻断是十分必要的。

母乳喂养好处众多，1998 年世界卫生组织（WHO）提出所有婴儿（母亲 HIV 感染时除外）都应母乳喂养，包括慢性 HBV 携带者母亲的婴儿。《中国乙型肝炎病毒母婴传播防治指南（2019 年版）》[2]推荐意见为慢性 HBV 感染孕妇所生婴儿在接受联合免疫治疗后，可以母乳喂养（证据质量级别 2B：对观察值有中等把握，观察值有可能接近真实值，但也有可能差别很大）；产后继续应用 TDF（富马酸替诺福韦二吡呋酯）治疗者，可以母乳喂养（证据质量级别 2C：对观察值的把握有限，观察值可能与真实值有很大差别）。我国《慢性乙型肝炎防治指南（2022 年版）》[3]也明确规定新生儿在出生 12 小时内接种乙型肝炎免疫球蛋白和乙型肝炎疫苗后，可接受 HBsAg 阳性母亲的哺乳。然而，根据 HBV 感染产妇的具体情况，是否适宜母乳喂养并不能一概而论。针对不同类别的 HBV 感染者，有关产后母乳喂养的处理并不相同。

1. 单纯 HBsAg 阳性的产妇　此类产妇血清 HBsAg 阳性，HBeAg 为阴性，无肝功能损害，母体血清 HBV DNA 病毒拷贝数处于较低水平，乳汁中 HBV DNA 拷贝数极低或阴性。此类患者在完成对婴儿的主、被动联合免疫［完成 0、1、6 个月乙型肝炎疫苗并注射乙型肝炎免疫球蛋白（HBIG）］的基础上，相比于人工喂养，母乳喂养不增加 HBV 感染。Zhou M[4]等对 2017 年 10 月至 2019 年 6 月在首都医科大学北京地坛医院妇产科分娩的慢性 HBV 感染孕妇（25～35 岁）进行随访。根据母亲自愿选择的喂养方式将所有婴儿分为母乳喂养组（母乳喂养 1 个月以上，包括纯母乳喂养和混合喂养）和配方奶喂养组。根据孕妇产前血清 HBV DNA 载量，将各组分为 3 个亚组：HBV-DNA 阴性（HBV-）组（$< 5 \times 10^2$ 拷贝/ml）、低病毒载量（LVL）组（$5 \times 10^2 \sim 1 \times 10^6$ 拷贝/ml）和高病毒载量（HVL）组（$\geq 1 \times 10^6$ 拷贝/ml）。在这项研究中，所有婴儿都被随访至 1～2 岁。结果显示，母乳喂养婴儿和配方奶喂养婴儿的 HBV 感染率分别为 1.8% 和 3.4%，且两组比较差异无统计学意义（$P > 0.05$）；在 LVL 组中，母乳喂养和配方奶喂养的婴儿均未发生感染；在 HVL 组中，母乳喂养婴儿和配方奶喂养婴儿的 HBV 感染率分别为 11.1% 和 2.2%；母乳喂养婴儿感染率高于配方奶喂养婴儿，但差异无统计学意义（$P > 0.05$）。研究认为 HBV 感染母婴接受主动联合被动免疫的母乳喂养是安全的，同时，母乳喂养既不会增加婴儿感染乙肝病毒的风险，也不会削弱婴儿对乙肝病毒的免疫力，但病毒载量高的孕妇需慎用母乳喂养。孙林英等[5]筛选出 69 例 HBsAg 阳性、血清 HBV DNA $< 1.00 \times 10^3$ 拷贝/ml 的产妇，新生儿出生后立即注射乙型肝炎免疫球蛋白，并完成规范疫苗接种，于婴儿月龄 12 个月时采集静脉血检测乙型肝炎病毒标志物，人工喂养组与母乳喂养组婴儿之间的 HBV 感染率差异无统计学意义。刘冬梅等[6]选取了无症状 HBV 携带者 436 例并分组，在完成规范疫苗注射的基础上，于妊娠第 28、32、36 周各注射一次 HBIG 200U，新生儿在出生后 24 小时内及 2 周时各注射 HBIG 200U，随访至婴儿 1 岁，人工喂养组和母乳喂养组婴儿之间的 HBV 感染率差异无统计学意义。尽管目前对于单纯 HBsAg 阳性而 HBeAg 及 HBV DNA 均阴性或 HBV DNA 低拷贝的产妇及其婴儿 HBV 感染率的研究缺乏大宗病例研究，但基于对无症状 HBV 感染者的研究，以及考虑到单纯 HBsAg 阳性产妇血清、乳汁中 HBV DNA 的低拷贝数，可以认为对于单纯 HBsAg 阳性的产妇，在婴儿完善 HBV 主、被动联合免疫后，母乳喂养不增加 HBV 感染的风险，应尽量鼓励这类产妇进行母乳喂养。

2. HBsAg 阳性同时 HBeAg 阳性或 HBV DNA 阳性的产妇　HBeAg 是 HBV 病毒颗粒之外的一种可溶性蛋白，是乙型肝炎具有传染性的间接指标。血清 HBV DNA $> 1.00 \times 10^9$ 拷贝/ml 者是 HBV 母婴垂直传播的高危人群。与单纯 HBsAg 阳性不同，一旦孕/产妇 HBeAg 阳性，需完善 HBV DNA 检测，对 HBV 复制情况进行直接评估。对于有条件的地区，完善乳汁 HBV DNA 及乙型肝炎标志物的检测，有益于更有针对性地指导母乳喂养。Zhang L[7] 等于 2008 年至 2012 年，在中国多中心对 67 720 名孕妇进行筛查，对 1186 名 HBsAg 携带者母亲及其 8 ~ 12 个月的婴儿进行随访，对 HBV 标志物（HBsAg、HBsAb、HBeAg、HBeAb 和 HBcAb）和 HBV DNA 状况进行研究，结果显示，孕妇 HBsAg 阳性率为 6.7%（4 533/67 720），婴儿免疫预防失败率为 3.3%（39/1 186）；免疫预防失败的婴儿均由 HBeAg 阳性且 HBV DNA > 1.00×10^6 拷贝 /ml 的母亲所生；HBeAg 阳性母亲所生婴儿中，母乳喂养组 HBV 感染率为 9.0%，HBsAg 阳性率为 8.3%，配方奶喂养组为 9.2%，P=0.761；围产期 HBV 感染的发生表明在子宫内或分娩过程中。Zhang L 等研究结论认为母乳喂养不会增加 HBV 母婴传播的风险，不同喂养方式对实施免疫的婴儿 HBsAb 转化无影响。

系统评价结果表明，慢性 HBV 感染孕妇所生婴幼儿接受联合免疫后，母乳喂养不会增加婴幼儿 HBV 感染的风险（RR=0.73，P=0.21）[8]。同时有研究表明，乳汁中病毒载量与母亲病毒载量呈正相关 [9]；但高病毒载量母亲母乳喂养并不增加婴幼儿 HBV 感染风险 [10-11]。鉴于母乳喂养获益明显，建议慢性 HBV 感染孕妇所生婴儿在接受联合免疫后母乳喂养 [2]。尽管目前临床上对新生儿在接受主、被动联合免疫后接受 HBsAg 阳性母亲哺乳的可行性已越来越认同，但仍有学者认为，对 HBV DNA 高载量的母亲所生的高危新生儿，即使接受了主、被动联合免疫，母乳喂养仍须谨慎 [4]。有研究 [12-13] 发现即使进行主动和被动免疫，仍有约 5% ~ 10% HBeAg 阳性且 HBV DNA 高水平母亲所生婴儿发生 HBV 感染，其危险因素包括母亲 HBeAg 阳性、HBV DNA 高载量、准种特征和 HBx 基因特征。对于 HBeAg 阳性或血清 HBV DNA 阳性的产妇，是否适宜母乳喂养须进一步完善乳汁中 HBV DNA 及乙肝相关标记物或母亲血清中 HBV DNA 检测。虽然母体与婴儿之间有血乳屏障可有效保证不会因母乳喂养增加 HBV 感染率，但有研究认为，如果产妇合并乳腺炎、乳头皲裂、破损，或者婴儿皮肤黏膜不完整，母乳喂养就存在风险 [14]。临床工作中，仍有许多孕产妇因 HBV 高载量、乳头破溃、新生儿口腔溃疡等担心母乳喂养的安全性。因此，对于产后继续应用 TDF 者，虽然有指南 [15] 推荐母乳喂养不是禁忌证，但新生儿的安全性如何评价？哺乳期间服用 TDF 的慢性 HBV 感染母亲的婴儿体内未检测到替诺福韦就一定对新生儿没有影响等问题还有待于进一步研究。

基于以上指南和文献复习，检验科工作人员主动联系林医师，向其阐明该患者血液和乳汁的实验室检测结果，与林医生交流了相关文献报道，建议对该产妇和婴儿进行综合评估，并告知产妇及家属利弊，由其知情选择。林医生对检验科所做的细致工作表示称赞，结合临床表现与经验接受了检验科的建议。有时临床对于检验科开展的一些检测项目的临床意义未能完全明确，双方进行沟通可以为患者提供更专业的指导。

【经典箴言】

　　HBV 感染的母亲是否可以母乳喂养需要检验科提供相关检测数据。临床医生主动咨询检验科，阐明患者情况，双方从专业角度权衡商讨是对患者负责任的体现。

（刘春林）

[1] TONG LEUNG V K, LAO T T, SUEN S S, et al. Breastfeeding initiation: is this influenced by maternal hepatitis B infection?[J]. J Matern Fetal Neonatal Med, 2012, 25(11): 2390-2394.

[2] 中华医学会感染病学分会，GRADE 中国中心. 中国乙型肝炎病毒母婴传播防治指南（2019 年版）[J]. 中华传染病杂志，2019，37(7): 388-396.

[3] 中华医学会肝病学分会，中华医学会感染病学分会. 慢性乙型肝炎防治指南（2022 年版）[J]. 中华传染病杂志，2023，41(1): 3-28.

[4] ZHOU M, LI L, HAN L, et al. Breast-Feeding is Not a Risk Factor of Mother-to-Child Transmission of Hepatitis B Virus[J]. Int J Gen Med. 2021, 14: 1819-1827.

[5] 孙林英，赵政敏，刘畅. HBV 感染产妇母乳喂养安全性研究 [J]. 中国现代医生，2010，48(3): 138，151.

[6] 刘冬梅，刘爱华. 联合免疫阻断乙型肝炎病毒哺乳传播的疗效观察 [J]. 中国妇幼保健，2010，(22): 3111-3113.

[7] ZHANG L, GUI X, FAN J, et al. Breast feeding and immunoprophylaxis efficacy of mother-to-child transmission of hepatitis B virus[J]. J Matern Fetal Neonatal Med, 2014, 27(2): 182-186.

[8] 钱昌丽，王健健，马艳芳，等. 慢性 HBV 感染母亲母乳喂养的安全性：系统评价 [C]//2019 循证科学与知识转化论坛暨首届西北地区临床流行病学和循证医学研讨会论文集，兰州. 2019: 45.

[9] 张淑萍，李宝来，王欣. 产妇合并不同 HBV 感染模式产后血清、唾液及乳汁 HBV-DNA 载量测定的意义及相关性分析 [J]. 中国妇幼保健，2019，34(9)：1974-1977.

[10] MONTOYA-FERRER A, ZORRILLA AM, VILJOEN J, et al. High level of HBV DNA virus in the breast milk seems not to contraindicate breastfeeding[J/OL]. Mediterr J Hematol Infect Dis, 2015, 7 (1): e2015042.

[11] 黄慧. 不同喂养方式对乙型肝炎病毒感染产妇母婴传播的影响 [J]. 肝脏，2019，24(4)：477-478.

[12] SONG Y, LU Y, LI Y, et al. HBx 128-133 deletion affecting HBV mother-to-child transmission weakens HBV replication via reducing HBx level and CP/ENII transcriptional activity[J]. Viruses, 2022, 14(9): 1887.

[13] LI AY, LIU Z, SONG Y, et al. Reduction of the occurrence of occult HBV infection in infants by increasing the dose of hepatitis B vaccine: a large prospective cohort study[J]. Emerg Microbes Infect, 2020, 9(1): 1881-1891.

[14] 陈淑芳，赵跃宏，廖新阳，等. 不同喂养方式对乙肝孕妇 HBV 母婴传播的影响 [J]. 护理实践与研究，2015，12：53-54.

[15] CORBETT A H, KAYIRA D, WHITE NR, et al. Antiretroviral pharmacokinetics in mothers and breastfeeding infants from 6 to 24 weeks post-partum: Results of the BAN Study[J]. Antivir T her, 2014, 19(6): 587-595.

案例 009 　肝损害竟然没有肝炎病毒感染？

【案例经过】

患者，女性，59 岁，2018 年 6 月 10 日于某医院体检中心参加常规体检，意外发现肝损害，丙氨酸氨基转移酶（ALT）116U/L，天门冬氨酸氨基转移酶（AST）175U/L，但因为患者其他指标正常，医生建议一段时间后复查。该患者于 2018 年 6 月 23 日再次来医院复查肝功能，仍存在肝损害，ALT 50U/L，AST 150U/L。该患者十分困惑，因此在医生的建议下进行了肝炎病毒免疫学检查，结果提示患者乙型肝炎表面抗体阳性，戊型肝炎 IgG 抗体阳性，其余指标均为阴性。这样的检查结果让临床医生感到困惑。通过向患者了解病史和查阅相关文献后，了解到甲状腺功能异常合并 EBV 感染可能会导致肝损害，即对患者进行甲状腺功能检测，结果如表 9-1，EBV DNA 结果阳性，与文献报道一致。

表 9-1　甲状腺功能测定结果

序号	项目	结果	单位	参考范围
1	抗甲状腺球蛋白抗体	0.964	IU/ml	< 4.00
2	甲状腺球蛋白	0.42	ng/ml	1.59 ~ 50.30
3	促甲状腺素	> 100.0	mIU/L	0.49 ~ 4.91
4	游离三碘甲状腺原氨酸	2.73	pmol/L	3.28 ~ 6.47
5	游离甲状腺素	2.19	pmol/L	7.64 ~ 16.03
6	三碘甲状腺原氨酸	0.37	nmol/L	1.01 ~ 2.48
7	甲状腺素	15.12	nmol/L	69.97 ~ 152.52

【沟通体会】

患者拿到肝功能损害的报告时非常不解，她表示自己曾经接种过乙肝疫苗，这也的确和肝炎病毒免疫学检查结果吻合。医生询问："除了肝炎病毒会引起肝损害，酒精和自身免疫病也都可能引起肝损害，那你平时有喝酒的嗜好吗？"患者否认了她嗜酒和存在自身免疫病。到底是什么原因导致她的肝损害呢？考虑到肝脏是人体重要的代谢器官，会不会是代谢异常导致的呢？甲状腺功能检测结果提示患者存在严重的甲状腺功能减退，但甲减是造成肝损害的唯一危险因素吗，是否还有其他未发现的原因？通过查阅相关资料，发现 EBV 是传染性单核细胞增多症的病原体[1]，与鼻咽癌、儿童淋巴瘤等疾病的发生有密切关联，但近年来许多研究提示 EBV 与慢性乙肝患者的不良预后之间具有相关性[2]。在此基础上，检验科与临床医生沟通后，决定检测患者的 EBV 携带情况，结果显示患者 EBV DNA 阳性。由此，医生考虑患者为甲减合并 EBV 感染引起的肝损害。医生与患者进行充分沟通，可以帮助医生排除一些可能诱发肝损害的因素。在此基础上，通过查阅文献，向患者阐明可能的发病机制，进一步指导患者进行相关检测，同时与检验科保持沟通，通过检测结果来辅助临床诊断。

【经典箴言】

1. 本病例是比较少见的甲减合并 EBV 感染造成肝损害。患者接种过乙肝疫苗，认为肝脏肯定处在保护伞下，其实造成肝脏损害的原因除了常见的肝炎病毒感染外，药物、饮酒、自身免疫病、脂肪肝等都是常见危险因素。患者本身存在基础疾病——甲状腺功能减退（自己不知，未规范治疗），是常见代谢性疾病，而肝脏作为人体重要的代谢器官，亦存在代谢紊乱现象。已有文献报道[3]EBV 感染影响慢性肝炎的预后，因此 EBV 在肝脏代谢紊乱的情况下可能造成肝损害，但具体的作用机制还有待进一步探讨。

2. 根据临床检查结果，对患者做出甲减合并 EBV 感染造成肝损害的初步诊断，下一步可进行诊断性治疗，治疗甲减的同时使用广谱抗病毒药物治疗。于甲减控制、EBV DNA 转阴后监测肝功能，如肝功能改善，此诊断可明确。此病例较为少见，后续可追踪研究其发生机制。

（徐　娟　徐祖龙）

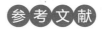

参考文献

[1] HOUEN G, TRIER NH. Epstein-Barr Virus and Systemic Autoimmune Diseases[J]. Frontiers in immunology, 2020, 11: 587380.

[2] DAMANIA B, KENNEY SC, RAAB-TRAUB N. Epstein-Barr virus: Biology and clinical disease[J]. Cell, 2022, 185(20): 3652-3670.

[3] SCHECHTER S, LAMPS L. Epstein-Barr Virus Hepatitis: A Review of Clinicopathologic Features and Differential Diagnosis[J]. Archives of pathology & laboratory medicine, 2018, 142(10): 1191-1195.

案例 010　突然增高的乙型肝炎病毒 DNA

【案例经过】

患者肖某，女性，59 岁，"大三阳"，2016 年 9 月 22 日至某医院肝病科就诊。实验室检查结果：ALT 22U/L，AST 37U/L，HBV DNA < 5.00×10^2 拷

贝 /ml，白球比 1.5，接受规范抗乙型肝炎病毒治疗。2017 年 7 月 6 日复查：ALT 25U/L，AST 40U/L，HBV DNA < 5.00×10^2 拷贝 /ml，PLT 62×10^9/L，白球比 1.4。继续按原方案抗病毒治疗。2018 年 4 月 25 日常规复查：ALT 20U/L，AST 33U/L，HBV DNA 7.73×10^5 拷贝 /ml，PLT 93×10^9/L，白球比 1.1。主治医生质疑 HBV DNA 检测结果，认为患者一直接受规范抗病毒治疗，且肝功能正常，HBV DNA 原来一直小于检测限，怎么会这么高呢？因此要求重新检测。面对临床医生的质疑，检验科工作人员首先是核对结果，确认阴性、弱阳性、阳性对照均在控，标准曲线的相关系数 R 大于 0.99，扩增曲线为 S 型。再次与主治医生电话沟通，主治医生也认同检测结果，但这样的检测结果会直接影响患者的进一步治疗。抱着对患者负责的态度，双方沟通后，决定立即同步进行留样重测和重新抽血检测，证实 HBV DNA 检测结果无误。

【沟通体会】

检验科提供的检测结果常常受到临床医生的质疑，本例是个简单的案例，最终也得到了圆满解决，但过程中却折射出检验科日常工作存在的不足。医生对检测结果存在质疑，不仅是因为这一次的结果，而是以往出现检验结果与临床不太符合的情况时，即使临床发现问题，由于临床与检验科缺乏有效沟通而缺少反馈。久而久之，医生对检验科的不信任逐渐积累，这一次恰巧是一个爆发点。受此启发，作为检验人员，除了把好质控关，还应该做好以下几点。

1. 检验报告整体看　人是一个整体，每一张报告单是反映患者身体状况的一个点，检验结果审核前，不妨多花几分钟了解患者的基本情况，抢在医生之前对患者检测结果是否符合预期做出初步判断，对发出的报告做到心中有数。

2. "迈开腿，张开嘴"　检验人员不仅仅是局限于实验室的操作工，可以"迈开腿"到临床了解医生诊疗的检测需求和对检验结果的反馈意见等。也可以"张开嘴"，对质疑的结果常沟通，及时消除医生疑虑。检验人员与临床医生这样有来有往地互动才能建立信任，为患者提供更优质的诊疗服务。

那么这一次的案例究竟为什么会出现这样的结果呢？查阅文献并与临床医生沟通后认为，首先，慢性乙肝防治指南中明确提出治疗过程中，病毒学标志在治疗开始后每 3 个月检测 1 次。此患者距上次检测已近一年，因此 HBV DNA 含量并非如医生认为的"突然升高"。其次，患者出现这样的情况可能提示耐药现象出现，应全面评估患者身体状况后重新制定治疗方案。

【经典箴言】

1. HBV DNA 定量检测反映病毒复制水平，主要用于慢性 HBV 感染的诊断、治疗适应证的选择及抗病毒治疗疗效的判断。

2. 慢性乙型肝炎治疗的总体目标是最大限度地长期抑制 HBV，减轻肝细胞炎症坏死及肝纤维化，延缓和减少肝脏失代偿、肝硬化、肝细胞癌（HCC）及其并发症的发生，从而改善生活质量和延长存活时间。慢性乙肝的治疗须结合生化检验、病毒学标志、肝组织病理等多项指标。从 HBV DNA 的角度，慢性乙肝抗病毒治疗的一般适应证包括：① HBeAg 阳性者，HBV DNA $\geq 1.00 \times 10^5$ 拷贝 /ml；② HBeAg 阴性者，HBV DNA $\geq 1.00 \times 10^4$ 拷贝 /ml。此患者最新 HBV DNA 检测结果提示抗病毒治疗无效。

3. HBV 抗病毒治疗的疗效评估须结合多个指标，一般包括胆红素水平、转氨酶水平、HBV DNA 浓度以及肝组织病理学检查。这位患者转氨酶三次检查中有两次高于正常值，血常规检查中血小板计数一直低下，且白球比呈下降趋势，以上检查结果均提示肝功能受损状态，应引起重视。

（徐祖龙　徐　娟）

案例 011　嗜肝病毒感染标志物阴性，你也可能是乙肝

【案例经过】

患者，男，52 岁。患者 2 年前无明显诱因感乏力，上腹部饱胀不适。在当地医院治疗。查肝功能：总胆红素（TBiL）36.8μmol/L，直接胆红素（DBiL）19.2μmol/L，丙氨酸氨基转移酶（ALT）913IU/L，天门冬氨酸氨基转移酶（AST）794IU/L，碱性磷酸酶（ALP）138IU/L，γ- 谷氨酰转肽酶（GGT）189IU/L。乙型肝炎病毒（HBV）标志物 HBsAb 阳性（11.8mIU/ml）、

HBcAb 阳性，HBV DNA 小于 100IU/ml（荧光定量 PCR，检测下限 100IU/ml）。甲、丙、丁、戊肝炎病毒标志物均阴性。抗核抗体（ANA）、抗线粒体抗体（AMA）、AMA-M2 等自身免疫抗体均阴性。B 超示肝内光点增密，胆壁毛糙。临床诊断急性黄疸型肝炎（原因未明），给予护肝对症治疗（复方甘草酸苷、多烯磷脂酰胆碱等），肝功能恢复正常后出院。此后患者又出现肝功能明显异常 2 次，先后在不同医院就诊，曾被诊断为药物性肝炎（服用中药 1 个月左右）。出院后间断予复方甘草酸苷及双环醇等口服治疗，肝功能 ALT 间断轻度异常。近一周再次感乏力明显，食欲减退，无发热、咳嗽、恶心、呕吐、腹痛、皮肤瘙痒，无关节肌肉疼痛。于 2017 年 3 月 20 日复查肝功能：TBiL 19.2μmol/L，ALT 536IU/L，AST 589IU/L，ALP 95IU/L，GGT 139IU/L，再次入院治疗。

既往史、家族史和个人史：否认高血压、糖尿病等慢性病史。否认毒物接触史，无长期饮酒史及吸烟史。否认输血史。父亲健在，母亲及 2 个妹妹均为 HBV 感染者，1 个儿子体健。

医生对其查体发现：皮肤巩膜无明显黄染，蜘蛛痣（胸前）及肝掌可见。心肺查体无特殊。腹平软，无压痛、反跳痛，肝脾未触及肿大，墨菲征（Murphy sign）阴性，移动性浊音阴性，双下肢无水肿，神经系统体征无异常。

其他辅助检查结果：肝功能见上述（2017 年 3 月 20 日），肾功能及心肌酶谱等正常。血常规：WBC 3.8×10^9/L，RBC 4.8×10^{12}/L，Hb 150g/L，PLT 112×10^9/L；凝血酶原时间（PT）12.6 秒；大小便常规正常；ANA、AMA、AMA-M2 等自身免疫抗体均阴性；HBV 标志物抗体 HBeAb 及 HBcAb 阳性，余阴性，HBV DNA 为 57.6IU/ml（检测下限 20IU/ml）；甲、丙、丁、戊型肝炎病毒，以及 EB 病毒、巨细胞病毒、柯萨奇病毒、疱疹病毒等其他嗜肝病毒标志物均阴性；甲状腺功能及血清铜蓝蛋白正常；上腹部 B 超及 MRI 增强均提示肝硬化倾向；腔静脉肝脏血管彩超未见异常。就是这样一个常见嗜肝病毒感染标志物均阴性的患者，最终居然被诊断为隐匿性乙型肝炎病毒感染。

【沟通体会】

患者反复肝功能异常 2 年，上腹部 B 超及 MRI 增强均提示肝硬化倾向，血常规 WBC 及 PLT 均降低，说明患者病情持续进展，但原因未明。

常见嗜肝病毒感染标志物均阴性，甲状腺功能不支持甲状腺疾病，自身免疫抗体阴性也不支持自身免疫性肝病，腔静脉肝脏血管未见异常排除血管性疾病。血清铜蓝蛋白正常，以及高通量测序进一步检测血液标本中 DNA 的 39 个基因全外显子未发现致病突变位点，不支持遗传代谢性肝病（如威尔逊氏症）。

值得注意的是，通过与患者沟通了解到患者有 HBV 感染家族史，其母亲和两个妹妹都是 HBV 感染者。虽然 HBV 血清学标志物第一次 HBsAb 和 HBcAb 阳性、HBV DNA 低于检测下限（100IU/ml），但第二次 HBsAb 滴度下降，并出现 HBeAb 阳性，HBV DNA 低水平复制，应考虑检测试剂的灵敏度是否存在差异。

为明确诊断，告知患者可能为乙型肝炎病毒感染但是需要配合进一步检查。经患者知情同意，在 B 超引导下行肝穿刺活检术。肝穿病理示：肝穿刺标本相当于 10 余个肝小叶范围，肝小叶结构紊乱，其内散在点灶状坏死，门管区中度炎症伴界面肝炎；网状纤维染色及 Masson 染色显示门管区纤维呈星芒状增生，众多纤维间隔形成，少数假小叶形成；免疫组织化学染色 HBsAg（＋）、HBcAg（－）；铜染色（－）、普鲁士蓝染色（含铁血黄素染色）（－），以及 CK7、CK19 显示门管区小胆管增生。病理诊断意见：慢性乙型肝炎 G_3S_4（Ishak 评分 F5）。难道是隐匿性 HBV 感染（occult HBV infection，OBI）？

检验科认为，出现 HBsAg 阴性、HBsAb 和／或 HBeAb 和／或 HBcAb 阳性模式，首先怀疑 HBsAg 浓度过高，导致钩状效应出现假阴性，但该例患者通过倍比稀释检测排除了钩状效应，说明出现此种模式与 HBsAg 浓度过高无关。其次怀疑 HBsAg 浓度过低，无法检测出来。检验科也对该案例十分关注。采用高纯度病毒核酸检测试剂盒提取血清 HBV DNA，参考国内外文献，在 HBV 基因组 C、S 及 X 区的保守区域各设计一套引物，采用巢式 PCR 对 HBV 基因组 C、S、X 区进行扩增；同时检测肝组织 HBV DNA。结果 C 区扩增产物电泳条带阳性（电泳条带大小为 693bp），肝组织 HBV DNA 浓度为 4.16×10^6IU/ml，最终明确诊断为 OBI。给予恩替卡韦抗病毒及常规护肝治疗后，肝功能恢复正常，定期随访病情逐渐改善（WBC 及 PLT 恢复至正常范围内，B 超未见肝硬化征象）。主动了解患者的家族 HBV 感染史，让检验科对该患者 HBV 的感染更加怀疑，才继续检索文献优化检测，从而得到最后的诊断。与患者沟通对于该案例诊断思路有重要帮助。

【经典箴言】

1. 为什么血清 HBsAg 阴性不能排除 HBV 感染？HBsAg 阳性是 HBV 感染者首先出现的病毒标志物，而 HBsAg 阴性不能完全排除乙型肝炎。HBV 的 S 基因负责编码表达表面抗原，即 S 蛋白。其抗原性较复杂，有一个特异的抗原决定簇 "a" 和至少两个亚基决定簇 "d/y" 和 "w/r"。任何影响 S 蛋白表达水平或抗原性质的改变均可导致 HBsAg 检测为阴性，特别是 "a" 决定簇的序列发生改变。近年来由于抗病毒药物的广泛应用及免疫压力等因素，适应性 HBV 病毒变异株逐渐增多。变异毒株的抗原性、传染性、毒性及抗体对该病毒的免疫原性均可发生改变，甚至其发病机制、种属和组织嗜性也可能改变，导致不同的临床结局。变异毒株也可能不同程度地逃避宿主的免疫攻击，引起宿主的异常免疫应答，导致血清标志物的不典型表现。这种情况主要见于有慢性 HBV 感染基础的人群，包括 S 基因变异（导致 HBsAg 的氨基酸序列改变，并导致抗原性改变）和 X 基因变异（转录受抑制）等。

另外，HBV 流行性的差异、人口学特征的不同、重叠 HCV 感染（干扰 HBsAg 合成）、检测试剂的灵敏度及特异度等因素也会对检测结果造成影响。ay 血清亚型发生的变异较 ad 血清亚型的变异更难检出，这可能是由于实验中使用的抗体均是由 ad 亚型 HBsAg 免疫而得，对 ad 亚型表面抗原有较好的亲和力。

2. OBI 存在的分子生物学基础为肝细胞内 HBV 共价闭合环状 DNA（cccDNA）的长期持续存在。自 1978 年首次报道 OBI 后，有关 OBI 的报道屡见不鲜。HBsAg 阴性献血员、隐源性慢性肝炎、原发性肝细胞癌、慢性丙型肝炎等患者中均存在一定比例的 OBI。2008 年于意大利召开的国际研讨会上将 OBI 定义为：无论血清中 HBV DNA 是否呈阳性，血清 HBsAg 阴性而肝脏中 HBV DNA 呈阳性即为 OBI[1]。我国《慢性乙型肝炎防治指南（2022 年版）》定义为：血清 HBsAg 阴性，但血清和 / 或肝组织中 HBV DNA 阳性[2]。根据肝脏中 HBV DNA 情况来定义 OBI 最为准确，即使在血清中无法测得 HBV DNA，通常也可以在肝组织中检测到。但由于肝组织标本难以获得及肝组织 HBV DNA 的检测方法尚未统一，临床实践中仍多采用血清 HBV DNA 检测。

值得注意的是，绝大多数 OBI 患者血液中病毒复制是低水平的，部分患者感染的毒株还存在 HBV 基因组变异，加之血液标本 HBV DNA 检测的灵敏度不仅与 PCR 放大效率和检测方法有关，还与样本体积、核酸萃取情况和检测的基因靶点有关，因此如采用血清 HBV DNA 检测来诊断 OBI，这些因素均可能会导致漏诊的发生。推荐的方法为设计多对引物和使用巢式 PCR，但由于其操作过程复杂、费用较高，目前尚不能在临床实践中普及。

（胡爱荣　蒋素文）

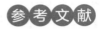

[1] 魏宝龙，李俊杰，郑虹. 输血与隐匿性 HBV 感染 [J]. 实用器官移植电子杂志，2018，6(4)：326-330.

[2] 中华医学会肝病学分会，中华医学会感染病学分会. 慢性乙型肝炎防治指南（2022 年版）[J]. 中华传染病杂志，2023，41(1)：3-28.

案例 012　慢性乙型肝炎病毒感染者抗病毒治疗病毒学反弹却未见耐药突变

【案例经过】

患者，男，45 岁，感染乙型肝炎病毒（HBV）超过 15 年。母亲为 HBV 感染相关肝硬化。8 年前查肝功能总胆红素（TBiL）11.5μmol/L，丙氨酸氨基转移酶（ALT）、天门冬氨酸氨基转移酶（AST）异常，HBV 血清学标志物 HBsAg、HBeAg、HBcAb 阳性，HBV DNA 5.12×10^8 IU/ml。依据《慢性乙型肝炎防治指南》，当地医院给予阿德福韦酯（ADV）抗病毒治疗。ADV 治疗 6 个月后肝功能恢复正常，1 年后 HBV DNA 低于检测限（＜ 500IU/ml），但仍为 HBsAg、HBeAg、HBcAb 阳性。3 年前出现肾功能异常，血肌酐升高及肾小球滤过率（eGFR）下降，患者自行停用 ADV。停药时肝功能正常，HBV DNA 低于检测限（＜ 100IU/ml），HBsAg、HBeAg、HBcAb 阳性。停药 1 年后（2 年前）肝功能异常，HBV DNA 再次升高。当地医院给予恩替卡韦（ETV）治疗。ETV 治疗半年后肝功能复常，但 HBV DNA 仍高水平复制，1 年后取得病毒学应答。近期 HBV DNA 又明显升高，且超过 ETV 治疗前水平（表 12-1）。

表 12-1　患者的治疗经过及检验结果

日期	项目			
	ALT/（IU/L）	AST/（IU/L）	HBeAg/（S/CO）	HBV DNA/（IU/ml）
8 年前（ADV 治疗）	335	263	1 898.26	5.12×10^8
7.5 年前	38（正常）	35（正常）	416.05	3.58×10^3
7 年前	36（正常）	37（正常）	16.82	＜ 500
3 年前（ADV 治疗约 5 年，自行停药）	37.5（正常）	31.4（正常）	19.06	＜ 100
2 年前（停药 1 年后）（ETV 治疗）	185	97	873.27	7.36×10^6
1.5 年前（ETV 治疗半年）	32.6（正常）	35.8（正常）	921.05	8.19×10^3
1 年前（ETV 治疗 1 年）	34.8（正常）	32.3（正常）	908.21	＜ 100
近期（ETV 治疗约 2 年）	32.3（正常）	31.6（正常）	1 589.36	8.27×10^6

　　临床医生认为 ADV 经治患者换用 ETV 治疗是合理的，而且也获得了生化学应答和病毒学应答。此次 HBV DNA 显著升高，是否存在标本错误或检测错误？并嘱患者再次抽血送检，HBV DNA 依然高水平。此时，检验科与临床医生沟通，该患者抗病毒治疗后出现病毒学反弹，是否存在耐药？并建议将标本进行 HBV-P 区耐药检测。但检测未见耐药（包括 rtI169、rtV173、rtL180、rtM204、rtV207、rtS213、rtA181、rtV214、rtQ215、rtI233、rtN236、rtP237、rtN238、rtT184、rtS202、rtM250 位点）。临床医生嘱患者再次到第三方检测机构进行耐药检测，其结果仍为野生型，未报告耐药。

　　与此病例类似的患者临床上并不少见，分析如下。

　　1. 一般来说，依从性良好的患者在抗病毒治疗过程中出现病毒学反弹，最大的可能就是 HBV 发生了耐药突变，突变株成为优势株。此时，应及时进行 HBV 耐药突变检测，并根据调整治疗方案。

　　2. 该患者未检测出 HBV 耐药突变，可能与 HBV 准种的复杂度、离散度及动态变化相关。检验科也对该份标本进行 HBV-RT 区深度焦磷酸测序，发现该病例 HBV 的准种较为复杂，大多数仍为野生株，但 rt A181V/T、rt L180M、rt M204I/V+A181V/T、rt L180ML+M204I/V+A181V/T+T184A/G/S/

I/L/F、rt L180M+M204I/V+A181V/T+S202G/I 等突变株均被检测出。因此，检测报告仍为野生型。

综上，检验科认为该病例虽然 HBV 耐药检测结果仍为野生型，但患者出现病毒学反弹，随后可能会伴随出现生化学异常，并可导致疾病进展。因此，检验科向临床医生建议应该调整用药方案，实施优化治疗。

【沟通体会】

针对该患者此次 HBV DNA 显著升高，临床医生第一时间与检验科联系，询问是否标本错误或者检测错误。检验科对患者再次抽血进行检测，发现结果依旧是显著升高。面对这一结果，检验科向临床反馈是否该患者存在耐药？随即检验科对标本进行 HBV-P 区耐药检测，结果却显示没有耐药。临床医生为了证实结果的可靠性，又要求患者去第三方检测，所得结果与检验科一致。在这个过程中，检验科积极配合临床展开相关项目的检测，并且在拿到 HBV 无耐药的结果后，结合专业知识与临床经验给临床医生提出还是应当调整用药方案的建议。凭借分子生物学的专业知识与临床案例的分析经验，检验科主动与临床沟通，是对患者负责的重要体现。

【经典箴言】

准种是由 Eigen 于 1977 年首次提出的用于描述同种生物遗传异质性的概念。在病毒学研究领域，准种被用于表示感染个体内同种病毒的遗传异质性。但这种差异不超过基因全长的 2%～5%，不足以构成病原体新的基因型或血清型。

准种是 HBV 感染者中普遍存在的现象。HBV 具有的准种特性可能是引起乙型肝炎慢性化和抗病毒治疗失败的一个非常重要的病毒学因素。影响病毒准种构成的因素主要有 3 个：抗病毒药物、宿主的免疫压力以及病毒自身的变异。病毒自身的变异表现为大量错配的核苷酸，这是准种产生的基础。抗病毒药物的压力和宿主的免疫压力统称为选择作用，是准种进化的主要动力。在抗病毒治疗过程中，如果毒株的适应度不能达到新环境所要求的适应度，该毒株就会逐渐消亡，成为弱势株，而适应度达到新环境要求、能耐受新环境的变异株则继续进化，成为优势株。优势株和弱势株都处于不断进化中，随着环境对适应度的要求而被选择。

随着研究的深入，人们逐渐发现 HBV 准种具有以下特点：① HBV 准种普遍存在于慢性 HBV 感染者体内；② HBV 准种指的是一个病毒群体而非单一的病毒，各病毒之间遗传同源又存在微小差异；③ HBV 准种病毒间的微小差异可见于 HBV 全基因序列，以 HBV C 区、S 区、核心启动子等免疫攻击主要靶位尤为多见；④ HBV 存在共价闭合环状 DNA（cccDNA）池和松弛 DNA（rcDNA）池两个准种群；⑤外界环境变化时 HBV 准种中的弱势病毒群可漂变为优势病毒群；⑥疫苗和抗病毒药物的使用不会抑制 HBV 准种的形成，只会加速 HBV 的突变和进化；⑦ HBV 准种与乙型肝炎慢性化、肝癌的发生、HBV 免疫逃逸、HBV 耐药等密切相关。

准种的复杂度和离散度越大，准种变异越复杂，就越有可能产生具有临床耐药的变异，治疗难度也越大，从而影响临床疗效。由于遗传漂变的作用，原有耐药株在补救治疗中成为弱势病毒群后仍有可能累积成优势病毒群。在一些补救治疗或序贯疗法中，短时间内 HBV 野生株可替代耐药株成为优势株，但提高扩增效率仍可检测到耐药株，随着治疗的持续，原耐药株仍会被筛选出来，甚至会在原有耐药株基础上出现交叉耐药株和多重耐药株而导致治疗失败。该病例通过深度焦磷酸测序，即验证了上述 HBV 准种的演变。

综上，在抗病毒治疗过程中对准种的动态监测相对于单纯的 HBV DNA 定量检测具有更重要的临床应用价值。虽然 HBV 耐药是无法避免和逆转的，但在耐药株出现但尚未成为优势准种之前将其检测出来，将有利于个体化指导抗病毒治疗策略。但是，目前还缺少能在临床上广泛应用的检测技术（如二代测序）。

（胡爱荣）

案例 013 共价闭合环状 DNA 未检出，乙肝感染真的痊愈了吗？

【案例经过】

患者，男，42 岁，20 余年前体检时发现 HBV 感染（HBsAg、HBeAg、HBcAb 阳性），未诉不适。每年定期检查肝功能均正常。6 年前检查肝功能异常，丙氨酸氨基转移酶（ALT）618IU/L，天门冬氨酸氨基转移酶（AST）

525IU/L，HBV 血清学标志物、HBV DNA 检查结果见表 13-1。给予恩替卡韦（ETV）抗病毒治疗。2 个月后肝功能复常，6 个月后复查 HBV DNA 降至检测限以下。

表 13-1　患者的检验结果

检验日期	项目					
	HBV DNA/（IU/L）	HBsAg/（IU/ml）	HBsAb/（mIU/ml）	HBeAg/（S/CO）	HBeAb/（S/CO）	HBcAb/（S/CO）
ETV 治疗前	9.83×10^6	+（> 250）	+（36.4）	+（619.52）	−	+（14.59）
ETV 治疗6 个月后	< 100	+（> 250）	+（33.6）	−	+（0.02）	+（9.72）
PEG-IFN-α 联合 ETV 治疗3 个月后	< 30	+（238.6）	+（42.2）	−	+（0.03）	+（10.51）
PEG-IFN-α 联合 ETV 治疗6 个月后	< 30	+（57.6）	+（68.9）	−	+（0.02）	+（18.22）
PEG-IFN-α 联合 ETV 治疗12 个月后	< 30	−	+（137.1）	−	+（0.01）	+（17.56）
PEG-IFN-α 联合 ETV 治疗18 个月后	< 30	−	+（214.9）	−	+（0.01）	+（17.89）
联合治疗停药后 2 年左右	6.52×10^4	+（1 823.6）	−	−	+（0.03）	+（7.53）

随后患者在上级医院就诊，予聚乙二醇干扰素（PEG-IFN）联合 ETV治疗。联合治疗后 HBsAg 滴度逐渐下降，直至阴转，HBsAb 转阳。联合治疗 1.5 年（18 个月）时，患者的病毒学应答、生化学应答及血清学应答均取得较好的效果，属于慢性乙型肝炎的"临床治愈"。患者当地医生认为，只有肝细胞核内 HBV 共价闭合环状 DNA（cccDNA）清除，才能认定患者达到了真正的临床治愈，并嘱患者留取血液标本送第三方检测机构进行外周血单个核细胞（PBMC）HBV cccDNA 检测，结果为阴性（低于

检测下限）。与此同时，患者停用抗病毒药物（ETV 和 PEG-IFN）。但医院分子生物学实验室认为，由于目前检测方法灵敏度的限制，PBMC 中 HBV cccDNA 的检出率较低，PBMC 中能否检测出 HBV cccDNA 仍存在争议。果然，在停药后 2 年左右，患者再次出现 HBV DNA 升高及肝功能异常，HBsAg 滴度再次升高，HBV-P 区（RT 区）耐药检测报告均为野生型，基因型 C 型。

【沟通体会】

针对该患者 PBMC 中 HBV 共价闭合环状 DNA（cccDNA）检测结果阴性，分子生物学实验室认为由于检测方法学的局限性，这个阴性结果是否可靠仍然未知。而患者在停用抗病毒药物（ETV 和 PEG-IFN）后两年左右 HBV DNA 升高及肝功能异常更是证实了分子生物学实验室的看法。而当时的临床医生和分子生物学实验室并没有进行良好沟通，也没有在达成共识后才使患者停用抗病毒药物。这启示在今后的临床工作中，检验科应当加强与科室沟通，当意见不统一时应当检索文献、与专家商讨，而不应该放置分歧不去处理。

【经典箴言】

1. 临床治愈（功能性治愈）是慢性乙型肝炎治疗追求的目标。cccDNA 作为 HBV DNA 复制的初始模板，在肝细胞内长期存在是导致乙型肝炎病情慢性化及停药后复发的主要因素。HBV cccDNA 是 HBV 在宿主肝细胞内建立感染状态和病毒复制最重要的标志之一。肝细胞内 HBV cccDNA 的持续存在是导致慢性 HBV 感染难以治愈的主要原因。目前临床应用的抗病毒药物对 HBV cccDNA 的影响较小，无法彻底将 HBV cccDNA 清除，因此，清除细胞核内 HBV cccDNA 为目前抗病毒治疗的一个重要目标，彻底清除是治疗的关键。但目前与功能性治愈相关的实验室检查还存在许多不足。与之相关的分子生物学检测方法包括 HBV cccDNA 和 HBV 前基因组 RNA（pregenomic RNA，pgRNA）检测等。

2. 肝穿刺活检为对慢性 HBV 感染患者病情及疗效进行评估的重要手段，通过肝穿刺活检对慢性 HBV 感染患者肝组织中 HBV cccDNA 情况进行分析，能够直接反映体内 HBV 复制、感染情况，仍为 HBV cccDNA 检测的金标准。然而，这一检测手段属于有创检测，患者不易接受。

3. 血液 HBV cccDNA 的检测方法包括定性和定量两类方法。定性检测方法包括巢式 PCR（虽然巢式 PCR 更为灵敏，但由于需要多次扩增，可能会导致假阳性的情况）、Southern 印迹法（所需要的肝组织标本用量较大，灵敏度不高，可控性差，且步骤繁琐操作复杂，难以在临床应用）、选择性 PCR［松弛环状 DNA（HBV rcDNA）和 HBV cccDNA 的序列具有高度同源性，有时候检测两者都会被检测出来］。定量检测方法包括实时定量 PCR（虽然检测低限可达 100 拷贝，但仍不能完全排除存在松弛环状 DNA 的非特异性扩增）、竞争 PCR（在操作后须采用 ^{32}P 标记的同位素探针、凝胶电泳、Southern 印迹法来进行定量分析，操作比较复杂繁琐）、入侵者检测法（检测特异度比较高，但灵敏度较低，仅能达到 10^4 拷贝 /ml，且操作也相对比较复杂）。

4. 目前 HBV cccDNA 检测还没有在临床上广泛应用，尚无公认的 HBV cccDNA 敏感而特异的检测方法。主要原因是目前的方法均不能排除整合的 HBV DNA 及 rcDNA 对检测的影响，检测方法的特异度和灵敏度不够高，且常规检测方法所需的新鲜肝组织样本来源也受到一定限制。希望在将来建立更加高效、灵敏、操作简便的 HBV cccDNA 检测方法，从而对抗病毒效果的预测及停药进行指导。该例患者 PBMC 中 HBV cccDNA 检测虽然为阴性，但实际上肝细胞中 HBV cccDNA 仍然存在，因此停药后复发。

5. 1996 年德国学者首次发现慢性 HBV 感染者血清中存在 HBV RNA，但血清中 HBV RNA 的来源、存在形式和临床意义尚未被充分阐明。我国学者通过研究，最终确认了血清中的 HBV RNA 实为未经逆转录的前基因组 RNA（pgRNA），这些 pgRNA 和 rcDNA 一样，存在于成熟病毒颗粒的核衣壳内，称为 "HBV RNA 病毒样颗粒"[1]。多个研究均显示[2]，血清 HBV RNA 能够很好地反映肝组织 cccDNA 的活性，这为通过检测血液中的 pgRNA 来间接反映患者肝组织内 cccDNA 的活性提供了可能。当血清中检测不到 HBV RNA 时，提示患者肝细胞内 cccDNA 的消失或者转录静默，预示着可以安全停药。血清 HBV RNA 水平可能是反映患者肝细胞内 cccDNA 存在和转录的较好指标，HBV pgRNA 商业检测试剂盒即将推向市场，有待进一步的验证。

（胡爱荣　蒋素文）

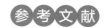

[1] 刘明琛，杨兴雯，鲁凤民. 新发现，大用途——慢性乙型肝炎患者血清 HBV RNA 检测的应用 [J]. 中国生物化学与分子生物学报，2020，36(8)：865-871.

[2] 刘燕娜，樊蓉，杨瑞锋，等. 慢性 HBV 感染者血清 HBV RNA 检测及临床应用的专家共识 [J]. 中华肝脏病杂志，2022，30(05)：505-512.

案例 014　同一患者两次检测乙型肝炎病毒基因型为何不同？

【案例经过】

　　患者，男，47 岁。患者 20 年前体检时发现乙型肝炎病毒（HBV）感染，未诉不适。每年定期检查肝功能均正常。2011 年 5 月前来就诊，并接受肝穿刺活检术，病理结果为肝脏炎症活动度（G）2 级、肝纤维化程度（S）3 期。相关检查结果见表 14-1。血常规 WBC 及 PLT 在正常范围，HBV 血清学标志物 HBsAg、HBeAg、HBcAb 阳性，其他肝炎病毒标志物（包括甲、丙、丁、戊、庚型肝炎病毒，以及 EB 病毒、柯萨奇病毒、巨细胞病毒）及自身免疫性肝病抗体均阴性，血清铜蓝蛋白正常，抗 HIV 阴性。给予恩替卡韦（ETV）抗病毒治疗，但患者的依从性差。7 个月后复查 HBV DNA 仍未下降至检测限以下（＜1 000IU/ml），2 周后（2011 年 12 月 28 日）复查仍为高水平。给予 HBV-P 区（RT 区）耐药检测，报告为 rt 204 位点 YVDD 突变，HBV 基因型为 C 型。根据耐药检测结果，给予 ETV 联合阿德福韦酯（ADV）联合抗病毒治疗。随后 HBV DNA 逐渐降低至＜10^3IU/ml。拉米夫定（LAM）联合 ADV 治疗 4 余年后（2015 年 4 月 2 日）查 HBV DNA 再次升高（病毒学突破），伴随肝功能异常（生化学突破），治疗方案为聚乙二醇干扰素（PEG-IFN），随后 HBV DNA 再次逐渐降低（＜10^2IU/ml），肝功能复常。PEG-IFN 治疗 52 周后停药，停药后的 3 次检查均稳定，但是 HBsAg 滴度又逐渐升高。2018 年 1 月再次出现病情反弹而住院治疗，肝功能总胆红素（TBiL）50.4μmol/L，其他结果见下表。此次 HBV-P 区（RT 区）耐药为 rt V207L 位点突变，HBV 基因型为 B 型。为什么前后两次 HBV 基因型检测结果不一致呢？之前是 HBV C 型，如今的结果却是 HBV B 型。在查阅相关文献后，分子室向患者解释了基因型改变的可能原因。

表 14-1 患者的检验结果

检验日期	ALT/(IU/L)	AST/(IU/L)	GGT/(IU/L)	HBV DNA/(IU/L)	HBsAg/(IU/L)	HBeAg	HBeAb	HBcAb
2011-05-01	22	22	24	3.20×10^7	+	+	-	+
2011-12-14	38	27	32	1.91×10^5	+	-	-	+
2011-12-28	36	30	33	9.97×10^5	+	-	-	+
2012-02-29	32	35	37	1.02×10^3	+	-	+	+
2012-07-14	38	32	33	1.70×10^3	+	-	+	+
2012-08-16	36	31	33	$<10^3$	+	-	+	+
2012-09-06	37	32	38	$<10^3$	+	-	-	+
2015-04-02	226	129	39	3.99×10^3	+（1 922.34）	-	-	+（IgM+）
2015-09-24	46	36	28	6.55×10^2	+（811.16）	-	-	+
2016-04-11	30	29	27	$<10^2$	+（532.01）	-	-	+
2016-09-29	25	27	26	$<10^2$	+（262.83）	-	-	+
2017-01-20	19	26	25	$<10^2$	+（485.72）	-	-	+
2017-08-10	16	28	25	$<10^2$	+（912.33）	-	-	
2018-01-15	771	530	138	6.10×10^4	+（1 646.56）	-	-	+（IgM+）

注：ALT，丙氨酸氨基转移酶；AST，天门冬氨酸氨基转移酶；GGT，γ-谷氨酰转肽酶。

【沟通体会】

该患者的依从性较差，似乎对自己的病情不太在意，但患者的一句话惊醒了医生："医生，我记得以前检查的基因型是 C 型，这次怎么变成了 B 型？是不是你们医院检查错了？和我这次发病有没有关系？我的病会严重吗？"

的确，以前没有遇到过这种情况。分子实验室 HBV 基因型检测和 HBV-P 区（RT 区）耐药检测均为直接基因测序法，而且两项结果是一同报告的。因此，大部分情况下，只有可能出现 HBV 耐药时才会开具该项检测，而给予合理的优化治疗后，一般都能获得病毒学应答。同一个患者多次进行耐药检测的概率较小，分子实验室也统计过 110 余例两次以上检测的患者的检测结果，均为相同的基因型。难道是 HBV S 基因的变异或者是药物的影响？通过检索文献发现，的确有少数关于同一患者 HBV 基因型发生转变的报道。分子实验室耐心地向患者解释了基因型发生转变的原因。

当患者拿到检验结果心存疑虑时，检验科要重视，要结合专业知识向患者解释，这既是对患者负责的表现，也在检索文献过程中加强了自身专业知识的积累。

【经典箴言】

1. 根据 HBV 全基因核苷酸序列差异度 ≥ 8%，或者 S 基因核苷酸序列差异度 ≥ 4%，可将 HBV 分为 A ~ J 十种基因型，部分基因型还可以根据全基因核苷酸序列的差异在 4% ~ 8% 之间分为基因亚型。HBV 基因型/亚型的地理分布差异明显[1]，如基因型 A 在非洲和欧洲常见，基因型 B 和基因型 C 流行于东亚（我国），D 基因型发现于地中海地区和西亚，E 基因型在西方撒哈拉以南区域多见，F 基因型常见于美国土著人，G 基因型在法国和美国，H 基因型和 I 基因型发现于中美洲、越南、老挝和中国，J 基因型在琉球群岛和日本普遍。

2. 研究发现[2]，使用阿德福韦酯（ADV）进行抗病毒治疗过程中，5 例患者在接受 ADV 治疗后 HBV 基因型发生了变化，4 例从 B 型变为 C 型，1 例或从 C 型变为 B 型。干扰素治疗慢性乙型肝炎患者时 HBV 可出现基因型变化。LAM 及 ADV 治疗西班牙慢性乙型肝炎患者时也出现基因型变化现象（主要是 A 型和 D 型之间的变化）。这些结果证实了应用抗病毒药物可能会导致患者体内 HBV 的基因型发生改变。

3. 自然状态下，慢性 HBV 感染者的基因型一般不会发生改变。上述抗病毒药物导致体内基因型发生改变，可能是 HBV 在药物选择的压力下发生突变，出现新的优势株以适应环境的改变。但一般认为，HBV 在治疗的过程中出现 B 型和 C 型之间的变化，不太可能是由于 HBV 突变造成的。按照目前的基因型分类方法，不同的 HBV 基因型其基因组差异度＞8%，即不同基因型的 HBV 之间存在 256 个以上（3 200×8%=256）的碱基不同。在短时间内，突变驱动的进化很难积累如此数目的差异。更可能的原因是混合感染，即这些患者在治疗前是混合感染——同时被两种（或以上）基因型的 HBV 感染，但其中一种基因型占优势，更容易被检出。在使用抗病毒药物之后，患者体内 HBV 载量均迅速下降。在此过程中，某些因素导致优势基因型的毒株发生了变化，先前载量较低的 HBV 成为优势种群，从而使检出的基因型发生了变化。

（胡爱荣　蒋素文）

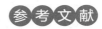

参 考 文 献

[1] 郭晓琪，张爽，郑徽，等. 中国 15 个民族 HBV 基因型及基因亚型分布特征分析 [J].
中华流行病学杂志，2023，44(05): 759-764.

[2] 卢建溪，巩伯梁，阳莉，等. 阿德福韦酯治疗慢性乙型肝炎过程中乙型肝炎病毒基因型变化情况分析 [J]. 分子诊断与治疗杂志，2009，1(4): 234-237.

案例 015　我有"乙肝"，我的黄疸就是"乙肝"引起的吗？

【案例经过】

某患者，男性，20 岁，汉族。患者出生时即出现全身皮肤及巩膜黄染明显，且因其母亲乙型肝炎病毒（HBV）阳性，其出生时检测 HBV 标志物亦阳性，未诊治。6 岁时方于当地医院住院治疗，诊断"蚕豆病"，禁服豆类食品，未予任何治疗。其后患者仍有皮肤黄染及尿黄等，无畏寒、发热，无恶心、呕吐，无腹痛、腹泻，无皮肤瘙痒，无白陶土样大便，偶有头晕。4 年前因肝功能总胆红素（TBiL）、丙氨酸氨基转移酶（ALT）及天门冬氨酸氨基转移酶（AST）异常，HBV DNA 高水平复制，当地医院给予恩替卡韦抗病毒治疗，3 个月后肝功能 ALT 及 AST 复常，TBiL 轻度升高，以间接胆红素升高为主，HBV DNA 低于检测限。此后，一直服用恩替卡韦抗病毒治疗。近 1 个月，发现肤黄加重，于 2018 年 3 月 12 日前来就诊。查体：体温 37.0℃，皮肤巩膜中度黄染，轻度贫血貌，未见蜘蛛痣，未见肝掌，心肺查体无特殊，腹平软，无压痛、反跳痛，肝脏肋下及剑突下未及，脾脏肋下 3cm，质中，墨菲征阴性，移动性浊音阴性，双下肢无水肿，神经系统体征无异常。

患者辅助检查结果如下：总胆红素（TBiL）138.7μmol/L，间接胆红素 129.5μmol/L，ALT 42IU/L，AST 51IU/L，碱性磷酸酶（ALP）110IU/L，γ- 谷氨酰转移酶（GGT）65IU/L，白蛋白（Alb）45.4g/L，球蛋白（Glb）32.2g/L。血常规：白细胞（WBC）8.7×10^9/L，红细胞（RBC）4.8×10^{12}/L，血红蛋白（Hb）91g/L，血小板（PLT）487×10^9/L，中性粒细胞百分数 63.2%。凝血酶原时间（PT）13.4 秒。尿胆原、尿胆红素均阴性。B 超提示肝内光点增密，胆壁毛糙，脾偏大。

临床医生首先考虑为恩替卡韦临床耐药导致的肝功能异常，但采用不同方法多次检测 HBV DNA 均低于检测限（< 30IU/ml）。肝脏穿刺活检组织病理报告：小叶结构尚完整，个别肝细胞肿胀变性，未见明显炎性坏死灶。肝组织免疫组织化学染色 HBsAg 阳性、HBcAg 阴性，肝组织 HBV DNA 阴性。检查结果提示患者乙型肝炎病情稳定，而患者长时间皮肤、巩膜黄染，小细胞低色素性贫血，胆红素升高以间接胆红素为主，是否为 HBV 相关免疫性溶血性贫血及黄疸？但患者网织红细胞 1.6%，在正常范围内。

临床医生与检验科沟通，咨询所在医院对该类疾病还有哪些检测项目能够开展，检验科建议完善流式细胞术检测粒细胞及红细胞 CD55、CD59 表达、红细胞渗透脆性试验、抗球蛋白试验（Coombs 试验），以及骨髓穿刺检测。结果显示：粒细胞 CD55 90.7%、CD59 100%，红细胞 CD55 65.3%、CD59 100%，排除阵发性睡眠性血红蛋白尿症（PNH）；红细胞渗透脆性试验及抗球蛋白试验阴性，排除免疫性溶血性贫血；骨髓涂片为增生性贫血。患者黄疸和贫血原因仍未明确。

血液科会诊后认为，患者表现为小细胞低色素贫血，胆红素升高以间接胆红素为主，尿胆原及尿胆红素均阴性，网织红细胞、红细胞脆性试验正常，抗球蛋白试验阴性，骨髓涂片增生性贫血，溶血性黄疸诊断依据不足，建议血红蛋白电泳排除地中海贫血可能。血红蛋白电泳结果显示：HbA 93.8%（下降）、HbA$_2$ 4.0%（升高）、HbF 2.2%（升高），基本可以明确为 β 地中海贫血。分子生物学实验室认为基因检测技术能够更加精准地诊断地中海贫血，是该疾病诊断唯一的金标准。经检测，*MPL* 基因 W515L/K 突变检测阴性，*BCR/ABL* 融合基因（Major 断裂点）检测阴性，α 地中海贫血基因检测阴性，β 地中海贫血基因 CD41-42（-TTCT）杂合突变，排除血液恶性肿瘤。最终诊断：慢性乙型肝炎，β 地中海贫血。

【沟通体会】

临床医生对该患者慢性乙型肝炎的诊断是具有充分依据的，但是该患者合并 β 地中海贫血的诊断是临床与检验科沟通商讨并结合检测结果后得出的诊断。临床对于检验科可以开展的与溶血性贫血诊断相关项目并不清楚，而检验科凭借专业知识基础建议完善流式细胞术检测粒细胞及红细胞 CD55、CD59 表达、红细胞渗透脆性试验、抗球蛋白试验，以及骨髓穿刺检测。而最终的结果也帮助临床医生排除了 PNH 和免疫性溶血性贫血。检验科随后又积极配合临床开展血红蛋白电泳和基因检测，最终辅助临床做出慢性乙型肝炎和 β 地中海贫血的诊断。临床与检验的沟通是快速诊断的重要基础。

检验与临床沟通是永恒的话题。随着医学分科越来越细化和专业化，特别是在大型医院，临床医生一般对本专业疾病的诊治非常熟悉。但是许多患者患有多种疾病，如果临床医生对本专业外的疾病比较生疏，可能会忽视与本专业相关性不大的一些检查结果，或者对需要进一步开展哪些检查项目不甚了解。而目前检验专业的分工也不断细化（如常规组、生化组、免疫组、细胞组、微生物组、分子生物学组等），对所开展的检测项目与注意事项十分熟悉。如果检验与临床的沟通机制畅通，可避免或减少许多麻烦。

【经典箴言】

1. 黄疸待查是临床医生经常要面对的问题。有些患者的黄疸诊断还特别困难，特别是非肝源性胆红素升高，可能影响治疗。

2. 地中海贫血是人类珠蛋白基因缺陷造成的珠蛋白链合成减少或缺

失，形成血红蛋白异常而引起的慢性溶血性贫血。地中海贫血是常染色体单基因隐性遗传疾病，如夫妇双方携带同型地中海贫血基因，则其后代有50%的概率携带父亲或母亲的地中海贫血基因，有25%的概率同时携带父母的地中海贫血基因。

3. 缺铁性贫血与地中海贫血均为小细胞低色素贫血，两种贫血的临床症状和血常规结果很相似，常难以分辨，不利于临床诊断，并且两种疾病的病因、治疗和预后完全不同，因此这两种贫血的鉴别诊断对临床诊断及治疗具有重要意义。血红蛋白电泳是最常用的实验室诊断地中海贫血的方法，其检测原理是利用血红蛋白表面电荷及等电点不同导致其在电场中泳动率不同的原理，检测不同组分血红蛋白含量比例及鉴定各种异常血红蛋白，在地中海贫血的筛查中具有一定的应用价值。β 地中海贫血由 β 珠蛋白链合成减少或缺失造成，造成 HbA_2 升高，而 α 地中海贫血由 α 珠蛋白链的生成减少或完全缺乏而致，但 HbA_2 降低。

4. 在诸多检测方法中，基因检测技术能够更加精准地诊断地中海贫血，是地中海贫血诊断唯一的金标准。随着检测技术和治疗技术的不断发展，地中海贫血的诊断将更加全面和快捷，地中海贫血的治疗也将更加安全与有效。目前临床实验室一般采用跨越断裂点 PCR（gap-PCR）技术检测基因缺失，PCR 反向点杂交技术（PCR-RDB）检测基因点突变，但这两种方法只能检测常见基因缺失或突变类型。液态芯片技术具有操作简便、快速，以及灵敏度高等优点，适合大样本的地中海贫血流行病学调查。以上所述的检测技术都具有各自的优缺点，在诊断地中海贫血时应根据每种技术的适应范围、灵敏度、特异度等特点进行综合考虑，从而选择正确诊断技术。

（胡爱荣　蒋素文）

案例 016　不可小觑的隐匿性乙肝

【案例经过】

　　这是一名 43 岁的男性患者，于 2015 年 10 月中旬突发高热，最高体温达到 39.3℃，在当地诊所予以抗病毒、退热等治疗。次日查肝功显示：ALT 8 042IU/L，AST 7 055IU/L，结合胆红素 109μmol/L，总胆红素 155.0μmol/L。肾功示血肌酐升高，并出现恶心、呕吐、全身黄染，当地医院建议到上级医院诊治。遂就诊于市中心医院，查肝肾功能示：ALT 6 671IU/L，AST 3 501IU/L，直接胆红素 140.64μmol/L，总胆红素 158.47μmol/L。甲、丙、戊型肝炎抗体均为阴性。10 月 25 日就诊于某医院门诊，查肝肾功能显示：ALT 110.0IU/L，直接胆红素 30.3μmol/L，白蛋白 39.1g/L，肌酐 309.0μmol/L。HBV 血清学标志物结果：HBsAb、HBeAb、HBcAb 阳性。

　　接诊医生电话咨询检验科，认为符合肝炎的临床表现，但缺少病原学的实验室证据，希望实验室给予建议和帮助。由于检验科分子实验室刚刚更换了高灵敏度 HBV DNA 检测试剂，检验人员建议进行高灵敏度 HBV DNA 定量检测。HBV DNA 检测结果 HBV DNA 31IU/ml，根据检测结果，临床最后给出了急性乙型肝炎合并急性肾损伤的临床诊断，给予相应治疗后患者情况好转出院。

【沟通体会】

　　1. 这是一个 HBV 血清学标志物 HBsAb、HBeAb、HBcAb 阳性的患者，虽然产生了保护性抗体，但水平不高，同时有 HBeAb 和 HBcAb 阳性。患者保护性抗体水平不高，核心抗体阳性，这种情况须排除 HBV 是否处于复制状态，此时就要检测 HBV DNA。

　　2. HBV DNA 核酸定量检测结果 31IU/ml，证明患者体内有少量的 HBV DNA，病毒处于复制状态，与患者肝功能损害的临床表现及其他实验室指标相吻合，这个结果是医生做出正确诊断的及时雨。

【经典箴言】

　　1. 建议临床重视隐匿性乙肝，特别是对 HBsAg 阴性、HBcAb 阳性标本建议用高灵敏度试剂进行 HBV DNA 的定量测定。

2. 这是一个隐匿性慢性乙型肝炎患者，在某些诱因作用下导致机体抵抗力下降，引起急性肝肾功能损伤。《慢性乙型肝炎防治指南》中指出，隐匿性慢性乙型肝炎是指血清 HBsAg 阴性，但血清和 / 或肝组织中 HBV DNA 阳性，并有慢性乙型肝炎的临床表现，患者可伴有血清 HBsAb、HBeAb 和 / 或 HBcAb 阳性，诊断须排除其他病毒及非病毒因素引起的肝损伤。

3. 导致此患者隐匿性慢性乙型肝炎没有被及时发现的可能原因如下。

（1）HBV DNA 变异，尤其是 S 区及前 S 区变异可影响 HBV 蛋白表达而导致 HBsAg 阴性，必要时可进行 HBV DNA 序列测定进行验证。

（2）HBV 病毒低水平复制，HBsAg 表达量低，常规酶免疫测定试剂灵敏度不能检测出。

（3）HBV DNA 可能整合到肝细胞 DNA 中，导致病毒 DNA 序列重排，进而影响 HBsAg 表达。

（4）患者免疫功能低下，无法及时清除低水平的病毒而出现隐匿性 HBV 感染。

（5）最重要的原因可能是 HBV 共价闭合环状 DNA（cccDNA）的存在。HBV DNA 是两条螺旋的链环形结构，较长的负链已形成完整的环状，较短的正链不完整，呈半环状。HBV 感染肝细胞之后，半环状的正链以负链为模板，在 HBV DNA 聚合酶的作用下延长，形成完整的环状双链 DNA，即 cccDNA。cccDNA 是 HBV 复制的原始模板，以 cccDNA 中的一条链为模板，利用肝细胞中的酶进行复制，形成负链和正链，最后装配形成新的 HBV DNA 颗粒。如果有必要，可进行肝穿取活检测定 HBV cccDNA。

（郭建巍）

案例 017　乙型肝炎病毒 DNA 拷贝数和国际单位是什么关系？

【案例经过】

2012 年，随着新一轮 HBV DNA 检测试剂投入使用，根据试剂盒的要求，某医院检验科将 HBV DNA 项目的检测单位由拷贝 /ml 修改为国际单位 IU（international unit）/ml，感染科主任立即过来询问，检验科回复如下。

1. HBV DNA 定量检测作为临床医生判断乙肝患者病毒载量变化的重要指标，为了与国际接轨，生产厂家对新试剂的检测单位进行了修订。与之相对应的，报告单中 HBV DNA 的单位"拷贝 /ml"也要进行修改。

2. 2001 年，为了使来自不同实验室和采用不同试剂盒的定量检测结果具有可比性，世界卫生组织（WHO）与全球 9 个国家、22 家实验室合作制定了 HBV DNA 定量的国际标准单位 IU/ml。此后，所有新出现的 HBV DNA 定量法均需采用 IU/ml 并给出相应换算系数。2010 年《中国慢性乙型肝炎防治指南》中指出"HBV DNA 检测值可以用 IU/ml 或拷贝 /ml 表示，根据检测方法的不同，1IU 相当于 5 ~ 6 拷贝"。卫生部临床检验中心等权威机构提供以 IU/ml 为单位的 HBV 标准品和经过权威性实验室之间质量评估的 HBV 标准品。国内厂商大多按此标准进行参比品标定，部分 HBV DNA 定量试剂的换算系数为 1。

【沟通体会】

检验医学的灵魂就是要与临床进行密切沟通和交流。通过与临床沟通和交流，检验科出具的一串串数据就会变成一个个具有温度的患者检验结果，而每一个数字的背后就是一个鲜活的生命。检验只有通过与临床的互动和交流才能在疾病诊疗中发挥最大效能，检验人员通过与临床的沟通互动才有更大的成就感。检验科任何涉及检验结果单位的改变、项目的调整及参考范围的调整等信息要及时告知临床，并向临床进行必要的解释。

【经典箴言】

1. 将 HBV DNA 的检测单位由原来的拷贝 /ml 修改为国际单位 IU/ml 是为了满足临床诊疗标准化的需要。

2. 荧光定量 PCR 检测到的 HBV DNA 的拷贝数是无法绝对定量的。对 2010 年《中国慢性乙型肝炎防治指南》中关于 IU/ml 和拷贝 /ml 关系的理解，检验科认为是为了统一标准，即 WHO 制定标准物质，赋予其 IU 值，发放给各个 PCR 试剂厂商，让他们将各自检测结果和标准物质比较，从而得出各自的换算系数。这个系数在 5～6 之间，各个厂家的系数可以有所不同。

（郭建巍）

案例 018 免疫治疗或化疗的拦路虎
——话说乙型肝炎病毒再激活

【案例经过】

2021 年 2 月 8 日，我们接到临床医生的电话，希望我们对 2021 年 2 月 7 日弥漫性淋巴瘤患者（男，74 岁）的 HBV DNA（内标法）进行复查，前次检测结果为 43.2IU/ml，复查检测结果为 45.2IU/ml。我们查阅患者的检测结果，发现从 2020 年 7 月 29 日开始每 1 个月左右检测一次 HBV DNA（内标法）、HBV 血清学标志物 HBsAg、HBsAb、HBeAg、HBeAb 和 HBcAb（电化学发光法）和肝功能（ALT、GGT 和 AST），结果见表 18-1。

回顾患者检测结果（见表 18-1），我们发现最初几次 HBV DNA（内标法）未能检出靶标（target not detected，TND），2020 年 11 月 9 日和 2020 年 12 月 9 日的 HBV DNA 均＜ 20IU/ml，但非 TND，说明可能有低于检测下限的 HBV DNA 存在。2021 年 2 月 8 日的 HBV DNA（内标法）结果为 43.2IU/ml，之后结果均显示 HBV DNA 阳性，提示患者体内乙型肝炎病毒处于复制状态。该患者的肝功能结果正常，HBsAb 结果虽然一直下降，但均为阳性，但 HBV DNA 结果持续升高，4 月 16 日 HBeAg 转阳性，因此我们认为该患者体内乙型肝炎病毒再激活，建议临床医生进一步观察，必要时进行抗病毒治疗。尤其是 4 月 HBeAg 转阳性了，更进一步证实该患者为 HBV 再激活。

表 18-1　HBV DNA、HBV 血清学标志物和肝功能检测结果

检测日期	HBV DNA/ （IU/ml）	HBsAg	HBsAb/ （IU/L）	HBeAg	HBeAb	HBcAb	ALT/ （U/L）	GGT/ （U/L）	AST/ （U/L）
2020-07-29	未检出 （TND）	阴性	135.3	阴性	阴性	阳性	22	22	21
2020-09-03	未检出 （TND）	阴性	101.1	阴性	阴性	阳性	23	21	24
2020-09-25	未检出 （TND）	阴性	87.1	阴性	阴性	阳性	20	23	25
2020-11-09	＜20	阴性	73.3	阴性	阴性	阳性	21	23	20
2020-12-09	＜20	阴性	59.2	阴性	阴性	阳性	16	26	16
2021-02-07	43.2	阴性	47.2	阴性	阴性	阳性	26	18	33
2021-03-08	261	阴性	34.2	阴性	阴性	阳性	29	29	23
2021-04-16	2 120	阴性	30.2	阳性	阴性	阳性	26	14	18

1. HBV DNA 参考值＜20IU/ml，HbsAb 参考值 0～10IU/L，ALT 参考值 9.0～50.0U/L，GGT 参考值 10.0～60.0U/L，AST 参考值 15.0～40.0U/L。

2. TND，target not detected，未能检出靶标。

【沟通体会】

HBV 再激活是指：HBsAg 阳性 / 抗 HBc 阳性，或 HBsAg 阴性 / 抗 HBc 阳性患者接受免疫抑制治疗或化学治疗时，HBV DNA 较基线升高 ≥ 2lg IU/ml，或基线 HBV DNA 阴性者转变阳性，或 HBsAg 由阴性转为阳性[1]。进行免疫治疗或化疗的患者，HBV 再激活可出现肝炎症状，导致免疫治疗或化疗中断。据文献报道[2]，发生 HBV 再激活的乳腺癌患者，治疗中断率显著高于未发生 HBV 再激活的患者（P=0.019）。HBV 再激活使患者治疗中断，从而造成患者原发疾病进展率升高和死亡率升高。在 2013 年《中国淋巴瘤合并 HBV 感染患者管理专家共识》中建议 HBsAg 阴性 /HBcAb 阳性的淋巴瘤患者应每月检测 HBV DNA，并每个月至少检测 1 次 ALT 和 AST，监测至化疗结束后至少 1 年，一旦 HBV DNA 上升，则立即开始抗病毒治疗。

在本案例中，我们与临床医生沟通时，发现临床医生并不是很了解 HBV DNA 含量的检测方法。目前检测方法主要分为两种。一种是普通荧光定量 PCR 法，检测下限为 100IU/ml。另一种是内标法，检测下限为 20IU/ml。我们将患者秦某的 HBV DNA（内标法）结合 HBV 血清学标志物、肝功能等检测数据进行回顾分析，汇集如前表 18-1 与临床医生沟通，建议医生根据患者具体情况正确选择检测方法，从而准确判断患者治疗过程中 HBV DNA 水平，决定是否对患者进行抗病毒治疗。

【经典箴言】

在患者进行免疫治疗或化疗时，选择稳定且高度敏感的内标法检测 HBV DNA 水平，有助于发现患者 HBV 再激活。

（郑有为）

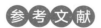
参 考 文 献

[1] 中华医学会感染病学分会，中华医学会肝病学分会. 慢性乙型肝炎防治指南（2019 年版）[J]. 中国肝脏病杂志（电子版），2019，11(04): 5-27.

[2] PATTULLO V. Prevention of Hepatitis B reactivation in the setting of immunosuppression [J]. Clin Mol Hepatol, 2016, 22(2): 219-237.

案例 019 我有丙型肝炎病毒抗体保护，怎能给我诊断丙型肝炎呢

【案例经过】

某患者拿着丙型肝炎病毒（HCV）抗体（抗 HCV）阳性，HCV RNA 阳性检验报告单疑惑地来到分子诊断学实验室，他一直强调既然抗 HCV 阳性，有抗体保护了，HCV RNA 怎么可能阳性，肯定是检验科检测错了。检验人员安抚患者后进行文献检索，并耐心向患者解释，最终患者理解了检测结果的含义。

【沟通体会】

该患者是否诊断为丙型肝炎？是否进行急性、慢性分期？面对这样的患者，检验人员首先要确保检测结果的准确性，然而是用专业知识做好解释工作，安抚患者并给予他满意的答复。检验人员经过再次确认实验结果，查阅相关资料后，对此类案例 HCV RNA 结果解读汇总详见表 19-1。

表 19-1 抗 HCV、HCV RNA 检测的临床意义

抗 HCV	HCV RNA	临床意义
阴性（－）	阴性（－）	无 HCV 感染
阴性（－）	阳性（＋）	急性 HCV 感染早期
阳性（＋）	阴性（－）	既往感染，病毒已被清除
阳性（＋）	阳性（＋）	现症感染，可诊断为丙型肝炎

丙型肝炎诊断依据主要包括临床表现、实验室检查两方面。

1. 临床表现

（1）急性丙肝：病程 6 个月内，全身乏力、食欲减退、恶心、肝区疼痛等，肝脾肿大、低热、黄疸，有关节疼痛等肝外表现。部分患者可无明显症状体征。

（2）慢性丙肝：病程超过 6 个月，全身乏力、食欲减退、恶心、肝区疼痛等，肝病面容、肝掌、蜘蛛痣。部分患者可无明显症状体征。

由此可见，并非所有丙肝患者均出现临床表现，临床表现不明显并不

能排除丙肝。

2. 实验室检查

血清抗 HCV 检测存在窗口期，约 6~12 周，在窗口期内约 1/3 急性感染者检测不到抗体，也不能区分既往感染或现症感染，一般用于 HCV 感染者的初筛。HCV RNA 是诊断现症 HCV 感染的唯一可靠指标。

患者暴露后 7~21 天，血清中可检测到 HCV RNA，约 20% 的 HCV 感染者体内病毒能被自行清除，仅抗 HCV 阳性，故此类患者不能诊断为现症 HCV 感染，须通过检测 HCV RNA 来确定感染状况。

患者听完检验人员的解释后表示信服。虽然他不一定都能理解听到的医学知识，但他能体会到检验人员的专业、认真和耐心。检验人员与患者的有效沟通增强了患者对检验科，甚至医院的信任。

【经典箴言】

1. 抗 HCV 抗体并非保护性抗体，它不具有中和或者清除入侵病毒的作用，抗 HCV 抗体阳性代表患者曾经或者正在感染 HCV。

2. 临床检验工作不仅仅是技术层面的，还要做好与医生、患者的沟通工作，提高医疗服务质量。

3. 作为医务工作者，理论学习和知识储备无论何时都不能松懈，刚工作的新员工如此，久经沙场的老员工亦需要温故而知新。

（徐祖龙　徐　娟）

案例 020　直接抗病毒药物治疗丙型肝炎也不是一劳永逸

【案例经过】

患者男，50 岁。患者 7 年前因"咽喉部息肉"在外院手术，术前发现丙型肝炎病毒（HCV）抗体（抗 HCV）阳性，未诉不适，前来就诊。相关检查结果见表 20-1。血常规 WBC 及 PLT 在正常范围，乙型肝炎病毒（HBV）血清学标志物 HBsAb、HBeAb、HBcAb 阳性，其他肝炎病毒标志物（包括甲、丁、戊、庚型肝炎病毒，以及 EB 病毒、柯萨奇病毒、巨细

表 20-1　患者的检验结果

检验日期	ALT/ (IU/L)	AST/ (IU/L)	GGT/ (IU/L)	HCV RNA/ (IU/L)	用药方案
2011-07	231	82	326	3.2×10^7	PR 方案
2011-08	108	62	127	6.5×10^3	
2011-10	48	42	86	$< 10^3$	
2012-01				$< 10^3$	自行停药
2012-04-12	46	47	82	1.55×10^7	PR 方案（第二次）
2012-05-31	53	49	84	3.92×10^3	
2012-09-13	47	50	77	$< 10^3$	自行停药
2013-08-29				2.21×10^6	
2014-08-18	27	31	51	1.8×10^8	
2015-07-04	106	49	90	1.9×10^8	
2015-11-20	200	95	137	8.6×10^6	DAA（索磷布韦）
2016-03-20	14	20	50	$< 10^3$	
2017-02-16	44	32	75	9.13×10^6	DAA（盐酸达拉他韦片和阿舒瑞韦软胶囊）
2017-03-16	46	41	78	2.76×10^6	
2017-04-13	37	31	56	8.72×10^5	
2017-05-11	32	30	45	1.06×10^5	

注：ALT，丙氨酸氨基转移酶；AST，天门冬氨酸氨基转移酶；GGT，γ- 谷氨酰转肽酶。

胞病毒）及自身免疫性肝病抗体均阴性，血清铜蓝蛋白正常，抗 HIV 阴性，甲状腺功能正常，HCV 基因分型为 1b 型。予 PR 方案（聚乙二醇干扰素 α-2a 180μg/ 周，联合利巴韦林 1.0g/d）及护肝等治疗。治疗 4 周时 HCV RNA 降低，但未获得快速病毒学应答（RVR），治疗 12 周时获得早期病毒学应答（EVR）。因为患者经济条件有限，PR 治疗 7 个月后自行停药。停药 2 个月后复查 HCV RNA 升高。再次予 PR 方案（聚乙二醇干扰素 α-2b 80μg/ 周，联合利巴韦林 1.0g/d）治疗。HCV RNA 逐渐降低，治疗 6 个月后复查 HCV RNA 低于检测限。但患者 PR 治疗 6 个月后又自行停药，亦未及时复查。间断几次检查 HCV RNA 均高水平复制。肝功能异常时仅予抗炎、护肝治疗，未再接受 PR 方案抗病毒治疗。至 2015 年 11 月，患者自行海外代购直接抗病毒药物（DAA）索磷布韦，仅治疗 50 天又因无法再次获得该药而停药。2017 年 2 月，复查 HCV RNA 再次升高，HCV 基因型 1b型。患者接受 DAA 药物盐酸达拉他韦片（60mg，口服，每日一次）和阿舒瑞韦软胶囊（100mg，口服，每日二次）治疗，疗程为 24 周。但疗效仍不理想。既往有静脉药物依赖史。否认高血压、糖尿病、长期饮酒史、吸烟史及慢性肾病史。否认输血史。近期未应用可疑导致肝损伤的药物及毒物。母亲及弟弟 HBsAg 阳性。

临床医生与分子实验室检验人员共同讨论，并查阅文献，最终通过测序确定该患者存在 HCV 耐药相关突变（RAV）。

【沟通体会】

临床医生认为患者多次接受抗病毒治疗，虽然依从性差，但每次也不同程度获得了病毒学应答，最后一次 DAA 治疗时，医生反复向患者强调了用药的依从性，患者也确认每天按时服药。依据国内外的报道[1]，DAA 的病毒学应答率（RVR、EVR、SVR）均显著高于 PR 方案，可为何该患者疗效不佳？检验人员提议再次检测，可是再次取样本检测，结果依然提示 HCV 高水平复制。

临床医生和检验人员一致认为患者多次检测 HCV RNA，且多种方法的检测结果均一致，不存在实验室误差的可能性，该患者未取得病毒学应答，应该存在其他原因。DAA 药物进入临床应用时间较短，医生临床经验不足，根据文献报道，是否存在 HCV 耐药相关突变（RAV）的可能？于是，检验人员根据 GenBank 的序列信息（GenBank：JN180460.1）设计引物，对 HCV NS3/4A 及 NS5A 区域进行基因测序，将测序结果与 GenBank 的序列信息进行比对，证实为 Y93H 突变。很显然，患者的 HCV 相关 RAV 是临床上不常见的一例，在检验人员和临床医生的共同分析讨论下，最终该名患者有了明确的诊断。

【经典箴言】

1. 自 2011 年第一个直接抗病毒药物（DAA）问世以来，HCV 感染的治疗开启了新的篇章。无论 PR 联合 DAA 方案还是 DAA 全口服方案，

HCV 感染均可在较短疗程内获得 90% 以上的 SVR。然而，随着 DAA 应用增加，耐药问题也将日益突出，HCV 相关 RAV 在这些病毒学治疗失败中起了重要作用。DAA 应用的最大问题是耐药突变株的产生。我国尚缺乏 DAA 的应用经验，因此有必要让医务工作者了解并正视 DAA 的耐药问题，避免重蹈我国大量应用低耐药屏障的核苷（酸）类似物药物治疗乙型肝炎产生耐药的覆辙。

2. HCV 是一种单股正链 RNA 病毒，由于 HCV RNA 聚合酶的低保真性，病毒基因组发生错配的概率非常高，加之病毒复制生成的速度较快，导致 HCV 在患者体内形成遗传上不同却又密切相近的复杂 HCV 群体，称之为准种。一些准种突变就发生在药物作用的靶基因上，某些特定的突变就会引起 DAA 的药效减弱，称为耐药相关突变（RAV）。这也提示临床有些 RAV 在接受 DAA 治疗前就已存在。此外，在接受 DAA 治疗的过程中，由于药物的选择压力，也可促使病毒产生新的对抗该药物的耐药相关突变。

3. DAA 通过阻断 HCV 生活周期中特异性的蛋白或酶来发挥其抗病毒作用，主要分为 4 类：① NS3/4A 蛋白酶抑制剂（PI）作用于 NS3/4A 蛋白酶的活性位点；② NS5A 抑制剂与 NS5A 二聚体的 1 区相互作用；③ NS5B 核苷酸类似物抑制剂通过插入到新生 RNA 链并导致链终止，损害下一个进入的核苷酸的结合发挥作用；④ NS5B 非核苷酸类似物抑制剂与 NS5B 拇指 1、拇指 2、手掌 1 或手掌 2 区结构域相互作用并通过别构效应抑制聚合酶活性。对美国国家生物技术信息中心（NCBI）核苷酸数据库中 HCV 相关的 1 459 条全长序列进行分析发现，58.7% 的序列至少存在 1 种 RAV，但并非所有的 RAV 均有临床意义[2]。NS3/4A 蛋白酶抑制剂与临床相关的 RAV 最常发生在 NS3 区，达 25.1%，其次是 NS5A 区（12.0%），而 NS5B 聚合酶抑制剂和非核苷酸 NS5B 聚合酶抑制剂的临床相关 RAV 发生率较低，分别为 0.1% 和 3.8%。

4. DAA 相关 RAV ①导致第一代 PI 治疗失败的常见耐药位点有 V36A/M、T54A/S、V55A、Q80R/K、R155K/T、A156S/T/V、I/V170A 和 D168A/E/K/T/V/Y，同时第一代 PI 具有广泛的交叉耐药，涉及的位点有 V36、T54、R155 和 A156，其中 A156S/T/V 被确定高水平耐药；② NS5A 抑制剂整体显示出较广泛的基因型覆盖性，最常见的耐药相关氨基酸替代位点为 M/L28T/V、Q/L30E/H/R/S、L31M/V、H58D 和 Y93C/H/N。值得

注意的是，有 85% 的 DAA 治疗失败的患者在 1~2 年后 HCV 仍能检测出 RAV；③ NS5B 聚合酶抑制剂索磷布韦是目前被批准上市的 NS5B 核苷酸类似物抑制剂，显示出极高的基因屏障，在所有单药或者与其他 DAA 联合治疗的临床试验中均没有出现病毒学突破。

5. DAA 相关 RAV 检测 HIV 的临床耐药检测有标准化商品化的试剂盒，与之不同的是，HCV 的临床耐药检测方法主要依赖普通测序和深度测序。这些方法依靠各实验室的内部技术，因此对其结果的解释也是一个挑战，不同实验室的普通测序的灵敏度不一样，且深度测序的截断值也没有标准化。不是所有的 RAV 都有临床意义，而是取决于 RAV 在病毒准种中所占的比例，以及在相同或者不同区段是否还有其他 RAV 出现。由于 HCV 耐药检测在临床广泛使用的条件仍不成熟，所以在初次治疗之前进行系统的 HCV 耐药检测是不被推荐的。

6. 医学诊治技术日新月异，特别是分子生物学技术。医学专科的细分给患者带来专业诊疗服务的同时，也招致一些弊端，如不同专科的医生往往只熟悉自己的专业领域，对其他领域不甚了解。这样的背景显然不利于患者得到综合诊疗，也不利于各学科互助和齐头并进。多学科诊疗模式（MDT）因此应运而生，并具备打破专科壁垒的天然属性。MDT 充分按照循证医学证据，合理、科学、有计划地实施个体化治疗，可避免过度治疗和随意治疗，减少误诊、误治。而检验科也逐渐突破其辅助诊断的唯一角色，随着 MDT 的持续推进，很有必要将检验科纳入 MDT 团队。

（胡爱荣　蒋素文）

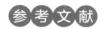
参 考 文 献

[1] 中华医学会肝病学分会，中华医学会感染病学分会. 丙型肝炎防治指南（2022 年版）[J]. 中华传染病杂志，2023，41(1): 29-46.

[2] 李召，陈志伟，任红，等. 丙型肝炎直接抗病毒治疗耐药相关突变的临床意义 [J]. 中华肝脏病杂志，2017，25(3): 170-174.

案例
021
丙型肝炎病毒基因分型检测一例

【案例经过】

患者，女，37 岁，拟行辅助生殖，2018 年 5 月 30 日行术前病原体检测，结果显示：HBsAb、HBeAb 及 HBcAb 定量阳性，丙型肝炎病毒抗体（抗 HCV）阳性。2018 年 6 月 13 日患者至肝炎门诊就诊，否认既往输血史、静脉药物依赖史，有私人美容院文眉史。依据抗 HCV 阳性，临床医师初步诊断为：慢性丙型病毒性肝炎，乙型肝炎病毒既往感染。抗 HCV 是丙型肝炎病毒表面抗体，它不是一种保护性的抗体，其阳性提示患者曾经感染过或正在感染丙肝病毒。为了尽快明确诊断该患者是丙肝现症感染还是既往感染，我们对该患者进行 HCV 基因分型检测，出乎意料的是，HCV 基因分型检测结果显示阴性对照和阳性对照正常，而各亚型均未见扩增信号。该结果让检验人员及临床医生感到困惑，检验数据、临床指征均提示丙肝现症感染，为何丙肝病毒基因分型检测结果不支持这一诊断呢？是哪个环节出现问题了呢？

【沟通体会】

经过检验和临床的沟通后，双方一致认为须对患者丙肝病毒载量重新核实，检验科数据为 HBV DNA < 500IU/ml，HCV RNA 1.66×10^7IU/ml，抗 HCV 52.92 截断指数（cut-off index，COI），丙肝现症感染诊断无误。那么丙肝基因分型结果检测不出的原因是什么呢？是检测前样本运输、保存存在问题，或是样本中 HCV RNA 提取存在问题，还是使用的丙肝分型检测试剂盒不适用于此样本，即该患者的丙肝亚型不包含在该试剂盒检测范围呢？

我们对可能的原因进行了逐一排查，核实样本采集，运输、保存和 RNA 提取过程均符合本检测的标准操作规范。HCV RNA 水平较高（1.66×10^7IU/ml），未检测到丙肝病毒基因分型的原因可能是本试剂盒不包含该患者所感染的亚型。为了证实我们的推测，对区分 HCV 病毒不同亚型的 RNA 5' 非编码区进行基因测序，最终确诊该患者携带的是 HCV-1a 亚型，为中国人少见的亚型，而该试剂盒所能检测的亚型为 HCV 1b、2a、3a、3b

和 6a 及混合亚型，不包括 HCV-1a 亚型。至此，困惑双方的谜团终于揭开了神秘的面纱。患者为丙肝亚型 HCV-1a 现症感染，但该亚型不包含在所使用的试剂盒检测范围内，导致亚型检测失败。

【经典箴言】

1. 在我国，HCV 的感染率约在 2.5% ~ 4.9% 之间，有超过 5 000 万人感染 HCV。HCV 感染者初期大多数无明显症状，约 70% ~ 80% 的 HCV 急性感染会转为慢性感染，其中约 10% ~ 20% 的慢性感染者会进展为肝硬化，最终约 5% 的慢性感染者进展为肝细胞癌（hepatocellular carcinoma，HCC）。国内流行的主要 HCV 基因型分别为 1b、2a、3a、3b 及 6a，以 1b 和 2a 为主。

2. 在 HCV 基因型、病毒载量、患者性别、年龄及肝纤维化程度等因素中，HCV 基因型被认为对治疗效果影响最大。不同基因型的临床表现、肝病严重程度及慢性化病程进展均有差异，抗病毒治疗的效果也不同。研究显示，HCV1b 型是原发性肝癌的独立危险因素，其感染所致病情较重，可引起肝脏纤维化和肝细胞坏死性炎症。非 1 型病毒感染者对干扰素治疗的应答率高于 1 型病毒感染者。

3. 当临床多个诊断结果不一致时，可能需要进行多学科讨论，分析可能的原因。本例通过 HCV 定量检测确认样本中 HCV 的含量较高，核对样本检验前多个环节均显示在控，最终发现样本中存在的 HCV 亚型不在试剂盒检测范围的可能性。

4. 在检测报告中需要说明检测指标的范围。每个检测试剂盒均有其确定的检测范围，当样本中检测的指标不在该检测范围内时，可能会导致结果不能被临床医生很好理解，所以在检测报告中必须向临床医生说明本次检测指标的范围、哪些指标有临床意义、哪些少见的指标不在检测范围内。当有高度怀疑的样本时，需要能够用其他检测手段来扩大检测范围，满足临床诊治的需求。

（杨 军 叶 庆）

案例 022　测不出的丙肝病毒基因型

【案例经过】

2019 年 2 月 14 日，我审核完当日所有的报告单，心情轻松而美好地下班了，当时的我怎么也想不到，5 天后我会因为其中一份报告纠结了数日。2020 年 2 月 19 日，临床医生的咨询电话开启了我和那份报告单之间的小插曲，临床医生认为某位患者 2 月 19 日的丙型肝炎病毒（HCV）基因分型测定结果与该患者 2 月 14 日的 HCV RNA 定量检测结果相矛盾，该患者 2 月 19 日 HCV 1b、2a、3a、3b 和 6a 亚型结果均为阴性，而 2 月 14 日 HCV RNA 定量检测结果为 5.39×10^6 IU/ml，抗 HCV 为 123.3COI。基于 2 月 14 日的 HCV RNA 定量检测结果，该患者被临床确诊为丙型肝炎，为决定诊疗计划，2 月 19 日进一步行 HCV 基因分型测定，然而高载量的 HCV 感染却出现分型检测全部阴性的情况，临床医生觉得不能理解，当然我也困惑了，问题出在哪里呢？

于是，我们首先回顾了 2 月 14 日和 2 月 19 日两天 HCV RNA 检测的质控和检测流程，确认没有问题后，我们向医生询问该患者的临床信息。患者石某，因"皮肤、巩膜黄染 2 天余"入住肝胆病区。腹部 CT 示：患者胆囊内疑似高密度影。肿瘤标志物：甲胎蛋白 21.06ng/ml（参考范围：< 20ng/ml），癌胚抗原 5.44 ng/ml（参考范围：< 4.70ng/ml），糖类抗原 19-9（CA19-9）43.83U/ml（参考范围：< 43.88U/ml）。多次肝功能检查结果见表 22-1。

表 22-1　患者肝功能检查结果

项目	单位	参考范围	日期		
			2 月 7 日	2 月 11 日	2 月 19 日
丙氨酸氨基转移酶（ALT）	U/L	9.0 ~ 50.0	638.6	403.2	189.9
天门冬氨酸氨基转移酶（AST）	U/L	15.0 ~ 40.0	307.6	341.2	127.5
碱性磷酸酶（ALP）	U/L	30 ~ 120	270	255	156

续表

项目	单位	参考范围	日期		
			2月7日	2月11日	2月19日
γ-谷氨酰转肽酶（GGT）	U/L	10.0~60.0	426.2	317.3	156.0
总胆红素（TBIL）	μmol/L	5.1~19.0	181.4	185.3	51.9
直接胆红素（DBIL）	μmol/L	0.0~6.8	150.6	150.2	39.2
间接胆红素（IBIL）	μmol/L	0.0~20.0	30.8	35.1	6.65

临床症状、实验室指标都符合丙型肝炎的临床诊断，且入院后行保肝治疗，转氨酶、胆红素均明显下降，患者情况明显好转。实验操作全流程经排查没有问题，检测不出应有的阳性结果一般考虑两大原因：①浓度低于试剂盒检测限；②检测对象为试剂盒检测范围外的罕见型、突变型。会是其中的原因之一，还是有其他原因？我们考虑患者行保肝治疗疗效显著，HCV RNA 水平是否也存在显著下降现象呢？我们立即完善了患者 2 月 19 日标本 HCV RNA 的定量检测，结果为 1.34×10^3 IU/ml，并对患者 2 月 14 日至 2 月 19 日五天内 HCV RNA 水平的变化趋势进行了梳理，发现 HCV RNA 水平时间依赖性下降。2 月 19 日的病毒载量已接近本实验室所采用的 HCV 基因分型检测试剂盒检测下限 1×10^3 IU/ml，这样的结果让"低于检测限"这个推论似乎有了一定的数据支撑，这会是分型检测假阴性的真实原因吗？

还是因为该亚型为不包含在试剂盒检测范围内的罕见亚型、突变型？为进一步查明原因，我们取出 2 月 14 日 HCV RNA 检测为 5.39×10^6 IU/ml 的标本进行基因分型检测，结果为 1b 亚型阳性。事实证明，该患者在 HCV RNA 高浓度的时候，用现有的分型试剂盒，是可以检出基因型别的，低于试剂盒检测下限是此次分型假阴性的真实原因。由此，我们向临床医生解释 HCV 基因分型检测的局限性，并建议以后同步进行 HCV RNA 定量和基因分型检测，定量结果有助于基因分型阴性结果的鉴别和解释，临床医生接受了我们的建议，并对该患者以 HCV 1b 型开展治疗。

【沟通体会】

1. 丙型肝炎病毒感染检测常用检测指标及临床意义　抗 HCV 不是中

和抗体，也不属于保护性抗体，是 HCV 感染筛查的常用指标，无法避免窗口期假阴性。HCV RNA 检测是 HCV 感染血清学确诊检测项目，同时是判断抗病毒疗效的可靠指标和治疗后检测复发的指标。目前，抗 HCV 及 HCV RNA 定量检测是临床较常用 HCV 感染的特异性诊断方法。HCV 基因分型与抗病毒治疗、疾病严重性密切相关，而 ALT、AST、TBIL 等检测反映了肝细胞损伤程度，可以间接判断患者机体免疫状态。

2. HCV 基因分型检测假阴性的可能原因　进行 HCV 基因分型检测的样本 HCV RNA 含量不得低于最低检出限，而本实验室采用的试剂盒各单亚型最低检出量为 $1 \times 10^3 IU/ml$。在检出限以下以及检出限附近浓度的样本可能无法检出。

中国人群以 HCV 1b 亚型最为常见，目前主流的基因分型检测试剂盒能够检出国内最常见的几种亚型，如 1b、2a、3a、3b 和 6a，其中不包括的罕见亚型或混合亚型的样品无法检出，某些突变和重组的亚型也无法检出。

本案例中对 2 月 14 日的含高浓度 HCV RNA 含量的标本进行基因分型复检，并成功检出，从而排除了罕见亚型或突变型导致的假阴性。

3. 丙型肝炎病毒分型及检测方法评价　HCV 根据编码非结构蛋白 5（NS5）核苷酸序列的同源性分为 6 个基因型，每个型有若干亚型，以 a、b、c 等表示。1～3 型呈全球性分布，其中 1a 和 1b 占所有 HCV 感染的 60% 以上。欧洲、美洲和亚洲以 1 型和 2 型为主，3 型主要流行于东南亚地区，4 型主要流行于中东地区，南非以 5 型和 6 型为主，我国基因型以 1b。

目前临床实验室检测 HCV 基因型的方法均为分子生物学方法，包括直接测序、序列特异性引物扩增（PCR amplification with sequence specific primer，PCR-SSP）、反向点杂交（reverse dot blotting，RDB）、PCR- 限制性片段长度多态性（PCR-Restriction Fragment Length Polymorphism，PCR-RFLP）、基因芯片、特异引物错配延伸。

测序法是 HCV 分型的金标准，即对 HCV 基因组的保守区域或全基因组进行 PCR 扩增、测序及进化系统树分析。此方法不仅可以鉴别所有已知的基因型和亚型，还可以发现新型和亚型。常用的 HCV 保守区域主要有 NS5、CORE、E1 和 5'UTR 区。但区域序列变异大，导致有时不能成功 RT-PCR 和测序，且测序操作繁琐，临床应用受限。

基于荧光定量 PCR 技术的基因分型方法具有高灵敏度、高特异度，以及操作简便、检测时间短的优点，逐渐在临床开展。该方法通过 PCR 荧光探针法进行分型，扩增区一般采用保守的 5'UTR。本实验室采用的为国产 HCV 分型检测试剂盒，主要检测国内常见的 1b、2a、3a、3b 和 6a 五种基因型，4 型和 5 型无法检测，且无法检测基因重组或混合感染，检测下限较高，易出现假阴性结果。目前国外 HCV 分型试剂盒通过增加扩增片段能够更准确地判断和区分基因型及亚型，如通过增加检测 CORE 区序列信息可更好区分 1a 和 1b 基因型，通过检测 5'UTR 和 NS5b 可检测 4 型和 5 型。

【经典箴言】

HCV RNA 的定量和基因分型检测最好同步进行，定量结果有助于基因分型阴性结果的鉴别和解释。

（徐　婷　王　芳）

案例 023　丙型肝炎病毒抗体阴性，丙型肝炎病毒 RNA 阳性的报告可以发出吗?

【案例经过】

2013 年 6 月，检验人员张某审核报告时发现患者，男性，85 岁，HCV RNA 标本结果 2.62×10^3 拷贝 /ml，阳性（大于检测下限），而抗 HCV 是阴性。该患者的 HCV RNA 结果可以发出吗? 张某回顾检测过程，检测操作规范，室内质控在控，阴性对照正常，排除污染或非特异扩增可能导致的假阳性，于是重新检测样本，结果显示为 2.37×10^3 拷贝 /ml，确认该标本检测无误。

为了确认该标本抽血时没有张冠李戴，检验人员与临床医生沟通后，建议重新抽血检测，检测结果显示：抗 HCV 阴性，HCV RNA 为 3.11×10^3 拷贝 /ml。张某再次与临床医生沟通，进一步了解到该患者肝功能异常、有输生物制品史和白细胞（3.67×10^9/L）偏低。与临床沟通医生后，一致认为该患者 HCV RNA 结果 2.62×10^3 拷贝 /ml 可报告，临床医生也按 HCV 感染进行抗病毒治疗。患者抗病毒治疗一个周期后，HCV RNA 拷贝数下降，低于检测下限，肝功能指标也转为正常。

【沟通体会】

据 WHO 估计，2015 年全球约有 7 100 万人有慢性 HCV 感染，美国肝病协会指南[1] 对抗 HCV 和 HCV RNA 检测结果的详细说明见表 23-1。

表 23-1 抗 HCV 和 HCV RNA 检测结果解读

抗 HCV	HCV RNA	解读
阳性	阳性	急性或慢性 HCV 感染
阳性	阴性	康复；低病毒血症感染
阴性	阳性	急性 HCV 感染早期；免疫抑制状态慢性感染；HCV RNA 假阳性
阴性	阴性	无 HCV 感染

HCV 感染者必须有其流行病学史[1]：①曾接受过血液、血液制品或其他人体组织、细胞成分治疗或器官移植；②有血液透析史、不洁注射史，或其他消毒不严格的有创检查、治疗史，有静脉注射毒品史；③职业供血者，特别是接受过成分血单采回输者；④与 HCV 感染者有性接触史，或 HCV 感染者（母亲）所生的婴儿。

检验人员与临床医生沟通了解到该患者曾多次接受过血液制品，有感染 HCV 可能。该患者体弱多病，免疫功能较低，可能是急性 HCV 感染早期或免疫抑制状态慢性感染，但也可能是 HCV RNA 假阳性[2]。要求该患者重抽血检测是为了排除张冠李戴，也是为了排除 HCV RNA 假阳性和抗 HCV 假阴性。

通过多次与临床医生沟通，达成共识：该患者有感染 HCV 可能，HCV RNA 结果为 2.62×10^3 拷贝 /ml，可报告。

【经典箴言】

检验人员在报告特殊检测结果前应及时与临床医生沟通，这样有助于临床医生正确解读检验结果。

（郑有为）

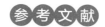

[1] GHANY M G, STRADER D B, THOMAS D L, et al. American Association for the Study of Liver Diseases. Diagnosis, management, and treatment of hepatitis C: an update[J]. Hepatology, 2009, 49(4): 1335-1374.

[2] 中华医学会肝病学分会，中华医学会感染病学分会. 丙型肝炎防治指南（2019 年版）[J]. 中华肝脏病杂志，2019，27(12): 962-979.

> **案例**
> **024**　消失的丙型肝炎 RNA

【案例经过】

　　吴某，女，36 岁，临床诊断为丙型肝炎，于 2018 年 10 月 12 日采血复查做了生化、肝肾功能和丙肝病毒 RNA（HCV RNA）定量检测。其生化结果显示 ALT 13.7IU/L，AST 13.7IU/L，GGT 20.6IU/L，HCV RNA ＜ 50IU/ml。我们对比该患者 2018 年 9 月 1 日肝功能和 HCV RNA 定量检测结果（ALT 75.0IU/L，AST 53.8IU/L，GGT 33.2IU/L，HCV RNA 定量 1.36×10^7IU/ml），发现 1 个月之内 HCV RNA 水平降低至小于 50IU/ml。随即查看当天 HCV RNA 扩增曲线，发现曲线正常，内标阳性，阴性、阳性质控在控，且该标本送至分子室后立即分离血浆后 –70℃保存，该结果可信。为何该患者在这么短的时间内 HCV RNA 病毒载量降低至小于 50 IU/ml？

【沟通体会】

　　我们平时在审核丙肝患者 HCV RNA 定量报告时，经常遇见 HCV RNA 水平连续几个月都是维持高值，或者逐渐降低，但此病例在较短时间内病毒载量降低至检出下限，难道该样本不是采集自患者本人？于是我们迅速电话联系患者本人，获知该患者患丙肝数年，基因分型是非 1 型，一直遵循医嘱在当地县医院服用药物，HCV 长期维持高载量，后获知针对丙肝的特效药物，求药心切从私人渠道购入，已用药 20 多天，确认 9 月 1 日及 10 月 12 日标本均系患者本人标本。本着严谨的态度，经患者同意，我们重新采集患者血液再次检测，结果仍为 HCV RNA ＜ 50IU/ml。我们与临床医生沟通得知国外现已有多种直接抗病毒药物（DAA）获批上市，部分直接抗病毒药物在我国尚处于临床试验阶段，该类药物疗效显著。经过分析讨论，我们得出该患者是因服用丙肝直接抗病毒药物致使体内病毒载量低于检测下限的结论。

HCV 分为 1～6 个不同的基因型及各种亚型，其分布具有明显的地域和人群差异性。研究发现，慢性丙型肝炎在亚洲地区以 1b 基因型为主。在我国，HCV 1b 和 2a 基因型最为多见，其中以 1b 型为主（56.8%），其次为 2a 型（24.1%）[1]。慢性丙型肝炎患者可有全身乏力、食欲减退、恶心和右季肋部疼痛等，少数伴低热，轻度肝肿大，部分可出现脾肿大。部分患者无明显症状，表现为隐匿性感染。研究显示，1b 基因型 HCV 感染所致病情较其他型更为严重，因为 1b 基因型 HCV 有较高的病毒复制能力和血清反应性，病毒蛋白有较强的细胞毒作用，可引起较重的肝细胞坏死性炎症及肝纤维化[2]。

丙型肝炎传统治疗是基于聚乙二醇干扰素联合利巴韦林的治疗方案，按照 1 型和非 1 型使用不同的药物浓度和疗程。2015 年开始，针对 HCV 生活周期中病毒蛋白的靶向特异性治疗小分子化合物，即 DAA 进入临床，这些药物包括非结构蛋白 NA3/NA4A 蛋白酶抑制剂、NS5A 抑制剂和 NS5B 聚合酶抑制剂等[3]。

继续跟踪该患者治疗，2018 年 12 月 19 日生化结果显示 ALT 11.8IU/L，AST 16.8IU/L，GGT 16.9IU/L，HCV RNA ＜ 50 IU/ml。

【经典箴言】

HCV RNA 定量检测是丙肝患者诊断和治疗的重要指标之一，是评估患者治疗反应的关键指标。HCV RNA 定量检测的主要影响因素包含样本保存方式、操作过程 RNA 酶污染，以及严重的黄疸、溶血等。本病例样本的采集、保存、检测等过程均按照标准操作规程进行，质控在控，但其检测结果同历史结果对比下降迅速，低于检出下限。

作为检验人员，我们应遵循"以患者为中心"的精神，首先排除技术上出现误差的可能性，然后与临床医生沟通，详细询问患者病史和治疗情况。该患者的真实情况是正在进行 HCV 直接抗病毒药物治疗，这类全新药物对丙肝治疗具有划时代意义，一个疗程总的治愈率超过 95%，治疗过程中肝功迅速降至正常，同时病毒载量迅速下降甚至低于检出限。进行抗病毒治疗的患者通过检测病毒载量和肝功能来评估治疗效果。病毒载量低于检出下限有两种可能，一种是假阴性，可通过质控体系排除，一种是真阴性，即治疗后病毒载量迅速下降。为避免误诊，检验人员在报告审核时须认真、细致地分析检测结果，同时不断更新相关专业知识，积极与临床医生沟通，以保证发送的每一张报告准确无误。

（田　慧　罗福康　张立群）

参考文献

[1] 李伟琴，袁致海，徐光华，等. 丙型肝炎基因分型进展及其临床意义 [J]. 世界华人消化杂志，2009，17(06)：589-593.

[2] 陈兆云，谢娜，张朝霞，等. 新疆汉族、维吾尔族丙型肝炎感染者 HCV 基因型研究 [J]. 重庆医学，2016，45(01)：14-18.

[3] 尹艳霞，孟子强，李晓光，等. 直接抗病毒药物治疗慢性丙型肝炎的临床疗效观察 [J]. 肝脏，2018，23(09)：772-774.

案例 025　HPV 标本采样刷男女有别

【案例经过】

　　人乳头瘤病毒（human papilloma virus，HPV），属于乳多空病毒科的乳头瘤空泡病毒 A 属，是球形 DNA 病毒，能引起人体皮肤黏膜的鳞状上皮增殖，而高危型 HPV 的持续感染可导致癌变。目前 HPV 已分离出 200 多种，不同的分型可导致不同的临床表现。皮肤型 HPV 人群感染率非常普遍，值得注意的是高危型的 HPV 感染和外生殖器的低危型 HPV 感染造成的宫颈癌和生殖器疣。据统计，在全球性病中 HPV 感染导致的生殖器疣占 15%～20%。男性感染 HPV 可能会导致阴茎癌、尖锐湿疣等，所以除了来就诊妇科的女性常规送检样本外，皮肤科和泌尿外科也有不少男性 HPV 送检标本，需要确诊以指导临床治疗。但是令人奇怪的是分子室发现男性 HPV 送检标本的质控内对照 IC 点经常不显色（图 25-1），而女性标本没有出现类似现象。检验人员排除了检测过程中出现的问题，与泌尿外科医生交流后发现，使用女性采样刷用于男性样本采集是造成上述问题的主要因素。

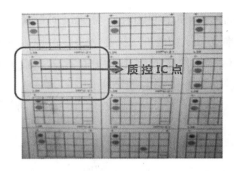

图 25-1　男性 HPV 检测模条结果

【沟通体会】

　　当检验人员遇到存疑的检测结果时，首先应自省操作过程。内对照 IC 点为质控模板 DNA 探针，IC 点不显色的常见原因是可能存在 PCR 抑制，即高浓度的 HPV DNA 可能会对 IC 点的扩增反应产生竞争性抑制，因此检验人员将这些标本的 DNA 模板稀释后重复检测，IC 点仍然做不出，排除了竞争性抑制的可能。检验人员与皮肤科及泌尿外科医生进行了沟通，了解男性样本的采集情况，发现了问题所在：医院常规 HPV 采样刷更适用于女性患者，对男性患者采样存在局限性，导致质控内对照 IC 点不显色。针对男性患者样本分子室检验人员建议医生更换男性专用采样刷，即可深入男性尿道，采集合格的样本进行检测分析。图 25-2 和图 25-3 显示两种不同的采样刷。

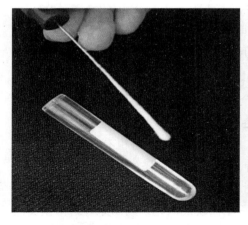

图 25-2　男性专用采样刷

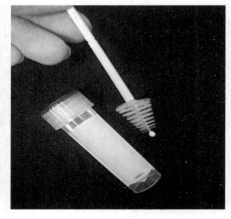

图 25-3　女性专用采样刷

为了进一步验证更换采样刷的必要性，检验人员对 3 位男性患者进行了两种采样刷的采样对比检测，结果确认了采样刷的不正确使用导致 IC 点实验失败。临床医生接受了检验科的建议，更换了男性采样刷，杜绝了此类问题再次发生。

【经典箴言】

该案例提示我们，检验人员应提高对各种可能影响检验结果的因素的认知，特别是分析检测前的因素对检验结果的影响，这是进行临床与检验良好沟通的前提。实验室不但要善于发现问题，更要去追踪问题的根本原因，从源头解决问题并付诸临床。

男性 HPV 采样流程如下：采样前 2 小时内不能排尿，先用无菌生理盐水棉球清洗尿道口，将男性细小棉采样拭子伸入尿道 2~3cm，捻动拭子采集分泌物，将其放入标有患者编号的取样管中送检。

男性 HPV 样本检测 IC 点不出，可能的问题分析如下：

1. 生物素点全显色，IC 点全不显色　首先检查 PCR 过程是否正确，其次检查提取过程是否正确。

2. 生物素点全显色，个别 IC 点不显色　可能存在 PCR 抑制，可对标本进行重新提取。

3. 阳性点显色而 IC 点不显色　这是可能出现的正常情况，病毒基因与内质控基因扩增存在竞争。

4. 医院常规 HPV 采样刷适用于女性患者，对男性患者采样存在局限性。针对男性患者样本可更换男性专用棉拭子，可深入男性尿道，更有利于采取合格的样品进行分析。

5. 对于尖锐湿疣等男性患者，可刮取男性生殖器及附近表面的疣组织，放入细胞保存液中充分震荡，以提高 DNA 提取效率。将震荡后的溶液倒入提取管中，接下来步骤同其他女性宫颈分泌物标本操作。

（谢　骊）

案例 026 如何看待年轻女性的 HPV 感染

【案例经过】

一位 30 岁女性因出现白带较多、夹杂血丝来院就诊，医生问诊后建议进行白带常规检测、高危型人乳头瘤病毒（HPV）检测和液基薄层细胞学检查（TCT）。白带常规结果显示白细胞酯酶和过氧化氢检测均呈阳性。门诊医生向患者解释检测结果，白带常规提示有细菌感染，这与患者的临床症状是吻合的。由于高危型 HPV 检测和 TCT 结果要一周后才可取报告，所以暂时使用消炎药物，等拿到另外两份报告后再来就诊。患者表示理解后离开诊室。一周后，患者拿着报告再次来到门诊，医生看到报告后告知患者，高危型人乳头瘤病毒（HPV）检测结果为 16 型阳性，18 型及其他12 种型别均为阴性，而 TCT 结果显示未见异形细胞。患者表示这两份报告结果不一致，提出疑问：为什么有 HPV 感染而 TCT 结果正常？医生与患者沟通，16 型阳性表示有 HPV 病毒感染，至于是否引起宫颈病变，TCT 只是其中一个检测手段。TCT 是一种筛查，对于 16 型阳性患者，无论 TCT 结果如何，均建议行阴道镜检查。患者同意阴道镜检查，随后发现阴道镜下厚醋白上皮。对病变部位进行活检，病理提示高度不典型增生Ⅱ级，后进行宫颈锥切术，术后病理与活检病理相同，嘱半年后复查。

【沟通体会】

患者初次就诊时只拿到白带常规的报告，患者的白细胞酯酶呈阳性，过氧化氢检测也呈阳性。白细胞酯酶是人体白细胞内含有的一种特异性的酶类，临床常用这种酶类来检测标本中有无白细胞存在，过氧化氢主要是为了了解阴道内的微生态环境是否正常。这份检查报告提示阴道内健康的酸性环境已经遭到破坏，已经有病原微生物入侵，身体免疫系统已经启动，阴道炎症已经产生。医生根据该报告做出初步诊断与治疗，患者表示同意和理解，待一周后拿到所有报告后再次就诊。一周后患者拿到另外两份报告，按照患者的思维，她认为这两份报告的结果是互相矛盾的，表示不理解。与医生沟通后，医生给出具体解释，高危型 16 型 HPV 阳性表示有 HPV 病毒感染，大量流行病学调查和研究数据显示，大部宫颈癌的发生与生殖器官 HPV 感染密切相关。HPV 感染又被称为是 "阴道的感冒"，在年轻女性中的感染率很高 [1]。约 80% 的女性一生中都可能感染 HPV，但大多数是一过性感染且无临床症状，能够被自身免疫系统清除，其被清除的时间主要由 HPV 型别决定，低危型 HPV 需要 5～6 个月，高危型 HPV 需要 8～24 个月，只有极少数 HPV 感染者发展成宫颈癌。该患者究竟有无宫颈病变，TCT 只是其中一个筛查手段，对于 16 型阳性患者，无论 TCT 结果如何，均建议行阴道镜检查。患者听了医生的解释后表示理解，于是进一步预约阴道镜检查。年轻女性是否有必要对 HPV 进行筛查呢？美国定为在 25 岁以上女性中进行，中国的筛查年龄初步定为 30 岁。筛查年龄定在 HPV 感染高峰之后，是为了有效避免过高的一过性 HPV 感染的检出率，也避免了过高的阴道镜转诊率，最大限度减少对无病女性的侵入性检查。

【经典箴言】

1. 持续性高危型 HPV 感染与宫颈癌发生密切相关，TCT 虽然是筛查宫颈癌的手段之一，但是结合 HPV 检测能更好地提高检出率。

2. 要明确临床上 HPV 检测是用于查找宫颈病变，HPV 检测值不代表病变严重程度，不应检测低危型 HPV。30 岁以下（尤其是 25 岁以下）年轻女性一过性 HPV 感染高达 91%，此时，HPV 检测以发现分流细胞学异常者为目的，而 30 岁以上妇女采用细胞学和 HPV 联合筛查效率最高。

（吴　蕾　王　芳）

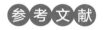

参考文献

[1] Wu EQ, Liu B, Cui JF, et al. Prevalence of type-specific human papillomavirus and pap results in Chinese women: a multicenter, population-based cross-sectional study[J]. Cancer Causes Control, 2013, 24(4): 795-803.

案例 027　总是无效的 HPV 检测究竟怎么了？

【案例经过】

　　"喂，你好，请问是妇科吗？你们今天 HPV 样本取样失败，麻烦重新采样。"对我来说，及时反馈不合格样本信息给临床是一件常规性的工作。"怎么又是采样失败呀，这个月都第几个啦……"电话那头接线护士的态度让我感到些许不安，于是立即对 HPV 筛查结果再次确认，检测结果栏为"INVALID（无效）"，提示取样失败。"你好，我刚核实过了，结果显示 INVALID 提示取样失败""你稍等，我核实下取样医生信息。"接线护士显然对我的答复并不满意。"这还是我们主任采样的呢，老专家都采样多少年啦，还失败呀？"听到护士核实的医生信息，我也没底了。是啊，老专家取样失败的概率理论上还是很小的，那到底是什么原因出现这样的结果呢？细想临床护士的态度，倒给了我一个重要的提示，她抱怨这个月频繁出现取样失败样本，这样的现象是不正常的。那么这个月我们实际反馈了取样失败的不合格样本有几例呢？挂了电话我立即统计了近 2 个月取样失败样本的总例数，大约每个月为 6～7 例，平均每周都有 1～2 例，确实挺频繁。有了临床护士的提醒，我也查询了取样失败的采样医生，确认取样失败的采样医生集中在某几位医生，也包括她曾提到的老专家。上述问题是由于这几位医生忽视了取样的规范性，还是我们检测实验室存在一定的系统误差呢？

　　为了查明原因，我们首先从自身找原因，对近期仪器报"INVALID"的所有标本进行了研究，本实验室采用的 HPV 筛查包括 16 型、18 型和其他 12 种高危型三项检测结果，有的样本是三项均为提示"INVALID"，有的则是一项或两项提示"INVALID"。无效标本主要是由于采集到的脱落细胞数不足所致，考虑到样本静置后会出现脱落细胞下沉现象，如果在检测前没有混匀待测样本，则可能出现取样失败的假象，因此，我们将所有采样失败样本混匀后再次复查，发现三项检测均为"INVALID"的样本复查结果仍为"INVALID"，提示样本是取样时操作不规范导致脱落细胞数量不足的真取样失败样本，而一项或两项检测结果为"INVALID"的样本中部分样本被成功检测，提示此类样本多是由于检测前混匀不充分导致的假不合格样本。根据这种情况,实验室制定了规范的标本前处理流程及复查标准,即 HPV 检测前必须对样本充分混匀,并对含絮状沉淀的样本适当稀释。如出现三项"INVALID"的结果直接通知临床重新采样,一项或两项"INVALID"的样本充分混匀复查后再决定是否重新采样。当然,样本未充分混匀并不能解释全部采样失败的标本,部分采样失败的标本确实是临床医生取样不规范造成的。那规范的采样方式是什么样的? 注意事项有哪些? 我们查阅资料文献了解采样规范,并就采样规范和注意事项与妇科医生面对面沟通,最终达成共识。通过临床沟通和实验室自身的改进,接下来几个月采样失败的情况有所好转,直至现在,实验室 HPV 重新采样率显著下降。

【沟通体会】

1. 本案例为检验前质量控制的典型案例。通过对检验前标本的采样流程、前处理流程等进行规范,并与临床密切沟通,显著降低了标本重新采样率,患者无须在结果无效后重新采样,医生无须反复向患者解释,我也不用再心情复杂地打电话通知重新采样了。从患者角度,保证了收到报告的时间不耽误疾病诊治,也减少患者再次采样的心理压力。从医生角度,减少了医患矛盾,避免重复工作。从实验室角度,节省实验成本和人工成本,三方获益。

2. 宫颈脱落细胞规范取样[1]中需特别注意以下几点。

(1)找对取样部位:育龄期女性的原始鳞 - 柱交接部逐渐向外移动,柱状上皮暴露于阴道,逐渐被鳞状上皮取代,产生了一个可以移回子宫颈管的新鳞 - 柱交接部。原始鳞 - 柱交接部和新鳞 - 柱交接部之间的整个区域称为宫颈转化区,几乎所有的宫颈癌癌前病变和宫颈癌都发生在宫颈转化区内。宫颈转化区是细胞学取样的位点,最好在接近新鳞 - 柱交接部取样,兼顾子宫颈阴道部、子宫颈管和可疑部位。绝经后大部分女性的鳞 - 柱交接部会退回至子宫颈管内,肉眼无法直接看到,所以绝经后女性在取样时要特别注意取到子宫颈管的区域。

临床上,当遇到子宫颈口小、子宫颈移位(尤其是年轻女性剖宫产术后)、绝经后子宫颈萎缩或治疗后子宫颈变形,无法看见宫颈转化区时,可用子宫颈钳钳夹子宫颈或在三合诊指引下找到子宫颈位置,用探针或细棉棒探查子宫颈口,再用颈管刷取样,也可用 HPV 取样器深入子宫颈口取样。

（2）选对取样时机：取样时机可在月经干净 3～4 天之内，最佳时间为月经后半周期，因为此时子宫内膜细胞脱落少，对子宫颈细胞学检查的干扰少。严重子宫颈或阴道炎症和月经期不能取样，妊娠期取样需谨慎。短期内不能重复取样，至少 2 个月后再次取样。

（3）其他取样注意事项：取样前 24 小时内禁止性生活，至少 48 小时内不能阴道冲洗、用药。窥阴器置入阴道时不能用润滑剂。取样时用力适中，须避免出血，如出血较多应停止，可用干棉球（或棉棒）压迫止血后再取。围绝经期和绝经后妇女应注重子宫颈管取样。

3．样本规范的前处理方法：在将样本转移到检测管时充分混匀，混匀时间 30 秒左右。若样本含絮状物或黏液较多，可以利用样本保存液进行 1：1 稀释并充分混匀后再进行检测。实验过程中灰尘较多可能会导致样本无效，因此实验过程中使用无粉手套，实验前后仪器按需要清洁仪器，实验过程关闭窗户。

【经典箴言】

分析前质量控制是最基础、最重要的质量控制环节之一，也是最难控制的，其中很多因素来源于临床、护理和实验室。不合格的标本将严重影响检验结果的正确性。对于不合格的标本，笔者所在实验室留心了退回标本的频率与规律，通过与临床沟通减少了标本不合格率，使患者、临床医生和实验室都受益。

（徐 婷 王 芳）

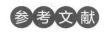

[1] 章文华. 如何提高子宫颈细胞学取样的质量：细胞学取样的要点和难点 [J]. 中华妇产科杂志，2017，3(52)：211-212.

案例 028

宫颈癌的筛查
——液基薄层细胞学检查还是人乳头瘤病毒检查?

【案例经过】

2013 年 6 月, 妇科门诊收治了一位阴道不规则出血的 52 岁患者, 当日阴道镜下取材诊断为宫颈癌晚期。患者身体一向健康, 无既往病史, 且患者曾连续 5 年进行健康体检, 每次均行液基薄层细胞检测(thin-prep cytologic test, TCT)和 HPV16/18 型检测, 均无异常。TCT 采用液基薄层细胞检测系统检测宫颈细胞并进行细胞学分类诊断, 它是目前国际上最先进的一种宫颈癌细胞学检查技术, HPV16/18 型是常见的黏膜高危型, 与宫颈癌发生密切相关, 此两项检测结果近 5 年均为阴性, 为何患者却被确诊为宫颈癌晚期? 临床医生对我们以往的 HPV16/18 型检测结果提出了质疑。

【沟通体会】

接到临床质疑后, 检验科积极寻找原因并及时跟临床进行了有效沟通, HPV 根据与肿瘤的相关性分为高危和低危两大类。HPV6、11、40、42、43、44、54、61、70、72、81 等 13 种分型归为低危型, 主要引起生殖道外生性湿疣类、扁平湿疣类病变及轻度宫颈上皮内瘤变(CIN Ⅰ), 自然清除率较高。HPV16、18、31、33、35、39、45、51、52、56、58、59、68、73 主要导致 CIN Ⅱ、CIN Ⅲ 级病变和宫颈癌, 不易自然清除。该患者可能是 HPV16、18 型以外的其他型别持续感染导致的宫颈癌。建议医院体检部门用 HPV 基因分型代替以前的 HPV16/18 检测。由于 TCT 的灵敏度较低, 建议体检部门将涉及 TCT 的所有患者都加做 HPV 基因分型, 以提高宫颈癌筛选的灵敏度, 降低漏检率。

宫颈癌的筛查方法主要包括细胞学筛查和 HPV 检测。改良 TCT 的应用提高了标本质量, 增加了宫颈病变细胞学检查的准确性。但细胞学检查假阳性结果较为常见, 灵敏度不足, 检查结果出现不典型鳞状细胞并不能说明发生了宫颈癌癌前病变或宫颈癌。细胞学检查的假阴性情况也较多, 容易发生漏诊。HPV 检测发现宫颈癌和癌前病变的灵敏度更高, 但单纯的 HPV 检测结果为阳性并不代表发生宫颈癌癌前病变。过度治疗 HPV 相关的良性疾病，可能增加阴道镜转诊率，增加检查的经费。TCT 和 HPV 检测联合用于宫颈癌筛查是更完善的筛查方法。

【经典箴言】

1. 宫颈癌的最好防控措施是宫颈癌疫苗，但注射宫颈癌疫苗后也需要定期进行 HPV 基因分型的检查。

2. 引起宫颈癌的 HPV 型别较多，每个地区都有差异，实验室在选择检测试剂的时候要覆盖尽可能多的基因型。

3. 据研究报道[1]，HPV 高危型别的高病毒载量可提示细胞学异常，是宫颈癌早期筛查中重要的指标。高危型 HPV 定量检测较定性检测有更好的预测价值。建议临床宫颈癌筛查中不仅要做基因分型，还要进行定量检测。

（郭建巍）

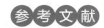

[1] YLITALO N, SØRENSEN P, JOSEFSSON A M, et al. Consistent high viral load of human papillomavirus 16 and risk of cervical carcinoma in situ: a nested case-control study[J]. Lancet, 2000, 355(9222): 2194-2198.

案例 029　为什么两次人乳头瘤病毒基因分型结果不一致？

【案例经过】

2017 年 7 月一名年轻女性在健康体检中检测 HPV 基因分型的结果为 HPV52 阳性（10^4 拷贝 /ml），TCT 结果正常。随后该患者去妇科就诊，临床诊断为宫颈炎，给予对症治疗，未进行抗病毒治疗。2017 年 11 月该患者复查时再次进行了 HPV 基因分型检测，结果为 HPV52 型阳性（10^4 拷贝 /ml），HPV16 型阳性（10^3 拷贝 /ml）。临床医生认为这两次的结果不一致，短短的三、四个月不应该出现这样的差异，于是电话咨询检验科是不是检测的某个环节出现了错误。面对这样的质疑，检验人员首先客观分析了这两次结果，这样的结果差异是可以在同一患者身上出现的，甚至可以出现在患者同一天取样的不同样本中，因为影响 HPV 分型检测结果的因素很多，取样部位的差异、所取样本的质量都会影响最终结果。而且，从具体数值分析，检验人员发现 HPV16 仅为 10^3 拷贝 /ml，已接近试剂盒的检出下限，因此可能是第一次检测所取样本中病毒载量低于检测限而显示 HPV16 阴性。检验人员将排查发现的原因立即与临床进行了沟通，并得到了临床的认可。为了避免今后此类问题出现，检验科随即召开了 HPV 分子分型质量分析会，并进行了专题讨论。最后的共识如下。

1. HPV 检验结果的解读是 HPV 分子分型工作中非常重要的一部分，每一个工作人员都要高度重视。

2. 检验科现用的 HPV 分子分型试剂盒的病毒定量其实是病毒载量的相对值，是试剂生产厂家根据已知浓度的 HPV DNA 在荧光定量 PCR 中扩增的 Ct 值估算出来的浓度，并非绝对定量，须通过临床沟通让医生了解并客观地看待检测数值。

【沟通体会】

1. 影响 HPV 分子分型的因素有很多，如临床医师取样的质量、女性生殖道分泌物、检验前样本的充分混匀、核酸提取过程及加样等，任何一个环节出了问题都会影响检测质量。除了临床医师取样以外，其他环节需要检验科严格控制，并进行质量考核，才能保证检验质量。

2. 任何试剂都有最低检出限，本案例中的 HPV16 10^3 拷贝 /ml 属于最低检出浓度，不一定在每次实验中都能 100% 检出，今后的沟通中要让临床医生也有检出限的意识。

【经典箴言】

1. HPV 分子分型及定量检测工作中，检验人员一定要有服务临床的意识，要耐心、认真地做好临床沟通与结果解释工作。

2. 在 HPV 分子分型中进行病毒精确定量是未来的发展趋势。研究表明 [1]，宫颈标本中高危型 HPV 的病毒载量（尤其是 HPV16 型）可作为 HPV 持续感染以及宫颈上皮内瘤变（CIN）发生风险的指示因子。病毒载量与病毒持续感染和型别也存在一定的关系，HPV16、31、33、52 的病毒载量与 CIN 病变呈正相关。

3. 荧光定量 PCR 是目前被普遍认可的检测 HPV 病毒载量的标准方法。

对 HPV 的检测，从定量准确度上看，可以体现为病毒 DNA 含量（拷贝数）和单位细胞内病毒数的精确定量。本案例中实验室使用的方法是半定量，不能将标本中的子宫颈脱落细胞数进行标准化。精确定量是通过检测人体有核细胞内的管家基因而获得单位细胞的病毒载量，进而获得医师取样的细胞数量及相对病毒含量，可进一步反映真实的病毒感染程度。

（郭建巍）

参 考 文 献

[1] YLITALO N, SØRENSEN P, JOSEFSSON A M, et al. Consistent high viral load of human papillomavirus 16 and risk of cervical carcinoma in situ: a nested case-control study[J]. Lancet, 2000, 355(9222): 2194-2198.

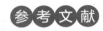

案例 030　一例人乳头瘤病毒 16 阳性感染者的人乳头瘤病毒基因动态检测

【案例经过】

2009 年 3 月，某 38 岁的女性患者因宫颈柱状上皮异位（曾称宫颈糜烂）来妇科就诊，HPV16/18 分型检测显示 HPV16 阳性，妇科告知患者须定期检测 HPV。因此患者于 2010 年、2011 年连续两年 3 次复查，实验室检测结果均为 HPV16 阳性，于是妇科对该患者进行了干扰素阴道内给药干预。2 个疗程后患者再次进行复查，结果仍为 HPV16 阳性。患者遵医嘱间隔 3 个月后又进行了 2 个疗程治疗后，实验室复查结果依然为 HPV16 阳性。临床医生致电检验科，质疑检验结果。检验科咨询人员耐心解释，提示治疗后短期内进行检测，由于病毒核酸仍然存在，会导致结果阳性，建议 1 个月后复查。患者 1 个月后进行 HPV16/18 分型检测，结果为阴性。之后患者定期复查，HPV16/18 分型均为阴性。

【沟通体会】

HPV16/18 阳性提示有患宫颈癌风险，必须行阴道镜检查及宫颈多点活检，根据病理结果确定下一步的治疗方案。如果没有上皮内病变，年轻女性可以通过锻炼身体、提高自身抵抗力达到清除病毒的目的，此时不需要抗病毒治疗。如果宫颈是低级别病变，可在医生的指导下用干扰素或者中西医结合抗病毒的治疗方式进行抗病毒治疗。如果是高级别的病变，可以行宫颈冷刀锥切术或宫颈环形电切术切除宫颈，3～6 个月以后再复查 HPV、TCT。另外，HPV 分子分型检测的是病毒的 DNA，无论是否存在活病毒，只要有病毒核酸存在检测结果即为阳性。建议临床医生选择在患者抗病毒治疗结束后一个月左右再复查 HPV。

【经典箴言】

1. 2008 年，第 7 版《妇产科学》教材取消"宫颈糜烂"病名，以"宫颈柱状上皮异位"生理现象取代。宫颈的定期检查很有必要，不是为了预防宫颈柱状上皮异位，而是为了预防宫颈癌。宫颈癌的发生与 HPV 的感染有关，高危型 HPV 在宫颈鳞 - 柱交界部持续感染时，容易导致癌前病变和宫颈癌。目前推荐 21 岁以后的女性应该每年进行一次宫颈刮片检查，必要时联合 HPV 检查，如果连续 3 次 HPV 和宫颈刮片检查都阴性，可以每 3 年检查一次。

2. HPV 分子分型及定量工作中会面临各种问题，实验室检验、咨询、沟通三个环节都要与时俱进，检验人员的知识更新要跟上，业务培训、考核要落实到位。

3. HPV 感染者经过抗病毒治疗后，建议一个月后复查，以防假阳性。

（郭建巍）

案例 031　尖锐湿疣患者也需要进行 HPV 基因检测吗？

【案例经过】

某男性患者，已婚，47 岁，身体健康，无既往病史。2013 年 5 月因生殖器疱疹来泌尿外科就诊，临床诊断尖锐湿疣，HPV 低危分型 HPV11 阳性，单纯疱疹病毒阳性。获知检验科刚开展了 HPV 高危分型，于是临床医生电话咨询高危 HPV 基因分型检测。考虑到患者年龄及已婚状况，以及 HPV

高危型别与宫颈癌的密切关系，检验科分子室人员建议患者进行 HPV 分子分型检测，同时建议其妻子也来医院进行相同检测。一周后，患者及其妻子的检测结果均为 HPV18、31、11 阳性，单纯疱疹病毒阳性。

【沟通体会】

1. 没有性生活就没有 HPV，有性生活的女性都要定期进行 HPV 基因分型检测，这对预防宫颈癌具有极其重要的作用。

2. 尖锐湿疣、生殖道疱疹病毒感染、HPV 感染都是与性接触密切相关的性传播疾病。已婚人士无论哪一方发现感染，另一方必须进行检测，并进行相应的干预措施。

3. 男性在 HPV 感染及性病的传播中扮演着重要角色，对性活跃男性进行健康教育及定期进行性传播病原体，如淋球菌、沙眼衣原体、支原体、单纯疱疹病毒和 HPV 高、低危型别的基因检测，对保护女性健康意义深远。

【经典箴言】

1. 所有与性接触密切相关的疾病，如尖锐湿疣、生殖道疱疹病毒感染、HPV 感染、淋病、沙眼衣原体感染、解脲支原体感染，感染患者及其性伴侣都需要进行相关病原体的基因检测。

2. 研究数据提示，尖锐湿疣男性的高危 HPV 检出率随年龄增长而增加，尖锐湿疣患者需要进行 HPV 分子分型检测，同时建议在泌尿外科常规开展男性 HPV 分子分型检测。

3. 性活跃期的男性进行 HPV 分子分型检测对降低女性 HPV 感染率、防治宫颈癌具有重要意义。

（郭建巍）

案例 032   他是得了艾滋病吗？

【案例经过】

2019 年 1 月 26 日晚我上加强班，负责审核报告。审核报告过程中，一份来自急诊术前四项的标本，其人类免疫缺陷病毒（human immunodeficiency virus，HIV）p24 抗原和抗体联合检测的检测结果达到 96.49COI（参考区间为 0.00~0.99），根据《全国艾滋病检测技术规范》的要求，标本经过 4 000r/min，10 分钟离心后再次于另外一台仪器复检，结果为 101.40COI（参考区间为 0.00~0.99），同时使用硒标试剂复检，结果却为阴性。临床诊断此患者为脑桥出血，需要紧急手术，但鉴于上述结果，不得不延迟手术，临床医生需要等待确证实验结果再做下一步的治疗方案。

我们随即将标本送至当地疾病预防控制中心进行 HIV 补充试验，补充试验分为抗体确证试验和 HIV-1 核酸试验，分别采用了免疫印迹法（western blot，WB）进行抗体确证实验和 HIV-RNA 核酸试验，结果均为阴性。次日我们采用该患者的其他血清标本再次复测，三次重复结果为 97.54COI、98.65COI 和 97.59COI，重复性很好，符合一致性要求。而根据实验室近十年的历史数据，HIV 抗原抗体联合检测结果超过 50COI 时，确证结果均为阳性，而本例中 HIV 复测结果接近 100COI，远远超过参考区间，但 WB 实验和 HIV-RNA 核酸结果却是阴性，这当中的原因和问题是什么呢？

于是，我们首先回顾了检测的质控和检测流程，确认没有问题，尤其是高值质控（靶值为 74，当天及次日质控数据分别为 76.23、74.57，当月累计数据为 74.94），日间变异系数（CV）仅为 2.3%，远低于 15% 的质量目标。我们向医生询问该患者的详细临床信息：患者男，80 岁，拟诊"脑桥出血、肺部感染"收住我院。既往曾行主动脉、左锁骨下动脉、右肾动脉支架植入术，因肝血管肉瘤进行多种免疫治疗，具体不详。

带着疑惑，我和仪器工程师及技术应用联系。他们也高度重视，把标本拿到其他医院用其他方法检测，结果一致。于是我们跟试剂厂家沟通这个问题，厂家高度怀疑该患者存在嗜异性抗体干扰因素，于是他们带来了嗜异性抗体阻断剂，我们制备 3 个稀释度（抗体阻断剂∶血清样本）的混合血样进行嗜异性抗体阻断试验，重新上机检测，发现各个稀释度的 HIV 抗体检测结果均为 < 0.99COI（无反应性），具体结果见表 32-1。

表 32-1　嗜异性抗体阻断试验结果

项目	单位	原始血样	混合血样（抗体阻断剂：血清样本）		
			1：49	1：99	1：399
HIV 结果	COI	97.54	0.185	0.207	0.253

至此，疑团终于揭开了——嗜异性抗体（heterophil antibody，HA）引起的 HIV 检测的假阳性。相关文献报道，机体的疾病及治疗状况会造成 HIV 检测假阳性。Laetsch 等[1] 发现，新兴的免疫疗法可能会增加 HIV 假阳性的概率，如嵌合抗原受体 T 细胞免疫治疗（CAR-T）与干细胞治疗都会借助慢病毒（LV）为载体实现转换人类细胞的目的。此类慢病毒主要来源于 HIV-1，失活后依然具有 HIV 病毒的结构，这可能会与现行的 HIV 检测产生交叉反应。恶性肿瘤导致 HIV 检测假阳性的机制尚不明确，有推测恶性肿瘤患者不仅容易出现感染，而且也处于免疫功能紊乱的状态，如肿瘤细胞的细胞膜成分、细胞质或者肿瘤组织代谢物可能导致多克隆 B 细胞激活。确有研究发现，在免疫应答的初始阶段，免疫系统产生非器官特异性抗体可能与免疫试剂发生交叉反应。某些患者常存在高纤维蛋白原水平和高凝状态，而这些纤维蛋白微粒很难通过离心力清除，也可能会干扰该测定的结果而出现的假阳性[2-3]。

由此，我们向临床医生解释 HIV 筛查实验检测的局限性，HIV 的初筛诊断采用的是更灵敏的电化学发光免疫试剂，可有效缩短 HIV 检测"窗口期"，以防漏诊（早期抗体未产生，但病毒载量高），造成病毒传播。但初筛试剂不能排除嗜异性抗体的干扰，在本案例就造成了 HIV 假阳性。

【沟通体会】

1. HIV 感染检测常用检测指标及临床意义　人类免疫缺陷病毒（HIV）是获得性免疫缺陷综合征（acquired immunodeficiency syndrome，AIDS）的病原体，属于逆转录病毒家族。HIV 抗体不是中和抗体，也不属于保护性抗体，是 HIV 感染筛查的常用指标，无法避免窗口期假阴性的问题。从《中国遏制与防治艾滋病"十三五"行动计划》得知，我国在"十二五"期间将 HIV 感染发现率提高至 68.1%，但仍约有 31.9% 未被检测出，如何及时发现和诊断 HIV/AIDS 是目前的一大难题。为了尽可能缩短检测的窗口期，本案例中使用第 4 代 HIV 测定试剂同时检测抗 HIV 抗体和 HIV-1p24 抗原。这一方法灵敏度升高，窗口期再缩短，因此其诊断时限比第三代试剂抗 HIV 测定要短[4]。

在获得筛查试验结果后，为了准确判断机体血液或体液中有无 HIV 抗体或核酸，需要进行 HIV 补充试验，包括抗体确证试验和核酸试验。本案例中 HIV RNA 核酸检测和 WB 是 HIV 感染血清学确诊检测项目，是判断抗病毒疗效的可靠指标。

2. HIV 抗体筛查试验假阳性的可能原因　多克隆 B 细胞活化并产生高浓度的嗜异性抗体与 HIV 检测试剂发生的非特异性交叉反应是筛查试验假阳性的原因[5]。有研究发现，当 COI 值大于 50 时经过 WB 或 HIV RNA 试验证实为假阳性的病例存在自身抗体或嗜异性抗体等干扰引起的交叉反应[3]。当采用嗜异性抗体阻断剂预处理标本时，本案例的试验结果也证实了同样的现象。

除了嗜异性抗体交叉反应引起的内源性干扰外，患者体内含有某些治疗性抗体、类风湿因子、甲胎蛋白等，这些物质也会与试剂中的抗原成分非特异性结合，引起假阳性[5]。某些患者常存在高纤维蛋白原水平和高凝状态。而这些纤维蛋白微粒很难通过离心力清除，这也可能会干扰该测定的结果，从而能出现的假阳性情况。

【经典箴言】

HIV 检测没有完美的方法，应该对目前使用的方法与试剂有充分的了解。结果解释注重与临床医生的沟通。

（来金欣　顾　兵）

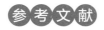
参考文献

[1] LAETSCH T W, MAUDE S L, MILONE M C, et al. False-positive results with select HIV-1 NAT methods following lentivirus-based tisagenlecleucel therapy[J]. Blood, 2018, 131(23): 2596-2598.

[2] SAKIANI S, KOH C, HELLER T. Understanding the presence of false-positive antibodies in acute hepatitis[J]. J Infect Dis, 2014, 210(12): 1886-1889.

[3] AKL P, BLICK K E. A case of false-positive test results in a pregnant woman of unknown HIV status at delivery[J]. Lab Med, 2014, 45(3): 259-263.

[4] TAO C M, CHO Y, NG K P, et al. Validation of the Elecsys® HIV combi PT assay for screening and reliable early detection of HIV-1 infection in Asia[J]. J Clin Virol, 2013, 58(1): 221-226.

[5] KLARKOWSKI D, O'BRIEN D P, SHANKS L, et al. Causes of false-positive HIV rapid diagnostic test results[J]. Expert Rev Anti Infect Ther, 2014, 12(1): 49-62.

案例 033　矛盾的结核感染指标，千真万确的结核感染

【案例经过】

患者男性，73 岁，慢性阻塞性肺疾病（COPD），病程长，急性加重入院。患者约 2007 年开始出现咳嗽，曾多次因"支气管哮喘急性发作，慢性阻塞性肺疾病"在当地医院住院，治疗后好转，但症状反复。2005 年开始长期规律吸入沙美特罗替卡松。9 年前开始规律家庭氧疗。2 年前开始规律雾化吸入布地奈德 + 复方异丙托溴铵溶液，2 次 / 天。近 2 年症状控制尚可。6 个月前患者自觉气促加重，遂到当地医院住院治疗，予抗感染、化痰、平喘治疗后好转出院。出院后仍感活动量进行性下降，每个月都因气促住院治疗。1 个月前患者咳嗽、咳痰、气促再次加重，到当地医院经抗感染等治疗后气促改善不明显，于 2017 年 12 月 6 日以"支气管哮喘，慢性阻塞性肺疾病急性加重期，双肺肺炎"入院治疗。

2017 年 12 月 8 日，该患者结核感染 T 细胞免疫斑点试验（T-SPOT）检测结果为阴性，结核分枝杆菌（TB-DNA）结果阴性。2017 年 12 月 11 日检验科报告危急值，TB-DNA 检测结果阳性，立即报传染病，并隔离患者。同天报告成人哮喘 / 鼻炎专项 IgE（TIgE）结果为 304kU/L。胸部 CT 平扫：①双肺多发散在炎症并小空洞形成，部分细支气管炎，双中上肺为著；②慢性支气管炎、肺气肿，双肺多发散在肺大疱；③气管、右肺上叶支气管管壁稍增厚、毛糙，符合哮喘改变。予消炎、抗感染、平喘等治疗，气促症状控制欠佳，考虑为特殊病原体感染（真菌、结核）诱发加重。需要

与肺结核鉴别诊断，不支持点：无发热、盗汗、咯血等，痰找结核分枝杆菌阴性，T-SPOT 阴性。予完善纤维支气管镜及病原学检查，治疗上加用伏立康唑抗真菌感染。2017 年 12 月 14 日结核 GeneXpert 检测发现结核分枝杆菌核酸阳性低浓度，利福平耐药基因突变未检出。2017 年 12 月 18 日纤维支气管镜活检结果示抗酸染色阴性，肺组织改变为肺间质性炎症。2017 年 12 月 19 日患者病情仍进行性加重，出现明显的呼吸困难，检验结果提示二氧化碳潴留，脑钠肽（BNP）增高，立即转 ICU 病房。

患者转入 ICU 后经口气管插管接呼吸机辅助通气，予抗感染、化痰、雾化等对症支持治疗。行右侧胸腔闭式引流术治疗气胸。根据检验科 TB-DNA 及结核 GeneXpert 结果，结合肺部影像学变化，考虑诊断肺结核，加用四联抗结核治疗。12 月 26 日遵胸科医院会诊医生建议加用盐酸莫西沙星片。经上述治疗患者病情好转，于 12 月 27 日拔除气管插管，转呼吸科继续治疗，至患者生命体征平稳，予出院。出院诊断：慢性阻塞性肺疾病急性加重期 Ⅱ 型呼吸衰竭，右侧气胸，肺结核，双肺肺炎。

【沟通体会】

患者入院后多次送检痰及支纤镜痰结核菌涂片检查，结果均阴性，T-SPOT 结果阴性，TB-DNA 结果阴性。2017 年 12 月 11 日首次出现 TB-DNA 阳性，检验科立即报告危急值。至此，该患者结核分枝杆菌（TB-DNA）总共有 3 次结果，2 阴 1 阳，检验科建议增加结核 GeneXpert 检测，因为该项目灵敏、快速、不易受到环境污染。之后，累计送检 3 次结果均为结核分枝杆菌核酸阳性低浓度。而累计送检 5 次 TB-DNA，3 次结果阴性，2 次为阳性。虽然有了病原基因检测的阳性结果，但是还有多个不支持结核诊断的因素，包括 T-SPOT 结果阴性、纤维支气管镜活检抗酸染色阴性、肺组织改变为肺间质性炎症、未找到结核菌也无结核病理改变，以及患者的结核症状也不典型等，致使诊断仍为艰难。

患者转入 ICU 后，医生与检验科沟通，两方共同重新梳理患者病情，该患者有支气管哮喘、COPD 病史，因 COPD 急性加重入院，经抗感染、抗真菌等治疗，病情仍进行性加重。期间做了多次结核相关检查，包括结核菌涂片、T-SPOT、TB-DNA、结核 GeneXpert，但这些检验结果并不一致，特别是 T-SPOT 结果出现阴性，直接影响医生判断。然而，进一步分析患者的病史，发现该患者有长期规律雾化吸入布地奈德 + 复方异丙托溴铵溶液治疗史。布地奈德为糖皮质激素类药物，可能由此产生免疫抑制作用。并且患者具有慢性疾病史、病程长、免疫功能低下等自身因素，都可能是造成 T-SPOT 结果假阴性的原因，同时也是继发结核感染的风险因素。最终医生排除干扰诊断该患者为结核感染，予抗结核治疗后患者病情好转。

　　本案例中看似不可能的结核分枝杆菌，恰是病原菌。而对此病原菌的鉴定过程很曲折，需要医生与患者沟通和对既往史的分析，检验科对结核菌涂片、T-SPOT、TB-DNA 和结核 GeneXpert 检验结果的分析，将实验室与临床紧密结合才最终确定患者结核感染，消除了临床对检验结果不一致的疑虑。

【经典箴言】

　　1. 该患者多次结核菌涂片检查结果均为阴性，T-SPOT 结果也为阴性，TB-DNA 结果不定，结核 GeneXpert 结果为阳性低浓度。不同病原学检测方法结果不一致是因为灵敏度不同，也有着不同的影响因素。

　　（1）对于涂片检查，菌数一般需 $5 \times 10^3 \sim 5 \times 10^4$/ml，标本中菌数过少时不易获得阳性结果。

　　（2）本案例 T-SPOT 检测结果为阴性，与结核菌感染存在"矛盾"。T-SPOT 是 γ 干扰素释放试验，是以酶联免疫斑点法（ELISPOT）定量检出受检者全血或外周血单个核细胞对结核分枝杆菌特异性抗原 ESAT-6 及 CFP-10 的 γ 干扰素（IFN-γ）释放反应[1-2]。IFN-γ 是 Th1 细胞分泌的一种细胞因子，被结核分枝杆菌抗原致敏的 T 细胞再次受到同类抗原刺激时，能产生高水平的 IFN-γ。IFN-γ 释放反应不仅能够反映机体 Th1 细胞免疫情况，还能反映体内结核菌的抗原含量，且不受排菌量和感染部位的限制，因此被用于诊断结核潜伏感染[1-2]。同时 T-SPOT 检测用于刺激 T 细胞的是结核分枝杆菌特异性抗原 ESAT-6 和 CFP-10，在绝大部分非结核分枝杆菌和卡介苗（BCG）菌株中不存在，因此特异性较高[1-2]。但是 T-SPOT 也存在一些假阴性的影响因素，如存在严重免疫缺陷病，或使用了影响免疫功能的药物等导致免疫功能不全的患者可能出现假阴性，高龄、超重及病程长也是假阴性的影响因素。

　　（3）TB-DNA 和结核 GeneXpert 均为结核菌基因检测的方法，TB-DNA 用于鉴定结核分枝杆菌 DNA，每毫升样品中只需含几个细菌即可获得阳性结果，且 1 ~ 2 天得出结果，具有简便快速的优点，但操作中需注意实验器材的污染问题，以免出现假阳性。结核 GeneXpert 是更为标准化的结核分枝杆菌检测技术，是一项全自动、实时 PCR 检测技术，2 小时即可得出结果，是一种快速而灵敏的结核病诊断技术，也是近年来结核病诊断的一大发展[3]。该方法快速、可标准化实时检测结核菌，极大地提高了结核分枝杆菌的检出率[3]。因此，既往感染、潜伏感染以及结核菌携带者，即便仅有微量排菌、涂片检查结果阴性的标本，在 T-SPOT 结果为阴性、TB-DNA 结果不定的情况下，应进行 GeneXpert 检测。

2. 通过本例看似矛盾的检验结果，提醒检验人员在解读检验结果时，除了做好检验前和检验中质量控制，减少假阴性和假阳性结果，还要关注患者的现病史、用药情况，以正确判断检验结果。

（韩秀晶　林勇平）

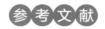

[1] AREND S M, GELUK A, VAN MEIJGAARDEN K E, et al. Antigenic equivalence of human T-cell responses to Mycobacterium tuberculosis-specific RD1-encoded protein antigens ESAT-6 and culture filtrate protein 10 and to mixtures of synthetic peptides[J]. Infect Immun, 2000, 68(6): 3314-3321.

[2] 姜美娟，梁冰. 结核分枝杆菌感染实验室诊断新进展及其应用 [J]. 中国微生态学杂志，2013，25(3)：368-370.

[3] HORNE DJ, KOHLI M, ZIFODYA JS, et al. Xpert MTB/RIF and Xpert MTB/RIF Ultra for pulmonary tuberculosis and rifampicin resistance in adults[J]. Cochrane Database Syst Rev. 2019, 6(6): CD009593.

案例 034　不像肺结核，却是肺结核

【案例经过】

患者，男，61 岁。皮疹、发热 3 周，咳嗽、咳痰 1 周。

现病史：患者既往患有 2 型糖尿病 10 余年。此次于 3 周前受凉后出现发热，体温 38.2 ~ 39.1℃，弛张热；全身出现皮疹，高出皮肤表面，伴痒

感，疹间皮肤正常，无出血点及瘀斑；无咳嗽、咳痰、胸闷、气促、恶心、呕吐、腹痛、腹泻不适。当地医院予抗病毒及抗菌药物治疗 5 天，症状无缓解并出现咽痛及胸痛。患者遂转入当地县人民医院，查白细胞（WBC）17×10^9/L，中性粒细胞百分数 76.3%，C 反应蛋白（CRP）升高，血沉（ESR）44mm/h，肝功能正常，血培养、类风湿因子（RF）、抗核抗体、抗 ENA 抗体、抗中性粒细胞胞质抗体（ANCA）阴性。患者被诊断为成人 Still 病。予甲泼尼龙 40mg，每天 2 次，共 3 天治疗，后改为泼尼松 20mg，每日 2 次，共 7 天的肾上腺皮质激素治疗。然而患者上述症状加重，体温最高可达 40℃，仍为弛张热，并出现咳嗽、咳痰（白色黏液痰及脓痰）、乏力、盗汗及浅表淋巴结肿大。为求进一步治疗，患者前来就诊。门诊胸片提示双肺中下肺叶斑片状、结节阴影，肺门增大。入院后相关实验室检查：WBC 29.8×10^9/L，中性粒细胞百分数 80.6%，ESR 105mm/h，CRP 及降钙素原升高，肝功能轻度异常，RF、抗核抗体、抗 ENA 抗体、ANCA、结核菌素纯蛋白衍生物（PPD）皮试、T-SPOT.TB 均阴性，痰涂片抗酸染色阴性，骨髓涂片未见异常增殖，B 超提示双侧锁骨上、双颈部、双侧腹股沟多发肿大淋巴结，胸部 CT 提示双肺下叶片状、结节阴影，双侧肺门和纵隔多发淋巴结肿大，左侧少量胸腔积液，双下胸膜多发局限增厚伴粘连。

患者入院后首先考虑仍为细菌感染，在留取痰液、血液、骨髓等标本培养后，给予经验性抗菌药物治疗。临床医生也考虑到肺结核的可能，但是 PPD 皮试、T-SPOT.TB 以及痰涂片抗酸染色均阴性，而血培养、骨髓培养、痰培养、右颈淋巴结活检病理检查等结果还未反馈，经验性抗菌药物治疗未见明显效果。在该病例的多学科讨论会上，检验科（分子生物学实验室）指出，众所周知，痰涂片镜检虽然快速但灵敏度低，导致临床漏检率高，而一贯作为金标准的痰培养也因培养时间过长，常常延误结核病的诊断和治疗。

随着分子生物学技术的发展，建立在核酸扩增基础上的结核分枝杆菌分子诊断技术近几年取得了突破，可满足临床上快速诊断和良好诊断效能的需求。因此，检验科建议采用痰标本进行 RNA 实时荧光核酸恒温扩增检测（simultaneous amplification and testing，SAT）检测。SAT 检测结果阳性，血培养、骨髓培养、痰培养均为阴性，淋巴结活检病理检查为少许脂肪结缔组织及成熟淋巴细胞，支气管肺泡灌洗液镜检也发现结核分枝杆菌。同时，给予抗结核化疗也取得了显著疗效。最终诊断为继发性肺结核及结核性胸膜炎。

【沟通体会】

在疑难杂症中，当常规治疗无法满足患者康复需求时，越来越多的患者倾向于多学科联合治疗。该患者的不典型肺结核虽然谈不上是疑难杂症，但是由于检测方法学的局限性，临床医生面对 PPD 皮试、T-SPOT.TB 及痰涂片抗酸染色均阴性的结果时很难去下"肺结核"的诊断。但是多学科讨论会上，分子实验室凭借自身对于分子诊断技术的知识提出对痰标本进行 RNA 实时荧光恒温扩增检测的建议。通过结合该阳性结果、其他检测结果和临床抗结核药的疗效，医生最终做出诊断。本案例也可以说明科室之间的交流是快速诊断的重要基础。

【经典箴言】

1. "发热待查"是感染科疑难疾病诊治中的难点。依据《发热待查诊治专家共识》[1]，经典型发热待查是指发热持续 3 周以上，口腔体温至少 3 次 > 38.3℃（或至少 3 次体温在 1 天内波动 > 1.2℃），经过至少 1 周在门诊或住院的系统全面的检查仍不能确诊的一组疾病。引起经典型发热待查的病因超过 200 种，可以归纳为 4 类：感染性疾病、肿瘤性疾病、非感染性炎症性疾病和其他疾病。感染性疾病长期以来一直是发热待查的最主要的病因，以细菌感染占多数，病毒次之。诊疗流程包括四个步骤：①判断是否属于经典型发热待查；②第一阶段初筛（包括详细而有质量的病史采集、全面的体格检查、根据病史和体检结果完善辅助检查，以及某些特殊临床表现）；③第二阶段特异性检查；④治疗（包括对症治疗及诊断性治疗）。"发热待查"的诊断往往需要多学科协作，而实验室检查（非特异性实验室检查和特异性实验室检查）的选择和完善有重要价值。

2. 长期以来，结核病的诊断一直依赖传统的结核分枝杆菌抗酸染色涂片和培养技术，但痰涂片的灵敏度较差，且标本获取的质量参差不齐，一贯作为金标准的痰培养也因培养时间过长，不能满足临床快速诊断的需要，常常延误结核病的诊断和治疗。随后，以细胞免疫为基础的结核分枝杆菌 γ 干扰素释放试验（IGRA）获得了飞速发展和广泛应用，以 T-SPOT.TB 和 QuantiFERON-TB 试剂盒为代表，能区分结核分枝杆菌感染与卡介苗接种，特别适用于卡介苗广泛接种的地区，但无法区分活动性结核病与结核潜伏感染。近年来，以结核分枝杆菌特异性核酸扩增技术为代表的分子诊断技术获得了较快发展，已经获得世界卫生组织的认可。

3. 目前，有多种较成熟的结核分枝杆菌特异性核酸扩增技术，其中比较有代表性的是全自动分子诊断技术 Xpert MTB/RIF。该技术以结核分枝杆菌核酸扩增为基础，集痰标本处理、DNA 提取、核酸扩增、利福平耐药 $rpoB$ 突变检测于一体，具有较高的特异度和灵敏度。世界卫生组织于 2010 年 12 月批准了该方法的应用。

恒温扩增检测技术是另一种基于核酸扩增的方法，包括环介导等温扩增（LAMP）和 RNA 实时荧光恒温扩增（SAT）。由于 LAMP 反应在恒温条件下进行，无需昂贵的核酸扩增仪，仅需一台恒温设备，因此成本大大降低。SAT 法则是将新一代的核酸恒温扩增技术和实时荧光检测技术相结合的一种新型核酸检测技术，由我国自主研发，并获得国家专利。两种方法均可准确鉴定结核分枝杆菌和非结核分枝杆菌不同亚型的菌种，在肺结核诊断中具有较高的灵敏度和特异度，且用一般实验室的荧光定量 PCR 仪即可进行检测，成本亦明显降低。恒温扩增技术因简便的操作、快速的检测过程、相对低廉的仪器设备，较好地满足了基层结核病实验室的使用需求。该病例通过 SAT 检测，为临床的快速诊断提供了积极帮助，随后进行的支气管肺泡灌洗液镜检和治疗也印证了诊断的正确性。

（胡爱荣）

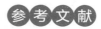

[1]《中华传染病杂志》编辑委员会. 发热待查诊治专家共识 [J]. 中华传染病杂志，2017，35(11)：641-655.

案例 035　警惕结核潜伏感染

【案例经过】

男性患者，82 岁，因咳嗽、咳痰、喘息 2 周入院，否认肝炎、结核等传染病史。胸部 CT：两肺纹理增多、紊乱，右肺上叶及前后段、左肺上叶尖后段及两肺下叶可见多发片状、斑片状、小结节状高密度灶及条片影，部分磨玻璃密度；右肺中叶支气管闭塞，对应肺部间斑片状高密度影；纵隔内及两肺门见多枚大小不等的淋巴结影，部分钙化。患者双侧胸腔积液，伴有腹水。临床考虑结核可能性大，但影像学证据不足。患者于 13 日进行实验室检查，结果显示：血沉 50mm/h，痰涂片抗酸染色阴性，痰培养、血培养均为阴性，结核感染 T 细胞检测（TB-IGRA）89.8pg/ml，阳性（参考范围：0~14pg/ml）。在结核相关实验室检查中，患者仅 TB-IGRA 为阳性，其余结果均为阴性，但 TB-IGRA 阳性仅提示有结核分枝杆菌感染或有既往结核感染史，不能用于确诊和排除结核感染。那这位患者究竟是既往感染还是现症感染呢？依据其临床表现、影像学资料、实验室结果，临床依然高度怀疑其为结核现症感染，但如何拿到结核感染的病原学证据呢？检验科临床咨询小组建议患者再做一次 TB-IGRA，比较两次 TB-IGRA 结果的动态变化趋势，并建议收集 24 小时痰液浓缩后进行涂片抗酸染色、TB-DNA 及利福平耐药实验。结果发现 22 日结核感染 TB-IGRA 446.3pg/ml，阳性，且较 13 日的结果显著升高；24 小时痰集菌涂片抗酸染色依旧为阴性；24 小时痰液 TB-DNA 和利福平耐药结果显示 TB-DNA 阳性、利福平敏感。患者被确诊结核，转结核病专科医院治疗。

【沟通体会】

1. 痰涂片查抗酸杆菌是临床实验室筛查结核的重要手段，但阳性率低，且对痰液质量要求高。因此，临床实验室在进行抗酸染色前一定要认真评估痰液的质量，不合格的标本要拒收，并要向临床解释留取合格标本对检测结果的重要性。

2. 结核感染 T 细胞检测（TB-IGRA）是辅助诊断结核潜伏感染的一项重要实验，开展本实验前一定要向临床医生解释清楚本项目的意义及结果判定标准。

3. 一定要向临床医生告知接种卡介苗后也会出现 TB-IGRA 阳性反应。除了感染结核分枝杆菌（*M. tuberculosis*）、牛分枝杆菌（*M. bovis*）、非洲分枝杆菌（*M. africanum*）以外，感染环境中的一些少见分枝杆菌，如堪萨斯分枝杆菌、苏尔加分枝杆菌、海分枝杆菌、微黄分枝杆菌和胃分枝杆菌，也可能会出现阳性反应，要客观判断实验结果。

【经典箴言】

1. 结核分枝杆菌感染机体后，只有 1% 的人发病。由于机体强大的免疫系统作用，约 90% 的人可以彻底清除侵入的结核分枝杆菌而痊愈，9% 人群不能及时清除，导致结核分枝杆菌潜入单核巨噬细胞系统，处于结核分枝杆菌感染后未发病的特殊状态，称之为结核潜伏感染（latent tuberculosis infection，LTBI）。这些人群无活动性结核的临床表现和影像学改变，但免疫学检测阳性（PPD/IGRA 阳性），体内有活的结核分枝杆菌。大量数据表明约 85% ~ 90% 的新诊断的活动性肺结核由 LTBI 演变而来。

2. 临床要警惕结核潜伏感染，特别是老年患者和应用免疫抑制剂的患者一定要进行结核相关的实验室检查。

3. 本案例中前后间隔 10 天结核感染 T 细胞检测结果增加近 5 倍，充分说明了患者感染结核后 T 细胞的反应能力。

4. 2018 年 5 月 1 日实施的新版《肺结核诊断》（WS 288—2017）卫生行业标准为结核病的诊断提供了更多的实验室检查内容。肺结核的确诊由具有细菌学阳性结果变更为具有病原学阳性结果或具有病理学阳性结果。新版标准在确诊指标中增加了免疫学检查内容，并指出分子检测和细菌检测在肺结核的诊断中同等重要，能够为结核病的确诊，特别是临床诊断提供有力的实验室依据。

（郭建巍）

案例 036　H1N1 流行性感冒病毒，冬春季节的"隐形杀手"

【案例经过】

2017 年 12 月 31 日，ICU 病区新收一位重症患者，病因未明，情况危急，入院时已诊断"重症肺炎，急性呼吸窘迫综合征（ARDS）"。临床致电分子诊断组，望尽快进行相关实验室检测，必要时在标本留取及送检方面做出相应指导。患者为中年男性，10 天前受寒后出现咳嗽、咳痰，1 周前开始出现发热，体温最高时 38.9℃，门诊胸片示双下肺炎症改变，白细胞 7.5×10^9/L，淋巴细胞百分数 37%。进行了抗感染、抗病毒治疗（具体药物不详），但患者发热、气促症状不缓解，反而持续加重。为进一步治疗，家属要求转入某医院继续治疗。入院后血常规：白细胞 9.5×10^9/L，中性粒细

胞 $7.2 \times 10^9/L$（75.8%），淋巴细胞 $0.8 \times 10^9/L$（8.4%），单核细胞 $1.5 \times 10^9/L$（15.7%）；CRP 5.00mg/dl，血小板压积（PCT）0.28ng/ml。真菌抗原两项阴性，肺炎支原体抗体阴性。患者肺部感染进展迅速，出现呼吸困难明显加重，呼吸频率明显增快，重症肺炎病情较前加重，须继续完善相关检查、明确病原体。结合入院时细菌、真菌、肺炎支原体检测阴性及血常规结果，以及当下正值流感流行期等因素，临床医生和分子诊断组都考虑呼吸道流行性感冒病毒 H1N1 病毒感染可能性大。

目前实验室在呼吸道病毒检测方面有三套实验方法，分别是临床常用呼吸道病毒荧光定量 PCR 检测法（方法一），科研用呼吸道病毒荧光定量 PCR 检测法（方法二）及科研用 FilmArray 检测系统（方法三），因此在标本留取上先选择咽拭子进行呼吸道病毒病原学检测。临床方面采集双份咽拭子后立即送检，检测结果显示：方法一为阴性；方法二为 H1N1 阳性，Ct 值 40.74；方法三为甲流 H1N1 阳性。

【沟通体会】

虽然患者感染流行性感冒病毒 H1N1 可能性极大，但是三种方法的检测结果不一致，临床常用的 PCR 检测是阴性结果，这是为什么呢？在出现阳性结果的检测中，实验室发现患者甲型 H1N1 流感病毒核酸拷贝数是很低的，由此推断可能是操作误差或试剂灵敏度等方面的原因造成了检测结果的假阴性。综合考虑，实验室报告 H1N1 病毒核酸弱阳性，同时针对以下情况与临床进行沟通。

1. 方法一检测是阴性结果，这可能与手工提取核酸过程中的操作失误造成核酸丢失有关，可取备用管进行复查，排除手工操作误差。

2. 上呼吸道病毒在咽部载量不高，采集双份咽拭子标本时可能造成采样误差，其中方法一用了一份标本（检测用量 1ml，备用 1ml），方法二和方法三共用了另一份标本。可通过采集或留取下呼吸道痰标本进行验证并明确病原体。

3. 方法一根据试剂说明书设定 PCR 扩增 40 个循环后判读结果，而方法二则是设定扩增 45 个循环后判读结果，当拷贝数低（Ct > 37）时，方法一不一定出现明显上升曲线或者上升曲线未超过阈值，因此判定为阴性。

4. 方法三将样本核酸的制备、扩增、检测和分析过程整合于一体，手工操作简单，且应用巢式 PCR 方法，可同时检测 17 种呼吸道病毒和 3 种细菌，具有更高的灵敏度和特异度[1]。

综上所述，临床医生结合病历资料肯定了 H1N1 流感病毒感染的检测结果，并听取了实验室的建议，留取下呼吸道痰标本再次运用临床常用方法进行 H1N1 病毒核酸检测。

次日送检的深部痰标本，经过液化后分两管进行核酸提取并采用方法一进行检测，设定 45 个循环后判读结果，结果皆为 H1N1 阳性，而昨日咽拭子备用管检测结果仍为阴性，因此可排除操作误差造成的假阴性结果，基本明确了我们分析的第二种情况。临床结合患者血常规白细胞不高、单核比率升高及影像学检查，重症 H1N1 流感病毒性肺炎诊断明确。

【经典箴言】

1. 目前实验室呼吸道病毒的核酸检测方法愈发成熟，且基于分子诊断技术的新方法也不断出现与完善，能够更好地为临床诊断提供实验室支撑。

2. 由流行性感冒病毒引起的急性呼吸系统传染病具有容易传染、传播迅速、高并发症的特点，轻可引起全身性的感冒症状，重则可以诱发多器官病变。H1N1 甲型流感病毒好发于冬春季节。2017 年冬至 2018 年春是广州近年来气候最为反常的时段，受几波寒潮影响，广州的气温持续走低，也最容易出现流感的流行与暴发[2]。因此，受寒发热不退、单核比率升高的患者应当考虑流感病毒感染的可能性，须及时诊断及治疗。

3. 分子诊断技术在临床上的应用得到肯定，且方法学在不断进步和完善，但如何充分发挥分子诊断技术的优势、更好地为临床提供服务需要我们具有丰富的专业知识储备和扎实的业务能力，在检测结果有异常时能结合实验室其他检测结果进行综合分析，同时加强与临床的沟通，保证检验结果的准确、可靠，最终解决临床诊断难题。

（陈　源　林勇平）

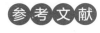

参 考 文 献

[1] HAMMOND S P, GAGNE L S, STOCK S R, et al. Respiratory virus detection in immunocompromised patients with Film Array respiratory panel compared to conventional methods[J]. J Clin Microbiol, 2012, 50(10): 3216-3221.

[2] 叶俊凯，陈源，徐韫健. 广州地区某哨点医院 2013—2016 年度流行性感冒流行态势 [J]. 热带医学杂志，2018，18(2)：248-251.

案例 037　重症肺炎久治不愈居然感染 H7N9 禽流感病毒?

【案例经过】

患者，男，66岁，因"发热7天，咳嗽咳痰5天"于2017年2月5日入院。患者于入院5天前外院就诊，查胸片示"左肺及右下肺炎症"，胸部CT"考虑双肺炎症，经治疗后症状无缓解，并逐渐出现气促，活动后加重"。为进一步治疗，患者前来呼吸内科就诊。入呼吸科后，临床予无创通气呼吸支持、抗感染及对症支持等治疗。2017年2月5日17时10分检验科报血气分析危急值：pH（测定）7.598，提示患者呼吸衰竭进一步加重。

患者入院后急查血气分析：pH值（测定）7.598，二氧化碳分压（测定）37.7mmHg（1mmHg=0.13kPa），氧分压（测定）51.2mmHg，碳酸氢根浓度37.1mmol/L，实际碱剩余13.8mmol/L。白细胞 5.40×10^9/L，中性粒细胞占79.9%，红细胞 4.68×10^{12}/L，血红蛋白140g/L，血小板 164×10^9/L。天门冬氨酸氨基转移酶107.2IU/L，肌酸激酶476.0U/L，乳酸脱氢酶685.0U/L。生化八项：葡萄糖8.40mmol/L，尿素氮4.2mmol/L，肌酐80.00μmol/L，钾3.22mmol/L，钠131.9mmol/L，氯96.6mmol/L，钙1.86mmol/L，二氧化碳26.0mmol/L。临床考虑患者为碱中毒，予积极补充电解质、抗炎及化痰补液营养支持对症治疗，无创呼吸机辅助通气。急查床边胸片，结果显示双肺斑片影较前明显增多。患者床边 SaO_2 88%~90%，心率100~120次/min，呼吸急促，病情危重。经ICU会诊，患者于当天23:00转入重症监护室（ICU）。转出诊断：①发热查因（重症肺炎?）；②病毒性肺炎（禽流感?）；③Ⅰ型呼吸衰竭及呼吸性碱中毒合并代谢性碱中毒；④电解质紊乱。该患者肺炎经抗感染及对症支持等治疗后病情没有好转反而加重，且病情进展快，着实令人不解。经过询问病史后进行相关项目检测，发现该患者感染H7N9。

【沟通体会】

面对该患者的情况，医生高度怀疑非常见病原微生物感染。经过仔细询问病史后，医生获悉该患者有多次宰杀活禽史，因此高度怀疑禽流感病毒感染。2017年2月7日，该患者咽拭子标本进行H7N9病毒核酸检测（H7N9-RNA），结果阳性（＋）。检验科立即将检验结果报告医生和预防保健科，并将血液、痰液及咽拭子标本送至疾控中心行确诊试验。疾控中心当天回复结果，该患者咽拭子 H7N9 流感病毒（H7N9-RNA）亦为阳性（＋），与检验科检测结果一致。根据病原学检测结果，迅速确诊：①重症肺炎（人感染 H7N9 流感病毒）；② ARDS（重度）；③肝功能损害。经过及时治疗后，患者好转出院。

检验科在报告 H7N9 阳性危急值时，同时启动科室 LIS 系统中的危险样本提醒功能，提示工作人员对该样本操作时做好防护，检测完成后按照危险样本处理流程将其放入指定密封盒，并随后对其进行及时灭菌等后处理，防止发生职业暴露和生物危害外泄。本例中医生与患者沟通后高度警觉，检验人员及时回报结果反馈临床，借助基因诊断的优势，很快明确诊断，并做好患者的隔离。在患者的标本采集、运输、检测过程中，医护人员也做好防护和管理。医院在多次发生的呼吸性传染病事件中不断建立和完善管理体系，既要保护好患者隐私，也要做好工作人员防护和环境保护，实施安全救治。

【经典箴言】

此案例充分发挥了基因检测的优势，对 H7N9 病毒快速做出诊断，对控制疾病传播、挽救患者生命发挥了重要作用。

1. H7N9 病毒是禽流感病毒的一种亚型，人感染 H7N9 禽流感是由 H7N9 亚型禽流感病毒引起的人急性呼吸道传染病。该病传染性强、死亡率高，对其防控不容忽视。中国疾病预防控制中心数据显示，我国自 2013 年 3 月报告了首例人感染 H7N9 禽流感病例后，2013—2019 年 1500 多例人感染病例，病死率近 40%。人感染 H7N9 禽流感的主要途径为经呼吸道传播，其他途径包括密切接触感染禽类分泌物或排泄物等或直接接触病毒。尽管 H7N9 病毒在家庭或家庭成员之间的传播率很高，但尚无 H7N9 病毒能够在人与人之间传播的确切证据[1-2]。家禽暴露仍然是人类 H7N9 感染的主要危险因素[2]。活禽交易市场被认为可能是 H7N9 病毒传播和感染人类的主要场所[3]。

H7N9 病毒感染潜伏期多为 7 天以内，也可长达 10 天。肺炎为主要临床表现，患者常出现发热、咳嗽、咳痰，可伴有头痛、肌肉酸痛、腹泻或呕吐等症状。重症患者病情发展迅速，多在发病 3~7 天出现重症肺炎，体温大多持续在 39℃以上，出现呼吸困难，可伴有咯血痰。常快速进展为 ARDS、脓毒性休克和 MODS。少数患者可为轻症，仅表现为发热伴上呼吸道感染症状[4]。

2. H7N9 实验室特点　白细胞总数一般不高甚至降低，重症患者多见白细胞总数和淋巴细胞减少及血小板降低[4]。

血生化检查：肌酸激酶、乳酸脱氢酶、天门冬氨酸氨基转移酶、丙氨酸氨基转移酶多见升高，C 反应蛋白和肌红蛋白可升高。从临床或实验室角度不能诊断为常见病原所致肺炎，最终诊断须依赖病原学检测。包括：①核酸检测，采集呼吸道标本如鼻咽分泌物、痰、气道吸出物、支气管肺泡灌洗液送检（下呼吸道标本检测阳性率高于上呼吸道标本），采用实时荧光 PCR（real time PCR）或反转录 PCR（RT-PCR）检测技术对患者呼吸道标本进行 H7N9 RNA 扩增。②病毒分离，从患者呼吸道标本中分离出 H7N9 禽流感病毒。③甲型流感病毒通用型抗原检测：呼吸道标本甲型流感病毒通用型抗原快速检测 H7N9 禽流感病毒阳性率低。对高度怀疑人感染 H7N9 禽流感病例，应尽快送检呼吸道标本检测核酸。④血清学检测：动态检测急性期和恢复期双份血清 H7N9 禽流感病毒特异性抗体水平呈 4 倍或以上升高[4]。

3. 一旦诊断为 H7N9 感染，对患者要做好隔离和管理。人感染 H7N9 患者初期一般表现为流感样症状，但病情发展迅速，重症患者表现为重症肺炎、高热、呼吸困难，死亡率高。医护工作者对该疾病要做到"四个早"，即"早发现、早报告、早隔离、早治疗"，这对于抢占治疗先机、对疾病管控和防护至关重要。

（韩秀晶　林勇平）

[1] DONG W, YANG K, XU Q, et al. Spatio-temporal pattern analysis for evaluation of the spread of human infections with avian influenza A(H7N9) virus in China, 2013-2014[J]. BMC Infect Dis. 2017, 17(1): 704.

[2] HU J, ZHU Y, ZHAO B, et al. Limited human-to-human transmission of avian influenza A(H7N9) virus, Shanghai, China, March to April 2013[J]. Euro Surveill. 2014, 19(25): 20838.

[3] 刘涛，祝光湖，张兵，等. 我国活禽交易市场休市对人感染 H7N9 禽流感流行的影

响 [J]. 中华流行病学杂志，2017，38(12)：1716-1718.

[4] 中华人民共和国国家卫生和计划生育委员会. 人感染 H7N9 禽流感诊疗方案（2017 年第一版）[J]. 中华临床感染病杂志，2017，10(1)：1-4.

案例 038 "一波三折" H7N9 禽流感病毒检测

【案例经过】

患者，男，66 岁，急性起病，发热 7 天，咳嗽咳痰 5 天，主要症状为发热、流涕、四肢乏力，随后出现咳嗽、咳痰及气促，且气促进行性加重，行无创呼吸机辅助通气，通气后氧分压为 51mmHg。胸片及血常规检查结果分别提示双肺渗出明显增多，白细胞总数不高。结合患者的症状、体征及主要检查结果，医生初诊断为呼吸道病毒感染，因此采集患者咽拭子样本送检，进行 7 项呼吸道常见病毒抗原定性筛查。结果显示仅甲型流感病毒提示"弱阳性"，其余 6 项病毒均为阴性（表 38-1），为更好地结合临床做出诊断，因此给出了"7 项呼吸道常见病毒筛查阳性，甲流病毒弱阳性"的结论，并与临床进行相应的沟通，需要明确甲流病毒弱阳性的准确性。

表 38-1　患者呼吸道病毒检测结果

项目编码	项目名称	结果	参考值
7HXDBD	7 项呼吸道常见病毒筛查	阳性	阴性
JXLGBD	甲型流感病毒检测	弱阳性（±）	阴性
YXLGBD	乙型流感病毒检测	阴性	阴性
Ⅰ LGBD	Ⅰ 型副流感病毒检测	阴性	阴性
Ⅱ LGBD	Ⅱ 型副流感病毒检测	阴性	阴性
Ⅲ LGBD	Ⅲ 型副流感病毒检测	阴性	阴性
HXDHBBD	呼吸道合胞病毒检测	阴性	阴性
XBDJC	腺病毒检测	阴性	阴性

【沟通体会】

实验室在与临床医生沟通后,结合患者临床表现,考虑是否为社区获得性肺炎。在沟通过程中,临床医生称该患者有活禽宰杀史。实验室检测出甲流病毒弱阳性,而 H7N9 是甲流病毒中的一个亚型,由此推测甲流病毒的弱阳性结果是否提示 H7N9 感染呢? 于是我们重新采集患者咽拭子样本,改用实时荧光定量 PCR 法对样本中流感病毒核酸进行检测,结果表明 H7N9 阳性与推断相符(表 38-2),但同时检测的甲型流感病毒 A 核酸(FA-RNA)结构却为阴性。甲流病毒检测结果为一次弱阳性、一次阴性,H7N9 仅检测一次结果为阳性,这份矛盾的检测结果确实让人困惑。

表 38-2 患者咽拭子检测结果

项目编码	项目名称	结果	参考值
FA	流感病毒 A(FA-RNA)	阴性	阴性
FB	流感病毒 B(FB-RNA)	阴性	阴性
H7N9	H7N9 流感病毒(H7N9-RNA)	阳性(+)	阴性

首先,我们从检测实验方法上着手,对两种方法的原理及局限性进行了梳理。本实验室采用两种方法进行流感病毒 A 的检测,分别为免疫荧光法和实时荧光 PCR 法。免疫荧光技术又称荧光抗体技术,是标记免疫技术中发展最早的一种。它是在免疫学、生物化学和显微镜技术的基础上建立起来的一项技术。很早以来就有一些学者试图将抗体分子与一些示踪物质结合,利用抗原 - 抗体反应进行组织或细胞内抗原物质的定位。实时荧光 PCR 技术是一种在 DNA 扩增反应过程中以荧光化学物质检测每次 PCR 循环后产物总量的方法,可通过内参或者外参法对待测样品中的特定 DNA 序列进行定量分析。

7 项呼吸道常见病毒抗原筛查采用免疫荧光法,通过直接检测样本来定性和鉴定常见呼吸道病毒。异硫氰酸荧光素(FITC)标记的特定病毒的特异性单克隆抗体与细胞中相应的病毒抗原结合后形成抗原 - 抗体复合物,荧光显微镜下显示苹果绿荧光,结果快速直观。实时荧光定量 PCR 法检测 H7N9 则是对血凝素(HA)和神经氨酸酶(NA)的基因分别设计 H7 和 N9 的特异性引物和探针,对 H7 和 N9 探针分别标记不同颜色的荧光素,通过 PCR 变性、退火、延伸步骤,将样本中的病毒核酸进行特异性扩增。不同荧光素标记的探针发出的信号可被 PCR 仪采集从而在仪器上形成扩增曲线，因此通过对扩增曲线及 Ct 值的判读达到检测的目的。

接下来，从试剂质量方面考虑，实验室对患者第二次采集的咽拭子样本采用原理相同但另一品牌的试剂进行检测，结果提示荧光 PCR 法检测流感病毒 A 的核酸为阳性，与上次结果相反，而其余检测结果均与上次相同。至此，谜底总算揭开，荧光 PCR 法检测流感病毒 A 核酸的试剂出现了问题，导致了矛盾的结果，因此实验室立即更换了试剂。至于弱阳性和阳性结果间的差异，我们认为第一种免疫荧光法可能由于采集的咽拭子标本稀释，病毒滴度过低而呈弱阳性结果。第二种实时荧光定量 PCR 法，结果更为精确并达到检测分型目的，为临床个体化治疗提供强有力的诊断支撑。

感染 H7N9 禽流感病毒的患者，其临床表现早期与普通流感相似，但是重症患者病情多发展迅速，多在 5 ~ 7 天内病情快速恶化、危及生命，因此快速确诊和针对性治疗非常关键。在这个过程中，临床与检验人员有效的沟通必不可少。作为一名检验人员不仅要掌握实验的规范操作，还应具备一定的临床知识，能够将检验与临床结合，从患者的临床信息初步判断结果异常的可能原因，从而针对性地进行检验和处理，切实为临床提供准确、有价值的检验诊断报告。

【经典箴言】

1. 禽流感病毒属正黏病毒科甲型流感病毒属，基因组为分阶段单股负链 RNA，目前可分为 16 个 H 亚型（H1 ~ H16）和 9 个 N 亚型（N1 ~ N9）。感染 H7N9 禽流感病毒的患者一般表现为流感样症状，如发热、咳嗽、少痰，可伴有头痛、肌肉酸痛和全身不适。重症患者病情发展迅速，多在 5 ~ 7 天内出现重症肺炎，体温大多持续在 39℃以上，呼吸困难，可伴有咯血痰，可快速进展为急性呼吸窘迫综合征、脓毒血症、感染性休克，甚至多器官功能障碍，部分患者可出现纵隔气胸、胸腔积液等。

2. 临床医生与检验科人员应当及时沟通彼此掌握的信息。临床医生应及时告知检验科人员该患者的临床表现以及有活禽宰杀史。检验科人员首先应告知临床如何正确留取标本，保证检验结果可靠。考虑到病毒容易变异的特性以及治疗时效性，检验科人员也应及时将结果告知临床医生，以便于临床医生准确快速治疗。

（沈玉凡　林勇平）

案例 039 我是感染了新型冠状病毒吗？

【案例经过】

新型冠状病毒（SARS-CoV-2）在全国各地暴发，国家采取重大突发公共卫生事件一级响应，严格防控病毒的扩散和传播。冬春交替也是流感等病毒的好发季节，临床医生做好鉴别诊断，明确病原体，对减少新型冠状病毒感染的漏诊、误诊至关重要。

呼吸内科的一位患者，1 个月前在未戴口罩的情况下多次出入活禽市场，并购买鸽子回家吃。半个月前，患者开始出现劳累后咳嗽并伴咳少许白痰。5 天前，患者在无明显诱因下发热，最高体温 40℃，伴有肌肉酸痛。血常规显示白细胞和中性粒细胞轻度增高，淋巴细胞下降，胸部 CT 显示右肺下有斑片状影，流感核酸检测阴性。医生经验性使用盐酸莫西沙星和帕拉米韦治疗 3 天，无明显好转。2 天前，患者症状进一步加重，复查胸部 CT 较前明显进展，多处出现斑片状阴影，遂住院治疗。入院后检查，患者的三项炎性指标 ESR、PCT、CRP 均升高，肌红蛋白、D- 二聚体增高，肝功能受损，淋巴细胞明显下降。鉴于患者的症状、实验室及影像学检查与新型冠状病毒感染非常相似，尤其在目前的大环境下，临床认为需进一步排查新冠病毒感染的可能。患者采咽拭子行新冠病毒核酸检测，结果显示阴性。然而，近期有报道出现咽拭子新冠病毒核酸检测阴性，而下呼吸道新冠病毒核酸检测阳性的病例。于是我们与临床沟通后，建议在患者允许的情况下，采集患者下呼吸道的样本进一步排查新冠感染的可能。2 天后，患者病情持续加重，呼吸窘迫，出现左心衰和 I 型呼吸衰竭，经验性广谱抗感染和抗病毒治疗无效，予以气管插管、有创呼吸机机械通气治疗以及对症治疗。目前，是否明确病原体、采用目标性治疗成为患者能否被治愈的关键。因此，医生与分子室检验人员交流沟通，最终通过基因测序明确了病原体。

【沟通体会】

临床与实验室经过交流沟通后，患者后续又做了下呼吸道的新冠病毒核酸检测和流感病毒核酸检测，结果仍为阴性。另外还做了血清非典型病原体 IgM 抗体检测，如巨细胞病毒、EB 病毒、腺病毒、呼吸道合胞病毒等，也均为阴性。面对困惑，呼吸科医生再次与我们沟通，寻找可行办法，我们建议患者行支气管肺泡灌洗液宏基因组二代测序（mNGS）病原体检测，并联系了公司进行送样，最终检测结果回报为鹦鹉热衣原体感染。这个困扰大家的难题终于被解开！临床医生随后对患者按照鹦鹉热衣原体的治疗方案进行治疗后，症状逐渐好转，挽回了一条生命！

【经典箴言】

新型冠状病毒大流行期间，新冠病毒核酸检测阴性而症状进展迅速，无法明确病原体时，我们不能一刀切地都按照新型冠状病毒感染处理，基因检测无疑是目前可供临床选择的撒手锏。随着科技的发展，相信在不久的未来，分子水平检测在临床诊疗和检验科的地位将更加重要。在我们遇到无法解释的病原体感染时，基因检测成为我们明确病原体、给予目标性治疗的关键。同时，当临床遇到不明原因病原体感染时，检验科的医生可以利用自己的专业优势与临床沟通，帮助临床解决问题，这也是促进检验学科发展的关键。分子检测将是未来检验科发展的一个重要方向。

（贾　佳　黄爱军　唐　健　陈雨欣　沈　瀚）

案例 040　午夜"惊魂"

【案例经过】

这一天，刚参加工作不久的我迎来了我在检验科分子室工作后的第一个夜班。将近午夜 12 点，电话铃响起，只听发热门诊的护士问道："一个小时前我们送了个新型冠状病毒快检标本，为什么现在还没有出结果？这是个抢救患者，非常紧迫！"听到后，我很着急并疑惑，别说一个小时，从我晚上 8 点接班后到现在都没有收到过快检标本。作为一个夜班新手，面对对方的质问，我心里很害怕，难道是漏签收了？不应该啊。签收都是前台的人负责，他们身经百战、经验丰富，况且快检标本有特殊标志——采用的是绿色盖子的长管，前台人员只要接收就会致电分子室让我们去取或者亲自送过来。临床开立新型冠状病毒（新冠）快速检测一般是针对发热转感染科的患者，或者是出现了胸痛、脑卒中等紧急情况急等核酸检测结果进行下一步救治的患者。医院规定，快检标本签收后一小时内须出结果。照对方的说法，这个标本如果没有处理，现在就已经超时了。但是，标本绝不会凭空消失。

我回复道："您稍等，请您报一下申请单号，我来查一下。"果然，标本已被签收，但奇怪的是，竟然已经被录入为急诊普通标本，状态显示为"正在检验"。看看录入时间和人员，竟然是我自己！我认真回忆了下，这一晚上我并没有经手绿色盖子的快检标本，太奇怪了。不管怎样，先找到这个标本再说。我马上穿上防护服，进入标本制备区，找到了已经处理过的标本。认真核对过姓名和申请单号后，我发现它用的竟是新型冠状病毒普通检测的样本管。也就是说，它的采样管使用错了，因此被我当作普通新型冠状标本检测处理了。我赶紧翻看记录，发现该标本刚上扩增仪，还有一个半小时左右出结果。

正在这时，发热门诊的电话又响起："患者情况紧急，请问核酸结果什么时候出？"于是，我赶紧和当班护士沟通："您好，你们送检的容器错了。因为没有使用快检的容器，所以没办法做快检。现在标本做了普通新冠检测，大概还有一个半小时出结果。您看这样行不行，等普通新冠检测的结果出来后，如果没有问题我就马上发报告。另外，您现在重新用正确的快检容器采样送过来，我马上处理上机，您觉得可以吗？"对方接受了我的解决方案。终于，该标本普通检测和快检同时进行，两种结果均为阴性，并按最快时间发报告。

【沟通体会】

检验和临床的沟通很重要，工作当中出现问题时，我们应该冷静下来，摆正心态、不要急躁，认真分析工作环节当中是否出现问题，或哪里出现问题。在本案例中，急诊患者情况紧急，门诊一次又一次打电话催。我们内心不要急躁，即使出现了问题，主要责任不在我们，我们也不要急于问责，而是一起作为一个团队齐心协力共同解决临床问题。

【经典箴言】

现代医学中，检验医学和临床工作的关系日趋密切，二者相辅相成，互相促进。除了保证检验质量，检验科需要和临床科室进行有效沟通，这样才能更好地服务于临床。

（谢 谦 顾 兵）

案例 041　假阳性或医院感染？一个全院瞩目的新型冠状病毒核酸检测结果

【案例经过】

2020 年 2 月 11 日，检验科临床分子组的夜班值班人员按照 SOP 的正常流程，审核发出了 1 例新型冠状病毒（SARS-CoV-2）核酸检测"待确证"（可疑阳性）的报告（患者女，22 岁，主要诊断为胃肠炎），并第一时间向临床医生报告了危急值，同时按传染病登记上报流程向医院各部门进行了报告。2 月 12 日上午 9 点，临床分子组连续接到感染科病区和医务处的电话，被告知要求对于昨日夜班该例"待确证"（可疑阳性）的标本进行复查，语气中充满着急切。与此同时，当天上午该患者再次送检新型冠状病毒（新冠病毒）核酸检测，临床要求尽快出结果。

检验科自 2020 年 1 月 24 日（农历己亥年除夕）起开展新冠病毒核酸检测，检测速度和质量深受临床好评，且在此之前已先后报告了 21 次阳性检测结果，这是第一次碰到临床要求检验科对已发结果的标本进行重新复核的情况，于是大家通过电话向相关部门询问了该患者的情况。该患者自 2020 年 1 月 13 日入院，在急诊留观病区治疗 28 天，否认接触发热、咳嗽患者。患者弟弟陪同照护，否认接触可疑新冠病毒感染患者。是发生了医院感染吗？整个急诊和留观病区的医务人员，以及医院相关管理部门都精神高度紧张，在第一时间将患者转到感染病区进行治疗后，希望再次复核该患者的核酸检测结果。

在了解了患者的基本情况后，检验科值班人员立即将昨日该患者的标本和当日送检的新标本一起提取核酸，连同昨日提取的核酸分别用两种不同品牌不同检测方法的扩增检测试剂同时进行检测，结果均为阳性（"待确证"）。检验科于当天中午 14∶33 再次发出"待确证"的报告，并第一时间告知了各有关部门。

2月12日感染科组织了多部门专家会诊，主持人总结意见，患者行新型冠状病毒核酸检测，结果为待确证，已复查。虽患者无流行病学史，但结合患者 CT 结果，考虑新型冠状病毒感染疑似病例，须进一步追踪当地疾病预防控制中心（CDC）新冠病毒核酸结果，明确患者接触史等。此外还须进一步明确患者可能接触的人员，必要时入院筛查。患者基础病联系专科及重症医学科会诊，明确诊疗方案。该患者最终被诊断为新型冠状病毒无症状感染者，对该患者在住院期间所在科室参与轮转的近 200 名医务人员和其他相关密切接触者进行多次采样检测均为阴性。

患者在感染病区期间，又多次送检了标本到检验科及当地疾控做新冠病毒核酸检测，其中从 2月11日至 2月25日先后送检了 6次咽拭子标本到检验科检测，均为阳性，2月12日和16日送检疾控部门的标本检测为阳性，但2月13日和14日送检疾控部门的标本检测为阴性，详见表41-1。在 2月13日至15日，由于送检验科的检测结果与送疾控的检测结果不符合，临床科室又提出质疑。检验人员从专业的角度给临床医生进行了答疑：标本中的病毒数量与采样部位、采样容器、采集运输的过程，以及治疗后病程的变化有关，低病毒数量的标本能否检出也与实验室检测试剂的灵敏度和检测质量有关。该患者的每一份标本送到检验科检测均为阳性，每批次的阴性和阳性质控均在控，同一时期检验科仅有该患者的标本检测为阳性，检测质量稳定可靠[1]。与此同时，检验科实验室在 2月14日检测的标本为病毒水平低，靶基因 Ct 值较高，已接近临界值，而 2月13日和14日送检疾控的标本检测均为阴性，说明检验科所使用的检测体系检测灵敏度可能更高，更能防止低病毒水平的标本发生漏检。

表 41-1　患者在医院检验科和当地疾控的新冠病毒核酸检测结果

日期	检验科的结果				当地疾控的结果
	内标基因 / Ct 值	ORF1ab 基因 / Ct 值	N 基因 / Ct 值	结果报告	
2020-02-11	26	34.5	34	阳性	未送检
2020-02-12	25	32	29	阳性	阳性
2020-02-13		未送检			阴性

续表

日期	检验科的结果				当地疾控的结果
	内标基因／Ct 值	ORF1ab 基因／Ct 值	N 基因／Ct 值	结果报告	
2020-02-14	22.1	38.5	37.4	阳性	阴性
2020-02-15	22	35	30	阳性	未送检
2020-02-16	未送检				阳性
2020-02-20	23.9	36.2	35.6	阳性	未送检
2020-02-25	23.9	39.2	38.2	阳性	未送检

注：Ct 值 ≤ 40 判断为阳性。

2 月 16 日送检疾控 CDC 的标本新冠病毒核酸检测结果终于"复阳"后，临床信服了检验科的结果，并且向检验科进一步学习了荧光定量 PCR 中 Ct 值的概念。在此之后，每当检验科报出阳性结果后，临床科室都会向检验人员了解 Ct 值的动态变化。

该患者在感染科经过较长时间的治疗后，最终于 3 月 2 日顺利出院。

【沟通体会】

在临床中偶尔会碰到检验结果与临床预期不符的情况。遇到这种情况，有的临床医生可能不经过沟通，就主观认为是检验科的问题，更不会与检验部门一起寻找问题的可能原因，比如标本采集运输、患者检查前是否有用药史、不同实验室间的检测差异、是否处于窗口期、患者自身某些固有干扰因素等。

在检验结果与临床预期不符时，我们首先要核实自身的检测结果有无问题。质量控制永远是检验的立足之本，在确保自身检测结果无误的情况下，要及时与临床积极沟通，找到可能的原因，避免误诊漏诊，提高诊疗水平及服务质量，更好地为患者服务。

本案例中，临床科室先后两次对检验科的新冠病毒核酸检测结果提出质疑，一次是检验科的检测结果与临床症状和流行病学史不相符，另一次是检验科的检测结果与当地疾控的检测结果不符。最终检验科实验室用稳定可靠且更灵敏的检测体系赢得了临床的信任和尊重。

对于新冠病毒核酸检测而言，为保证结果的准确，实验室须做好以下环节。①应选用扩增检测试剂盒指定的核酸提取试剂和 PCR 仪。②在用于临床标本检测前，实验室应对由提取试剂、提取仪、扩增试剂、PCR 仪等组成检测系统进行必要的性能验证，性能指标包括但不限于精密度（至少要有重复性）和最低检测限。③建议选用高灵敏试剂（检测限 ≤ 350 拷贝 /ml）。④要求规范开展室内质控。每批检测至少有 1 份弱阳性质控品（第三方质控品，通常为检出限的 1.5 ~ 3 倍）、3 份阴性质控品（生理盐水）。质控品随机放在临床标本中，参与从提取到扩增的全过程。⑤对于新发突发传染病的检测项目，实验室必须要有完善的复核报告程序，按照规范流程复核阳性方可报出。⑥须持续做好对标本采集人员、运送人员和检测人员的培训等。

（廖亚龙　顾　兵）

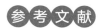

[1] 国务院应对新型冠状病毒肺炎疫情联防联控机制医疗救治组. 医疗机构新型冠状病毒核酸检测工作手册（试行第二版）[EB/OL].（2020-12-30）[2023-02-06]. http://www.nhc.gov.cn/yzygj/s7659/202012/b89bcd0813da41788688eb14787b3c72.shtml.

案例 042 咳嗽发热为哪般？

【案例经过】

患者男，49 岁，因"反复咳嗽、咳痰 7 年余，伴发热 2 天"入院。自述有非结核分枝杆菌感染病史。患者 7 年前无明显原因出现咳嗽、咳痰，黄白痰，量较多，曾诊断为"支气管扩张"。7 年间，患者平均每年 2 次因咳嗽、咳痰症状加重就诊，给予对症治疗后咳嗽、咳痰症状可好转。一年前，患者由于搬重物出现咯血，咯血量较多，前来行介入治疗。2 天前，患者无明显诱因出现咳嗽、咳痰症状加重，伴发热，最高温度为 38℃，严重时可出现气促。

实验室检验结果：白细胞 5.82×10^9/L，中性粒细胞百分数 68.1%，血红蛋白 120g/L，血小板 163×10^9/L；C 反应蛋白 0.86mg/dl；血沉 40mm/h；

尿常规、乙型肝炎血清学标志物、肝功能、PCT、BNP 无明显异常。胸部 CT 结果：①考虑两肺多发支气管扩张合并感染，左肺为著；②右下肺基底段散在炎症；③两侧支气管动脉增粗迂曲，分支增多。

【沟通体会】

分析患者病情，支气管扩张诊断明确，而非结核分枝杆菌感染通过痰病原学检查及核酸检测明确。另外，结缔组织疾病（如类风湿关节炎）是支气管扩张相关病因，须鉴别。患者无明显关节肿胀及体征，予查血风湿相关指标。经实验室检验，该患者痰涂片中检测出抗酸杆菌阳性（++），结核 GeneXpert 检测及结核分枝杆菌 TB-DNA 结果均阴性，结合该患者具有非结核分枝杆菌（NTM）感染病史，明确为非结核分枝杆菌感染，很容易做出广泛支气管扩张并感染（非结核分枝杆菌感染）的诊断。

然而，寻找病原的过程并没有结束。患者无明显诱因咳嗽咳痰增多，发热，血象不高，此次发热须鉴别上呼吸道病毒感染，因此行流感病毒检测以进一步鉴别。经过流感病毒的基因检测，结果示该患者乙型流感病毒（FB-RNA）阳性。在做出广泛支气管扩张并感染（双上肺右中左舌叶非结核分枝杆菌感染，重度阻塞性通气功能障碍频繁急性加重）诊断的基础上，明确了第二项诊断——乙型流感病毒感染。

该患者予注射用哌拉西林钠舒巴坦钠抗感染、奥司他韦抗病毒以及化痰、雾化治疗后病情好转，予出院，并建议至胸科医院进一步抗 NTM 治疗。流感病毒的基因检测对于做出正确诊断功不可没。如果没有流感病毒快速的基因检测而按照非结核分枝杆菌感染进行抗菌治疗将会贻误病情。多重病原体感染使临床诊断更为复杂，临床医生在了解患者病史后积极与检验科沟通，检验科凭借分子实验室的基因诊断技术可快速给予临床反馈。

【经典箴言】

分枝杆菌由结核分枝杆菌复合群和非结核分枝杆菌两部分组成。非结核分枝杆菌（nontuberculous mycobacteria，NTM）是指结核分枝杆菌及麻风分枝杆菌以外的所有分枝杆菌[1-2]。人类感染 NTM 但未发病称为 NTM 感染，人类感染 NTM 所引起相关组织或脏器的病变称为 NTM 病[1-2]。NTM 属条件致病菌，广泛存在于自然环境中，水和土壤是重要的传播途径。健康人呼吸道可能存在某些类型的 NTM，当口腔和呼吸道卫生状况改善后这些 NTM 可消失。近年来，NTM 病呈快速增多趋势，并已成为威胁人类健康的重要公共卫生问题。NTM 病以潮热地带为多见，人和动物均可感染，尚未发现动物与人以及人与人之间传播的证据[1-2]。不同菌种的好发部位不尽相同。导致 NTM 肺病的主要菌种有鸟分枝杆菌复合群、脓肿分枝杆菌、偶发分枝杆菌等。女性患病率高于男性，老年居多[1-2]。临床表现类似肺结核病，常见咯血并常伴有慢性阻塞性肺疾病、支气管扩张症等慢性肺部疾病。

本例患者有 NTM 肺部感染病史，在此基础上合并感染乙型流感病毒，使病情稍显复杂。随着基因诊断技术的日趋发展和在临床上的应用，多重感染的病原可被逐一查出，病因诊断更明确，治疗有的放矢。

（韩秀晶 赵春艳）

参考文献

[1] 马玙，黄海荣. 浅议非结核分枝杆菌肺病的诊断 [J]. 中华结核和呼吸杂志，2012，35(8)：564-566.

[2] 唐神结. 非结核分枝杆菌病诊断与治疗专家共识解读 [J]. 中国医刊，2016，51(03)：21-24.

案例 043　透过哮喘之障，追查病源真凶

【案例经过】

患者，女，53 岁，因"反复咳嗽、咳痰、气喘半年多"于 2018 年 1 月 5 日入院。患者于半年前无明显诱因出现发热，查胸片示无异常。之后开始出现气喘症状，咳嗽加重，于本地某院予抗感染对症治疗后，发热、咳嗽、咳痰症状有好转，气喘症状无缓解，遂来门诊就诊。予激素抗炎、解痉平喘、改善气道功能等对症治疗。经治疗患者气喘症状有改善，激素减量后患者活动后气喘加重，入院诊治。入院后予激素、护胃、抗感染等积极治疗后，患者症状明显好转出院。1 个多月前患者再次出现气喘，有喘鸣，以活动后为主，静息时也可出现，咳嗽有痰，痰无力咳出。于门诊予硫酸沙

丁胺醇吸入气雾剂等治疗后无明显好转，再次收入院。

该患者自诉曾食用较多海鲜时出现皮疹，曾服用氨茶碱片出现心悸及口吐白沫。入院后，主管医生分析患者病情，患者咳嗽、气喘原因未明确，考虑支气管哮喘。检查肺功能：①极重度阻塞性通气功能障碍；②支气管舒张试验阴性（吸入硫酸沙丁胺醇 400μg，FEV_1 上升 < 12%，绝对值增加 < 200ml）。分析辅助检查结果，患者多次肺功能检查支气管舒张试验均阴性，不支持哮喘诊断，因此，需要调整诊断思路，寻找病原。最终诊断令患者和医生均感意外，结果是结核分枝杆菌感染。

【沟通体会】

该患者反复咳嗽、咳痰、气喘，迁延不愈，会不会只是疑似哮喘而非真正哮喘？患者虽是过敏体质，并且有哮喘症状，病因也许是隐藏在深处。调整思路后，临床决定寻找病原，与检验科沟通并进行结核分枝杆菌的检测。2018 年 1 月 10 日，检验科报告危急值，该患者痰结核分枝杆菌（TB-DNA）阳性。随后，T-SPOT 结果阳性，抗原 A（ESAT-6）孔 16 个（↑），抗原 B（CFP-10）孔 8 个（↑）。支气管肺泡灌洗液 GeneXpert MTB/RIF（结核分枝杆菌快速分子鉴定及利福平耐药基因检测）结果为结核分枝杆菌核酸阳性低浓度，利福平耐药基因突变未检出。多次结核菌涂片检查结果显示未发现抗酸杆菌。根据实验室检查，T-SPOT、TB-DNA、GeneXpert MTB/RIF 结果均为阳性，证实感染元凶是结核分枝杆菌。影像学检查、胸部 CT 平扫及增强结果示：①右上中纵隔结节影，病灶局部侵犯气管下段右侧壁，相应气道狭窄，性质待定，新生物（纵隔旁型肺癌？）与淋巴结结核鉴别，建议纤维支气管镜检查并活检；②右上肺多发感染伴轻度支扩，拟增殖性肺结核；③右中肺外侧段一实性结节，考虑炎性肉芽肿。结合影像学检查，明确诊断结核感染，同时发现该患者存在纵隔结节影，因此，进一步执行纤维支气管镜检查。纤维支气管镜诊断：气管下段新生物并狭窄，执行气管镜金属覆膜支架置入术及气管镜球囊扩张术，纤维支气管镜取组织样本送检病理。经气管镜金属覆膜支架置入术后，解除气管狭窄，患者症状缓解。至此，病原真凶逐一落网。诊断：①继发型肺结核（右上肺，涂阴，初治）；②纵隔肿物：淋巴结结核？肺癌未排除；③气管狭窄。

检验科报告 T-SPOT、TB-DNA、GeneXpert MTB/RIF 结果均为阳性，

再根据纤维支气管镜检查，发现气管下段存在新生物引起狭窄，至此，才找到病原真凶是结核分枝杆菌。基因诊断极大地提高了不排菌结核病的检出率，为快速找到病原菌提供了有力支撑。结核分枝杆菌感染的诊断非常依赖于检验科的实验室结果，而检验科也开展了越来越多的结核分枝杆菌检测项目，综合这些检测方法的优势与不足，及时将结果反馈临床有助于结核分枝杆菌感染的快速诊断。

【经典箴言】

1. 本病例为基因检测优于传统细菌培养的典型案例。特别是对于临床症状不典型、排菌量低的结核患者，基因检测更显出其优越性。

2. 以哮喘为首发症状、结核中毒症状不典型且胸部 X 线检查缺乏特异性的结核病容易发生误诊和漏诊[1-3]。本例患者正是存在诸多易造成结核病误诊的因素：发病初期以发热、咳嗽就诊，随之出现气喘症状，初次就诊时胸片显示无异常。同时本例患者为排菌量低的结核患者，痰结核菌涂片检查阴性，加上该患者为过敏体质，经抗炎及激素治疗后短期内有好转，造成漏诊。然而患者病情反复并逐渐加重，促使进一步排查病因，对因治疗。

3. 该患者多次结核菌涂片检查均未发现抗酸杆菌，而 TB-DNA、支气管肺泡灌洗液 GeneXpert MTB/RIF 结核基因检测项目以及 T-SPOT 结果均为阳性。最终明确该患者为结核分枝杆菌感染，是以哮喘为首发症状的涂片阴性结核。

（韩秀晶　赵春艳）

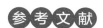

[1] 秦志华. 以哮喘为首发症状的肺结核 17 例 [J]. 临床肺科杂志，2008，13(8)：1048-1048.

[2] 聂祥碧，聂斌，喻松，等. 26 例肺结核误诊为哮喘的临床分析 [J]. 右江民族医学院学报，1997(04)：581.

[3] 季洪健，陈丽萍，王辉，等. 支气管结核误诊为哮喘的原因分析和诊断方法探讨 [J]. 临床肺科杂志，2009，14(07)：900-902.

案例 044　NaOH"稀释"的支气管肺泡灌洗液金黄色葡萄球菌 DNA

【案例经过】

　　女，55 岁，汉族，已婚，慢性肾脏病 3 期加重伴重症肺炎，由肾内病区转至 ICU 就诊。入院时主要症状及体征：发现蛋白尿 30 余年，下肢水肿乏力 2 周入院。查体：体温 37.4℃，心率 74 次 / 分，呼吸 17 次 / 分，血压 143/81mmHg。无明显诱因出现咳嗽，咳嗽为阵发性连声咳，喉中有痰音，不易咳出，气喘、咳嗽伴纳差、乏力，无恶心、呕吐、腹泻。入院查体两肺有湿啰音，胸部 CT 提示两肺斑片影，考虑为双肺散在感染灶，故入院后进一步行病原学检查以明确诊断。该患者咳痰不出，ICU 病房采集其支气管肺泡灌洗液进行分子相关病原体检测和细菌培养检测。实验室检测结果见图 44-1 和图 44-2。

上海市宝山区吴淞中心医院
复旦大学附属中山医院吴淞医院检验报告单

送检单位：				样本号：
姓　名：	病人类型：住院	科　室：ICU	病人病区：	
性　别：女	病历号：	床　号：	标本类型：灌洗液	
年　龄：55岁	申请号：	诊　断：肾功能不全	备　注：标本已复验	

序号	项目名称	结　果		参考区间	单　位
1	碳青霉烯耐药基因	阴性		阴性	
2	肺炎支原体	阴性		阴性	
3	肺炎衣原体	阴性		阴性	
4	嗜肺军团菌	阴性		阴性	
5	MecA耐药基因（甲氧西林类耐药基因）	弱阳性	±	阴性	
6	金黄色葡萄球菌	弱阳性	±	阴性	

采样时间：	接收时间：	送检医生：	检验者：	审核者：
检验时间：	报告时间：	医生备注：		

★代表该项目已复查，本报告仅对本次标本负责！　　地址：上海市宝山区同泰北路101号。联系电话：021-56162417

图 44-1　分子病原学检测报告

上海市宝山区吴淞中心医院
复旦大学附属中山医院吴淞医院检验报告单

送检单位: ▊				样本号: ▊
姓　名: ▊	病人类型: 住院	科　室: ICU		病人病区: ▊
性　别: 女	病历号: ▊	床　号: ▊		标本类型: 痰
年　龄: 55岁	申请号: ▊		诊　断: 肾功能不全	备　注: MRSA

检测结果: 金黄色葡萄球菌 3+

药敏结果: 金黄色葡萄球菌　　　　　　**耐药提示:**
专家评语:

序号	抗生素	MIC(ug/ml)	K-B(mm)	药敏折点R|S	结果解释
1	米诺环素		6	14-19	耐药
2	头孢西丁筛选	Pos			+
3	青霉素G	>=0.5			耐药
4	苯唑西林	>=4			耐药
5	庆大霉素	>=16			耐药
6	环丙沙星	>=8			耐药
7	左旋氧氟沙星	>=8			耐药
8	莫西沙星	>=8			耐药
9	诱导性克林霉素耐药	Neg			—
10	红霉素	>=8			耐药
11	克林霉素	>=8			耐药
12	喹努普汀/达福普汀	0.5			敏感
13	利奈唑胺	1			敏感
14	万古霉素	1			敏感
15	四环素	>=16			耐药
16	替加环素	0.5			敏感

采样时间: ▊	接收时间: ▊	送检医生: ▊	检验者: ▊　　审核者: ▊
检验时间: ▊	报告时间: ▊	医生备注:	

图 44-2　细菌培养检测报告

ICU 医生对于结果有疑问,与分子实验室沟通,ICU 医生疑问如下:细菌培养检测结果为金黄色葡萄球菌 3+,而 PCR 检测结果为金黄色葡萄球菌为弱阳性。理论上荧光 PCR 方法在特异度及灵敏度上应优于细菌培养法,如果检测结果为细菌培养法结果弱阳性,而荧光 PCR 方法结果强阳性是可能的,但是本次结果相反,理论不符合临床,究竟什么原因?实验室检测人员回顾操作过程,发现是由于采用 NaOH 稀释支气管肺泡灌洗液造成以上结果。

【沟通体会】

对于这样一份检测结果,首先要排除样本类型问题所带来的结果差异,于是分子实验室与临床沟通得知医生同时采集了两份支气管肺泡灌洗液,分别送至分子实验室和微生物实验室检测,因此排除了不同临床样本导致的疑问结果。为了排除实验室操作失误,分子实验室重新对原先标本按照 SOP 进行二次检测,结果同前一致。实验室检测人员再次研读耐甲氧西林金黄色葡萄球菌耐药基因检测试剂盒的操作要求,发现检测人员将支气管肺泡灌洗液与痰液一样加入了 4 倍样品体积的 4% NaOH 溶液后检测，加入 4% NaOH 的目的是让标本彻底液化，无黏丝黏液后进一步提取扩增检测。但是该标本为支气管肺泡灌洗液标本，不是常规痰液，本身是液体标本，如果加入 4 倍体积的 NaOH 溶液后是否稀释了该标本导致检测结果弱阳性？为了验证此设想，分子实验室同时检测该患者原始支气管肺泡灌洗液标本和加入 NaOH 液化后的支气管肺泡灌洗液标本，结果见图 44-3。

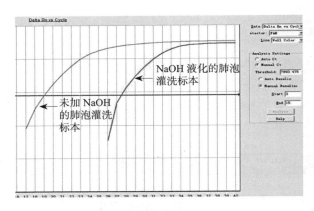

图 44-3 原始肺泡灌洗标本及 NaOH 液化后肺泡灌洗标本 PCR 曲线结果

这些数据表明加入 NaOH 溶液的支气管肺泡灌洗液标本被稀释后导致 PCR 结果 Ct 值下降，定性结果判读弱阳性。针对分子实验室与细菌培养室结果的矛盾，分子实验室人员第一时间告知临床医生，向其说明 PCR 结果受影响的因素，临床医生表示理解。

【经典箴言】

1. 耐甲氧西林金黄色葡萄球菌耐药基因检测试剂主要针对痰液标本中的耐甲氧西林金黄色葡萄球菌的特异性耐药基因核酸片段进行定性荧光检测，通过 Ct 值进行结果判定。

2. 对标本的处理严格按照试剂标准化操作没有问题，但是要从本质上了解每一步骤的意义。上述案例中加入 4% NaOH 溶液目的是让含有黏液的标本彻底液化，那么已经是完全液体的标本就没有必要加入 NaOH 溶液，否则会造成标本的过度稀释，结果 Ct 值下降。从这个案例总结经验，今后无黏液的液体标本无须进行 4%NaOH 的液化流程操作。

3. 分子实验室审核报告时应该关注其他专业组相关检验结果，如发现检验结果和临床明显不符，应及时分析问题。通过与各专业组及临床充分沟通、共同探讨可能产生的原因才能及时解决问题。

（谢 骊）

案例 045　反复咳喘，基因诊断
——婴幼儿社区获得性肺炎的病原学诊断

【案例经过】

患儿，男，2 岁 2 个月，2018 年 3 月 2 日因 "反复咳喘，咳喘再发 3 天" 入院。入院后检查血常规白细胞 8.73×10^9/L，中性粒细胞百分数 44.1%，淋巴细胞 43.7%，单核细胞 8.9%，嗜酸性粒细胞 2.8%。七项呼吸道病毒抗原结果呼吸道合胞病毒（RSV）抗原阳性，基因检测咽拭子呼吸道合胞病毒（RSV-RNA）阳性。痰培养示肺炎链球菌：β- 内酰胺酶阴性，对头孢曲松、美罗培南敏感，对阿莫西林、青霉素（口服）耐药。诊断：①急性支气管肺炎；②肺炎链球菌感染；③呼吸道合胞病毒感染；④婴幼儿反复喘息（API+）；⑤两肺胸膜下小肺大疱；⑥反复呼吸道感染。入院后先后予静脉滴注头孢呋辛、头孢曲松抗感染，以及雾化吸入、口服孟鲁斯特纳等对症支持治疗。2018 年 3 月 9 日复查末梢血常规示白细胞 8.32×10^9/L，中性粒细胞百分数 29.2%，淋巴细胞 64.4%，单核细胞 4.4%，嗜酸性粒细胞 1.9%。患儿病情好转，次日予出院。

【沟通体会】

患儿年纪虽小却是个 "老" 病号。检验科通过与患儿家属沟通、追溯病史了解到，患儿 2016 年 11 月前停止母乳喂养后开始出现喘息，布地奈德、硫酸特布他林雾化吸入治疗后喘息缓解，但约 2～3 天后喘息又发作，且于剧烈运动后、哭闹时或天气变化时喘息再发并加重，"上呼吸道感染" 可诱发，雾化治疗后喘息缓解，咳嗽症状减轻。2016 年 12 月 15 日至 2016 年 12 月 26 日因 "支气管肺炎、流感嗜血杆菌感染、呼吸道合胞病毒感染、婴幼儿反复喘息（API+ 频繁发作）、右肺胸膜下小肺大疱" 住院治疗。期间过敏原检查示：总 IgE（TIgE）294kU/ml，牛奶（f2）：7.07（3 级）。出院后进行规律家庭雾化治疗 1 个月，期间咳喘症状消失。后家属自行停药。停药后患儿又反复出现喘息症状，可自行缓解，近 1 年患儿呼吸道感染竟然达到 8 次之多。近 3 天患儿因再次出现剧烈而频繁的咳嗽、发热、体温最高至 39.0℃，伴有喘息、流涕、鼻塞，呼吸急促，被收治入院。结合家属提供的既往病史，检验科立即展开相关项目的检测。

根据入院后检查结果，特别是呼吸道病毒抗原检查结果呼吸道合胞病毒（RSV）抗原阳性，基因检测咽拭子呼吸道合胞病毒（RSV-RNA）阳性，同时痰培养示肺炎链球菌阳性，很快明确了诊断，及时进行对症对因治疗，患儿病情很快好转。

该患儿具有呼吸道合胞病毒病史，同时该患儿属过敏体质，对牛奶过敏，IgE 升高，血常规结果显示嗜酸性粒细胞也升高。呼吸道合胞病毒感染后嗜酸性粒细胞趋化因子升高，使感染肺或气管、支气管组织嗜酸性粒细胞增多，易诱发哮喘[1]，特别是过敏体质的患儿更容易引发哮喘，而母乳喂养是保护性因素[2]。呼吸道合胞病毒和肺炎链球菌均是婴幼儿社区获得性肺炎的常见病原，肺炎链球菌和呼吸道合胞病毒的混合感染也常见[2-3]。检验人员将相关结果向家属解释，并告知是婴幼儿社区获得性肺炎，家属表示感谢并表示今后会加强预防。婴幼儿社区获得性肺炎的病原有多种，除本例中出现的病原外，常见的还有肺炎支原体、副流感嗜血杆菌等[2-4]。随着基因诊断技术的不断提高，混合感染的病原也可被分别检测出来，把结果向家属解释可加深对社区获得性肺炎的认识，有利于防治和防控。

【经典箴言】

1. 基因检测相较传统的病原体培养、抗体检测具有简便快速的优势，正在临床上发挥越来越重要的作用，特别是对于多种病原同时感染的情况。本案例通过基因检测联合传统检测方法，对感染病原体作出了明确诊断，为临床及时治疗提供了重要的依据。

2. 呼吸道合胞病毒（RSV）是全球范围内导致婴幼儿急性下呼吸道感染的主要病原体，常引起婴儿期毛细支气管炎以及幼儿期肺炎[3-4]，也是引起 5 岁以下儿童伴有喘息的呼吸道感染最常见病因[2]。RSV 既可以导致反复喘息和哮喘，又可以诱导哮喘的发作和病情加重，是威胁儿童生命和导致儿童病残的重要原因[1,2,5]。感染高危人群多为早产儿、先天性心肺疾病、免疫功能不全和骨髓移植者。年龄越小感染率越高，6 个月以内婴儿的 RSV 感染率约为年长儿的 30 倍，绝大多数儿童在 2 岁之前感染过 RSV[2]。目前，RSV 尚无商品化疫苗，也缺乏特异性病因治疗方法，临床上以支持和对症治疗为主，疗效不佳。因此，加强预防是控制 RSV 感染的主要手段。RSV 通过飞沫传播，其发病率与地域、季节有关，一般认为保持清洁、隔离、加强人群对该疾病的认知可显著减少 RSV 在高危患儿中感染。

　　肺炎链球菌是儿童社区获得性肺炎（CAP）的常见病原[3]。细菌和病毒等多种病原体同时感染是婴幼儿社区获得性肺炎常见现象。本例中患儿前后两次入院，均为细菌与病毒的混合感染，提醒临床分析病情时应多加注意。

（韩秀晶　林勇平）

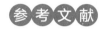

[1] 易阳，钟闻燕，熊建新，等. 嗜酸性粒细胞趋化因子在呼吸道合胞病毒性毛细支气管炎中的作用和意义 [J]. 临床儿科杂志，2011，29(2)：136-138.

[2] 张晓波，王传凯. 呼吸道合胞病毒临床流行病学研究进展 [J]. 中华实用儿科临床杂志，2013，28(22)：1743-1746.

[3] 陈金妮. 600 例儿童社区获得性肺炎病原学特点分析 [J]. 中国病原生物学杂志，2016(12)：1126-1130.

[4] 孙秋凤，严永东，陈正荣，等. 下呼吸道感染性疾病 7794 例病原分布研究 [J]. 中国实用儿科杂志，2014(3)：214-217.

[5] 杨丽华，张国成. 呼吸道合胞病毒感染与支气管哮喘发病机制研究进展 [J]. 中华实用儿科临床杂志，2016，31(21)：1675-1677.

案例 046　细"微"处见真章之微量母体细胞污染

【案例经过】

　　孕妇，25 岁，G2P0，曾育巴氏胎儿水肿综合征胎一次，夫妻双方均为轻型 α 地中海贫血（$--^{SEA}/\alpha\alpha$）携带者，现孕 14+ 周，因孕早期筛查入院。行羊水穿刺，羊水样本外观清亮，肉眼未见血污染，送检荧光定量 PCR（QF-PCR）及 α 地中海贫血基因检测。在排除母体细胞污染的情况下，QF-PCR 检测未见异常。为了确保结果的准确性，我们采用双份标本双人独立操作进行 α 地中海贫血基因检测，另用 gap-PCR 法检测缺失型 α 地中海贫血基因，结果均为 $--^{SEA}/\alpha\alpha$。在进行电泳分析时，我们注意到电泳图存在异常，双份标本结果均见正常条带 α2（1.7kb）比 $--^{SEA}$ 条带（1.2kb）要弱得多。首先排除 PCR 扩增的影响因素，重新扩增，并将 $--^{SEA}/\alpha\alpha$ 阳性标本作为对照与扩增产物同时进行电泳检测，检测结果如图 46-1 所示，还是一条浅一条深的两条带。为什么 QF-PCR 与电泳结果存在不一致？是 QF-PCR 漏检了微量母体细胞污染吗？还是胎儿本身异常，QF-PCR 结果假阴性？那这个胎儿是留还是流呢？

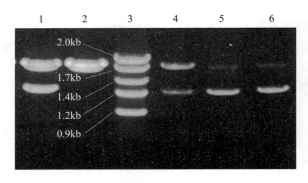

图 46-1　电泳分析检测结果

1.4. $--^{SEA}/\alpha\alpha$，2. 正常对照，3. DNA Marker，5.6. 待测样本

【沟通体会】

分子实验室人员立刻与做 QF-PCR 的同事沟通，分析可能是羊水 DNA 浓度低，导致出现假阴性结果。但是提高上样量再重新进行 QF-PCR 检测结果还是如前。英国临床基因组学协会（ACGS）制订了产前诊断标本分子检测母体细胞污染（maternal cell contamination，MCC）的检测规范[1]，在规范中明确鉴别母体细胞污染的实验技术应最少能检测出 10% 比例的母体细胞污染的产前诊断样本。鉴于 QF-PCR 技术不能排除微量母体细胞污染，< 10% 的污染可能检测不出来，而 gap-PCR 法可能更灵敏，微量母体 DNA 也能扩增出来。为避免造成错误诊断，我们跟临床医生和细胞遗传的工作人员沟通，暂时不发报告，等 2 周后再取培养后的羊水细胞进行 DNA 提取和 gap-PCR 检测，临床医生很支持我们的工作，主动跟孕妇解释了延迟发报告的原因。培养后羊水细胞结果见图 46-2，完全为 --SEA/--SEA 纯合子，1.7kb 处的弱条带消失了。结果虽然不是患者及家属所期望的，但准确的检测报告才是患者最佳诊疗决策的有力依据。作为检测人员，我们也真是惊出一身冷汗，要是没经验的技术人员把结果当 --SEA/αα 发了，将会带来非常严重的后果！

因鉴定为重型地中海贫血，孕妇引产了胎儿，产前诊断中要求对检测结果进行随访，因此取引产后胎儿的部分皮肤进行 α 地中海贫血基因检测，结果为 --SEA/--SEA，与培养后羊水细胞结果一致。

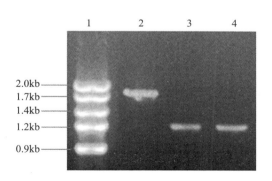

图 46-2　培养后羊水细胞结果

1. DNA Marker，2. 正常对照，3. 4. 待测标本

【经典箴言】

1. QF-PCR 技术可以用于产前标本母体污染鉴定[2]，由于灵敏度有限，只是为实验室增加一道防线，小于 10% 的母体细胞污染不能检测出来。

2. 当胎儿地中海贫血基因结果与母亲一致时，须警惕是否存在母体污染，可采用培养后的羊水细胞来再进行检测，尽可能排除污染，研究[3] 指出所有的羊水标本均为培养后标本，MCC 检出率仅为 1.6%。孕 20 周后的 B 超检测也是一道防线，可发现巴氏胎儿水肿综合征胎儿。

3. 对重型 β 地中海贫血的产前诊断标本应更为慎重，胎儿期 B 超检测一般无异常，如果是微量母体污染，只能通过杂交点的深浅来判断，发报告者必须仔细分析结果，必要时用培养后的羊水细胞来再进行检测。

（徐韫健　林勇平）

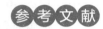

[1] ALLEN S, MOUNTFORD R, BUTLER A, et al. Practice guidelines for the Testing for maternal cell contamination (MCC) in prenatal samples for molecular studies[EB/OL]. UK Clinical Molecular Genetics Society, 2008. (2008-04-16)[2023-02-07]. https://www.acgs.uk.com/media/10786/mcc_08.pdf.

[2] 杨昕，李发涛，甄理，等. 产前诊断病例母体细胞鉴定污染方法的建立及临床应用 [J]. 中国妇幼健康研究，2015，26(4): 815-817.

[3] 荧光定量 PCR 技术在产前诊断中的应用协作组. 荧光定量 PCR 技术在产前诊断中的应用专家共识 [J]. 中华妇产科杂志，2016，51(5): 321-323.

案例 047　矛盾的艰难梭菌感染检测报告

【案例经过】

某患者因消化道不适转来 A 医院消化内科就诊，前期在 B 医院已行的检查项目中并未发现阳性检测结果，疾病原因只能重新摸排检查。感染、炎症及肿瘤是常规排查的三个方向，入院后的相关检查已排除消化道恶性肿瘤，另外，患者在初感消化道不适的时候就已自行服用抗生素，症状并未缓解，到底是什么原因呢？患者的用药史、临床症状似乎都指向"抗生素相关性腹泻"，而艰难梭菌被认为与抗生素相关性腹泻有关，但该患者在 B 医院已行艰难梭菌检测，结果为阴性，见表 47-1，还有再次进行艰难梭菌检测的意义吗？结合患者的病史及临床症状和体征，考虑到同一个体也会存在样本间差异的情况，临床医生开具了艰难梭菌毒素基因检测项目，标本送达后，检验科常规完成检测，结果为阳性，见表 47-2。临床医生也了解，检验科审核发出的报告的准确性是有一定保证的，那为何与 B 医院的阴性结果不一致呢？是标本间的差异吗？但之前检测的标本已无法获得，原因该如何排查呢？

表 47-1　患者在 B 医院艰难梭菌检测结果

项目名称	结果	参考范围
艰难梭菌毒素 A&B	0.11	阴性：< 0.13 可疑：0.13 ~ 0.37 阳性：> 0.37

表 47-2　患者在 A 医院艰难梭菌检测结果

项目名称	结果	参考范围
毒素 B 相关基因（*tcdB*）	阳性	阴性
抑制子基因（*tcdC*）	阴性	阴性
二元毒素基因（*cdt*）	阴性	阴性

从结果上看，B 医院的艰难梭菌检测结果为阴性，而 A 医院检测结果为阳性，通过进一步了解，B 医院检测采用的是酶联免疫法检测粪便样本中的艰难梭菌毒素 A 和毒素 B，而 A 医院采用的是实时荧光 PCR 法检测毒素 B 基因序列。

通过抗原 - 抗体反应检测毒素的灵敏度不高，艰难梭菌毒素 A 和 B 阴性也可能与标本采集量不够或储存条件不当导致毒素破坏，并不能排除艰难梭菌相关性肠炎或腹泻。

艰难梭菌主要致病毒素包括毒素 A 和毒素 B。产毒株的毒素型别有A+B+ 型和 A-B+ 型，毒素 B 在艰难梭菌致病过程中起主要作用。A 医院检验科采用的是荧光定量 PCR 法检测毒素 B（*tcdB*）、二元毒素（*cdt*）和缺失

nt117 的 *tcdC* 基因序列，灵敏度高且快速简便，但也存在一定局限性，如只携带产毒基因却不表达或少量表达而不足以致病，检测结果阳性不能表明存在活菌等。

因此，检验人员向临床医生解释是由于检测方法不同造成的结果差异，该患者可考虑艰难梭菌携带，为明确诊断可行艰难梭菌培养，并结合临床表现、病史等综合分析。

【沟通体会】

这是典型的由于检测方法学不同带来的结果差异从而造成临床诊断困难的一个案例。检验科的临床咨询中有许多类似的案例，如结核分枝杆菌培养、结核感染 T 细胞、结核抗体和核酸检测的结果差异，丙型肝炎病毒抗体检测和核酸检测的差异等。在这一类案例中，检验与临床的沟通显得尤为必要。作为检验人员要充分了解不同检测方法的优缺点和局限性，能向临床提供准确、合理的结果解释。此外，在检验报告单上也应该明确标注检测方法，以便于临床医生和患者在对检测结果产生疑问时的溯源。

艰难梭菌（*Clostridium difficile*，CD）是一种革兰氏阳性的专性厌氧芽孢杆菌。CD 本身没有侵袭性，部分产毒细菌可通过分泌毒素 A、毒素 B 及二元毒素引起抗菌药物相关性腹泻、结肠炎甚至致死性假膜性小肠结肠炎，统称为艰难梭菌感染（CDI）。艰难梭菌感染的检测经历了病原学检测、免疫学检测到分子生物学检测的发展。细菌分离培养是金标准，但对标本、技术人员要求较高，耗时长。免疫学检测灵敏度不高，但是快速简便，核酸检测灵敏度较高也更快速，但是费用稍高，检测到 CD 产毒基因不代表 CDI，因此 CDI 诊断还须结合临床症状和其他辅助指标以综合评判。

【经典箴言】

检测艰难梭菌的金标准方法为细菌培养和细胞培养毒素试验，其检测条件较为苛刻。可采用多个实验技术相结合的方法，不同的检测方法具有一定的局限性，须综合临床症状等评判是否发生艰难梭菌感染。

（徐　婷　王　芳）

他山之石，可以攻玉
——分子手段助力微生物检验揭开高毒力肺炎
克雷伯菌神秘面纱

【案例经过】

一天，ICU 科主任讲述正在救治的一个病例，从患者血培养中分离出"肺炎克雷伯菌"，且常规药敏报告（天然耐药除外）均为敏感，但临床对症治疗后患者仍持续发热，疗效欠佳，降钙素原（PCT）> 200ng/ml。临床医生想知道为何敏感的肺炎克雷伯菌会如此"凶险与顽固"？收到主任的反馈，我脑海里瞬即闪现出高毒力肺炎克雷伯菌（hypervirulent *Klebsiella pneumoniae*，hvKP）的身影，于是对自己的猜测开始验证，并通过分子生物学手段最终确认该患者所分离的菌株为荚膜血清型 K2 型 hvKP，成功解答了医生的困惑。对症治疗后，该患者病情稳定，同时也揭开了 hvKP 的神秘面纱。

病例回顾：患者女性，44 岁，因"腹痛、腹胀 1 天，发热、气促 6 小时"入住 ICU，既往有缺铁性贫血史，B 超显示肝脏有多发性囊肿。住院过程中，多次血、痰、气管吸出物、左侧输卵管切除物、腹水、中心静脉插管培养均为肺炎克雷伯菌。患者部分检查结果如下（表 48-1）。

表 48-1 病例回顾患者部分检查结果

项目	单位	入院时	第 2 天	第 3 天	第 5 天	第 6 天	第 11 天
白细胞计数	$\times 10^9$/L	1.34 ↓	2.51 ↓	4.46		12.73 ↑	2.70
中性粒细胞百分比	%	68.7	76.9 ↑	93.5 ↑↑			52.9
淋巴细胞百分数	%	23.1	17.1 ↓	2.9 ↓↓			37.8
红细胞计数	$\times 10^{12}$/L	5.27 ↑	4.24	4.26		3.43	3.91
血红蛋白	g/L	99 ↓	82 ↓	93 ↓		79 ↓	119
血小板计数	$\times 10^9$/L	233	129	50 ↓		45 ↓	163
C 反应蛋白	mg/L	> 200 ↑	> 200 ↑	> 200 ↑			
降钙素原	ng/ml		> 200 ↑	> 200 ↑		140.88 ↑	

项目	单位	入院时	第2天	第3天	第5天	第6天	第11天
白介素-6	pg/ml		>5 000↑	>5 000↑	6 868.5↑		
葡萄糖	mmol/L	8.62↑	5.41	−	−	−	−
尿素	mmol/L	14.91↑	18.15↑	−	−	−	−
二氧化碳结合力	mmol/L	18.0↓	20.0↓	−	−	−	−
肌酐	μmol/L	229.97↑	227.12↑	−	−	−	−
天门冬氨酸氨基转移酶	U/L	32	53↑	−	−	−	−
丙氨酸氨基转移酶	U/L	11	13	−	−	−	−

微生物室主要是对各标本进行培养，分离出病原菌并开展相应的药敏试验。针对特殊病原菌的深入研究只能求助于分子生物学技术手段，于是我开始此次"肺炎克雷伯菌"的探索之旅。

1. 将已知各标本培养阳性并经全自动快速微生物质谱系统鉴定的肺炎克雷伯菌株转种到血平板，37℃培养过夜后，执行拉丝试验，菌株拉伸长度均>5mm，拉丝试验为"+"，血平板上菌落湿润，高黏液表型明显，疑似 hvKP。菌落形态及拉丝试验见图 48-1（A），涂片革兰染色油镜下可见明显宽大荚膜，见图 48-1（B）。

2. 建议临床送检粪便培养，并成功从粪便中分离出与血培养阳性相似的肺炎克雷伯菌，推测该肺炎克雷伯菌定植在患者肠道。

3. 对疑似 hvKP 菌株提取 DNA 模板，采用肠杆菌基因间重复共有序列（ERIC）方法对不同类型标本分离的菌株进行同源性分析，结果显示这些疑似 hvKP 为同一克隆株。

4. 对疑似 hvKP 菌株进行毒力基因 PCR 扩增，结果显示 *ybtS*（242bp+）、*mrkD*（340bp+）、*entB*（400bp+）、*rmpA*（461bp+）、*K2*（531bp+）、*kfu*（638bp−）、*allS*（764bp−）、*iutA*（920bp+）、*magA*（1 283bp−）。

5. 所有肺炎克雷伯菌执行荚膜血清型基因 PCR 扩增，发现荚膜血清型 *K2* 基因扩增均为阳性，目的条带大小 531bp。对其 PCR 产物进行测序，测序结果在美国国家生物技术信息中心（NCBI）网站上运用 BLAST 工具比对确定其基因型，结果为荚膜血清型 K2 型，结合毒力基因的检测结果确证为 K2 型 hvKP。血液及大便中 hvKP 菌株荚膜基因 K2 扩增产物的琼脂糖凝胶电泳结果见图 48-1（C）。

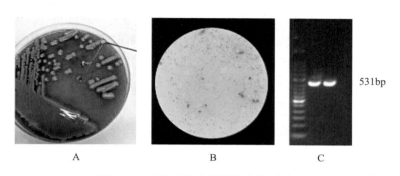

图 48-1　高毒力肺炎克雷伯菌检测过程

A. hvKP 高黏型菌落，拉丝试验（+）；B. hvKP 革兰染色荚膜镜下形态（放大倍数：1 000 ×）；
C. 荚膜血清型 K2 基因 PCR 扩增产物琼脂糖凝胶电泳结果。

6. 整理数据，将结果汇报给临床。第一次清晰地认识到 hvKP 的表型、毒力基因、临床致病等特点，得到了临床的认可。

【沟通体会】

高黏液表型近年来作为 hvKP 的重要特征而被关注。高黏液表型菌株药敏往往呈现"敏感"，但因其毒力性强，临床疗效欠佳。对此类细菌的深入研究，实验室的常规检测方法有一定局限性，分子生物学技术手段是不可或缺的。目前 hvKP 已有 82 种荚膜血清型，其中 K1、K2、K5、K20、K54和 K57 型与人类各种侵袭性感染密切相关[1]，K1 与化脓性肝脓肿有关[2]，K2 和 K5 与社区获得性肺炎有关，K54 和 K57 与群体侵入性肝脓肿综合征相关。本案例患者入院当日即分离出药敏全"敏感"的肺炎克雷伯菌株，可推测为社区获得性感染。此后通过 ERIC 对该患者不同标本分离菌株进行同源性分析，并检测其荚膜基因及铁载体等毒力基因，确证为荚膜血清型 K2 型 hvKP。该菌株已引起患者社区获得性肝脓肿并发生侵袭性转移，造成反复多次血培养阳性。

hvKP 的荚膜结构决定了细菌的黏附、抗血清杀菌、抗吞噬和远处定植的特性。荚膜多糖（CPS）被认为是肺炎克雷伯菌重要的毒力因子，可使细菌逃避吞噬细胞、血清补体和抗菌药物的杀菌效应，同时也是生物膜形成胞外结构的最重要成分。hvKP 的 CPS 与黏附素（Ⅰ型菌毛与Ⅲ型菌毛）参与肺炎克雷伯菌生物膜的形成，本案例中 *mrkD* 基因（340bp）阳性，证实了该菌株携带了Ⅲ型菌毛。*rmpA* 基因（461bp）阳性，即黏液表型调节基因 A 能调控形成黏液性菌落胞外多糖的合成，使菌落呈高黏性型 [3]。*iutA* 基因（920bp）阳性，hvKP 合成铁载体后，在细胞表面形成一种铁受体蛋白，可以识别铁 - 铁载体将其运输到细胞内，从而完成其生命活动以及对宿主细胞的感染等过程。推测本案例中患者有既往贫血史可能与 hvKP 长期定植消耗铁有关。

hvKP 的定植患者是院内此类病原菌播散的源头，故须引起临床重视，并加强早期诊断，规范治疗，警惕耐药 hvKP 的产生与播散。该案例从患者大便中分离出 hvKP，推测该菌定植在患者肠道。该菌可以穿过肠黏膜屏障导致肝脓肿形成，血液中吞噬了 hvKP 的中性粒细胞也可随血流到达肝脏，有助于肝脓肿的形成。血流中的 hvKP 能抵抗血清的杀菌作用和白细胞吞噬作用，经肝动脉进入肝脏后，易于在肝脏停留，进而形成脓肿。该案例患者肝脏有多发囊肿，印证了 hvKP 已致肝脓肿的形成。肺炎克雷伯菌引起的肝脓肿最常见症状是发热、寒战和腹痛，本案例中患者入院时的症状与之相同。

目前头孢类药物（头孢曲松）是治疗肺炎克雷伯菌敏感株所致肝脓肿的主要选择，它有较好的组织穿透性并以高浓度形式分布在肝脏。另外，辅以肝脓肿经皮引流可以明显改善临床症状 [4]，必要时可以抗菌药物的联合应用 [5]。此案例成功解除了临床的困惑，同时也为我们提供了良好的科研思路。

【经典箴言】

hvKP 作为一种导致健康人群发生社区获得性感染的细菌，更易发生转移性感染，造成极高的死亡率。本案例是在临床医生的疑惑下，我们通过分子生物学技术对药敏全敏的肺炎克雷伯菌展开了荚膜基因、铁载体等毒力基因的系列研究，揭开了 HvKP 的神秘面纱。通过对特殊个案全面剖析，彰显了分子生物学技术在微生物学检验中的优越性。由此，实验室与临床相互沟通的过程中可以擦出不一样的火花。

（张莉滟　赵　越　顾　兵）

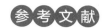

[1] PAN Y J, LIN T L, CHEN C T, et al. Genetic analysis of capsular polysaccharide synthesis gene clusters in 79 capsular types of Klebsiella spp[J]. Sci Rep, 2015(5): 1-10.

[2] CASANOVA C, LORENTE J A, CARRILLO F, et al. *Klebsiella pneumoniae* liver abscess associated with septic endophthalmitis[J]. Arch Intem Med, 1989, 149(6): 1467.

[3] WALKER K A, MINER T A, PALACIOS M, et al. A *Klebsiella pneumoniae* regulatory mutant has reduced capsule expression but retains hypermucoviscosity[J]. mBio, 2019, 10(2): 1-16.

[4] MALIK S, BHASIN S, AZAD T. Outcome of ultrasound guided pigtail catheter drainage of liver abseesses a prospective study of 126 cases[J]. Int Surg J, 2015, 2(4): 634-640.

[5] OPOKU-TEMENG C, KOBAYASHI S D, DELEO F R. *Klebsiella pneumoniae* capsule polysaccharide as a target for therapeutics and vaccines[J]. Comput Struct Biotechnol J, 2019(17): 1360-1366.

案例 049 发热廿天病因成谜，拨开迷雾谁是真凶？

【案例经过】

青年男性巫某因"间断性高热伴寒战、咳嗽咳痰 20 余天"于 2020 年 7 月 13 日来院就诊。患者有基础疾病结节性甲状腺肿，食鱼生及腹泻病史，外院肥达试验阳性，肠镜提示全结肠及直肠散在分布红斑，外院考虑"伤寒"，抗感染无效。入我院后给予头孢噻肟钠/舒巴坦钠＋多西环素抗感染、退热等对症治疗，疗效依然不佳。患者发热时相对缓脉，无消化道、皮疹、肝脾肿大等症状，感染指标稍高，自身免疫抗体以及肿瘤标志物均阴性，常规微生物检查未查见可疑的病原体。行外周血病原宏基因组测序（mNGS）检测，mNGS 查见贝纳柯克斯体（详见表 49-1）。该患者发热原因是什么？是否是感染引起？可能的病原体是什么？

表 49-1　巫某部分检测结果

项目	结果
微生物相关检查	
血培养多次	阴性
痰涂片找细菌 + 真菌	革兰阳性球菌：少见（1+）；革兰阴性杆菌：少量（2+）；革兰阳性杆菌：少见（1+）；未发现真菌及菌丝
纤维支气管镜冲洗液	阴性
涂片找结核分枝杆菌	阴性
骨髓培养 2 次	阴性
粪便培养	未查见伤寒或副伤寒沙门菌
骨髓涂片	阴性
mNGS	贝纳柯克斯体，3 条序列
肥达试验（外院） 肥达试验（我院） 第二次复查	阳性 曾有 1：80 1：40
登革病毒通用型核酸检测	阴性
呼吸道病毒七项	阴性
结核分枝杆菌抗体 IgG	阴性
布鲁菌 IgG 抗体	阴性
感染指标	
白介素 -6	29.3pg/ml ↑
C 反应蛋白	21.56mg/L ↑
降钙素原	0.20ng/ml ↑
白细胞计数	3.65×10^9/L
嗜酸性粒细胞百分比	0.8%
中性粒细胞百分数	41.1%
生化指标	
γ- 谷氨酰转肽酶	118U/L ↑
乳酸脱氢酶	279U/L ↑
甘油三酯	3.06mmol/L ↑
高密度脂蛋白	0.56mmol/L ↓

续表

项目	结果
腺苷脱氨酶	23.5U/L ↑
白蛋白	34.50g/L ↓
铁蛋白	325.3ng/ml
钾	3.09mmol/L ↓
凝血指标	
血浆凝血酶原时间	14.80s ↑
活化部分凝血活酶时间	46.0s ↑
血浆纤维蛋白原含量	5.51g/L ↑
D- 二聚体（比浊法）	1 310ng/ml ↑
自身抗体	
抗核抗体谱 14 项	阴性
肿瘤标志物	
甲胎蛋白、癌胚抗原、糖类抗原 125、非小细胞肺癌相关抗原	阴性
免疫球蛋白和其他指标	IgG 16.64g/L ↑、IgA 4.66g/L ↑、免疫球蛋白轻链 kap 4.62g/L ↑、免疫球蛋白轻链 lam 3.09g/L ↑、补体 C3 1 217mg/L，补体 C4 44mg/L ↑、抗链球菌溶血素 O < 20、抗链球菌 DNA 酶 B < 50
18F-FDG-PET/CT	1. 未见恶性肿瘤代谢影像； 2. 脑形态、结构及脑功能代谢未见异常； 3. 右肺下叶背段、后基底段和内基底段斑片影，糖代谢稍增高，考虑炎性病变； 4. 全身骨髓糖代谢弥漫性稍增高，脾大伴糖代谢稍增高，考虑反应性改变
纤维支气管镜检查	左下叶小憩室
CT（外院）	右肺下叶少许感染病灶

【沟通体会】

1. 第一次思考：连续高热，到底是不是感染惹的祸？

该患者症状高度疑似伤寒，肥达试验阳性，微生物培养阴性，mNGS

发现贝纳柯克斯体（立克次体属，Q 热病原体）。那病原体到底是沙门菌还是立克次体？我们回溯了 mNGS 的原始病原数据以及同批次检测情况，该患者的 3 条贝纳柯克斯体是特异序列，位于不同的基因区域，阴性质控未检出，然而同批次有其他样本检出贝纳柯克斯体 346 条序列，但测序样本标签 100% 匹配，发生标签跳跃（index hopping）导致假阳性的可能性低，尚无法排除立克次体。跟医生沟通 mNGS 情况后，更多考虑是否多重耐药型伤寒引起的发热？ 7 月 16 日患者抗生素升级为美罗培南针 + 左氧氟沙星氯化钠注射液，使用 4 天后发热等症状仍然无好转，故伤寒、立克次体诊断不考虑，排除感染性发热。mNGS 结果考虑为假阳性，可能是操作过程中样本间的交叉污染导致。

2. 第二次思考：精准影像评估，不是肿瘤在作怪

在排除感染性发热后，我们进一步思考是否可能是肿瘤引起发热？肿瘤性疾病占不明原因发热病因的 20%，主要见于实体肿瘤、血液系统肿瘤如淋巴瘤，好发于年轻发热患者 [1]。医生给予患者 PET/CT 检查，结果提示炎症反应，未见恶性肿瘤代谢影像，排除了实体肿瘤、淋巴瘤可能。完善骨髓穿刺活检也排除了血液系统疾病。

3. 第三次思考：重重迷雾之下，需要考虑结缔组织病

继续跟进患者情况，再次跟医生交流得知巫某之前有双侧膝关节外侧疼痛。虽然巫某自身抗体谱阴性，但排除感染、肿瘤性疾病后，还是重点怀疑自身免疫性疾病引起的发热，尤其是免疫指标阴性的风湿免疫疾病可能，如成人 Still 病。由于 PET/CT 提示炎症反应，再结合患者各项实验室检查，医生多考虑患者为结缔组织病引起发热，故 7 月 21 日停抗生素，予甲泼尼龙治疗，患者此后无发热，症状明显缓解，使用激素后复查胸部 CT 未见病灶增大，病情稳定，于 7 月 27 日出院，出院诊断为结缔组织病（可能性大）。

【经典箴言】

不明原因发热主要考虑感染性疾病（40% ~ 50%），还可能是结缔组织 - 血管性疾病（20% ~ 30%）、肿瘤性疾病（20%）、其他（10%）等 [1-3]。寻找责任病原体或排除感染时，除了常规的病原学检测方法，目前还可以使用 mNGS。mNGS 是国内外发展迅速、应用较多的一种新技术，具有覆盖广、检出率高的优势，非常适合苛养菌或者非典型性病原菌检出，而且检测报告时间迅速，时效性高，能弥补传统病原学检测方法的不足。但 mNGS

目前尚无规范化检测流程和结果判读标准，影响结果的因素和环节繁多：①采样不规范（不仅仅要求无菌，还应无核酸操作）、实验室污染、PCR气溶胶污染、环境和试剂中的背景微生物、标签跳跃等均可能导致假阳性；②测序数据量低、病原体浓度低或者人源核酸浓度高可能导致假阴性。因此，若mNGS阳性，但不符合临床表现或常规实验室检查结果，则不能仅根据mNGS结果进行病原菌感染的诊断。

mNGS确实是一把利器，但不是一个万能神器，目前仅是感染性疾病的辅助诊断方法。当mNGS提示阳性时，我们应该回溯从采样到报告的整个流程，核实原始测序数据，排除污染可能，去伪存真，必要时应用其他方法，如Sanger测序、PCR或抗原/抗体检测，进一步验证，确保"凶手"原形毕露。另外，在日常工作中对于疑难病例应及时与临床医生主动沟通，密切结合患者治疗情况反复求证。每一份标本都有它不可替代的价值。

（胡雪姣　顾　兵）

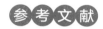

[1] 翁心华，陈澍. 不明原因发热的病因诊断与合理治疗 [J]. 中华内科杂志，2003，42(4)：269-270.

[2] 翟永志，刘刚. 不明原因发热病因诊断进展 [J]. 中国医药导报，2011，8(16)：11-12.

[3] 欧鹏程，彭雁忠. 不明原因发热综述 [J]. 中国热带医学，2010，10(06)：710-712.

案例 050 医技携手，步步为营，断案咳嗽"真凶"

【案例经过】

门诊来了一位中年男性患者，该患者不停咳嗽、咳痰，身上有散在出血斑，身体虚弱，嘴唇发白。入院体检显示体温正常。询问病史后得知，患者身上这种散在出血斑已经持续大概5年了，既往有结核病史6年，有输血史。血常规提示白细胞计数正常，但血小板很低，仅为17×10^9/L，降钙素原0.09ng/ml，C反应蛋白44.84mg/L。胸部螺旋CT提示右肺多发病变，以右肺上叶为著，考虑继发性肺结核基础上合并曲霉菌感染伴曲菌球形成。患者血象异常，补做了一个骨髓穿刺检查提示急性髓性白血病。

病例讨论 1：患者有肺部感染症状和指征，有结核病史，是否急性髓性白血病合并肺结核可能？

医生与微生物室的老师进行沟通，要求重点进行肺结核的排查。首先是痰标本检查，微生物室制作了多张痰标本涂片进行抗酸染色，在镜下仔细寻找，未发现抗酸菌。送检临床分子组的标本行结核分枝杆菌（TB）核酸检测（PCR）也显示为阴性，结核菌培养（固体法和液体法）均未发现结核菌生长，结核分枝杆菌和利福平耐药基因突变均未检出，全血结核感染 T 细胞斑点实验阴性，故基本排除活动性肺结核。

病例讨论 2：细菌性肺炎？

痰标本涂片镜检提示标本不合格（白细胞＜ 10/ 低倍镜视野，上皮细胞＞ 25/ 低倍镜视野），主要是革兰氏阳性球菌（中量 3+），未发现真菌及菌丝，细菌＋真菌培养均提示正常菌群生长，无真菌生长。

10 月 10 日进行电子支气管镜检查提示气管管腔通畅，黏膜弥漫充血，中下段膜部见数个白色细小隆起，冲洗后不可吸除。左右主支气管及各叶段支气管管腔通畅，黏膜弥漫充血，少许白色黏稠分泌物，未见狭窄、新生物。于右肺上叶尖段和后段予生理盐水 100ml 灌洗，共回收 45ml 红色浑浊液体，并于此处刷检（见图 50-1）。

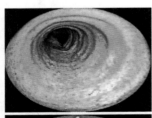
气管
弥漫充血；中下段膜部见数个白色细小隆起

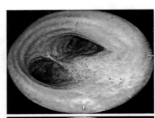
隆突
尖锐

右上叶
黏膜充血，少许分泌物

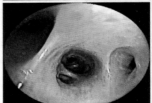
右中间支气管
黏膜充血，少许白色粘稠分泌物

图 50-1 支气管镜下表现

支气管肺泡灌洗液和支气管毛刷未见异常，支气管肺泡灌洗液培养提示杂菌生长，未见真菌生长。气管镜检查后患者出现发热（38.5℃），CRP（干化学法）107.2mg/L，降钙素原0.22ng/ml，β-D-葡聚糖试验（G试验）296.2pg/ml，半乳甘露聚糖抗原试验（GM试验）1.15μg/L，均有上升，血培养均为阴性。入院后分别应用莫西沙星、头孢哌酮/舒巴坦、利奈唑胺，治疗效果不佳。

病例讨论3：真菌性肺炎？

G试验和GM试验均有一定程度升高，胸部CT提示曲霉球形成可能，但培养和镜检均未见真菌，真菌感染的证据不足。微生物的老师建议采集两份支气管肺泡灌洗液进行宏基因组检测。一份报告提示：鼻疽诺卡菌序列数4631条，真菌检出烟曲霉序列数1条。另一份检测结果：发现鼻疽诺卡菌序列数176条，未见真菌。微生物室与临床沟通后认为感染表现符合诺卡菌感染的表现，宏基因组测序结果应该是可以参考的，但不能完全排除真菌感染，故采用伏立康唑+复方磺胺甲噁唑片联合治疗诺卡菌。10月16日停用伏立康唑，继续复方磺胺甲噁唑片治疗，患者病情好转，出院。

【沟通体会】

1. 患者特点分析

该患者为急性血液恶性肿瘤患者，免疫功能低下，机会性感染多见。这类患者往往感染症状不典型，而且病原体诊断比较困难，特别是对一些苛养菌，常规检测手段很容易漏诊。该病例根据病史进行了活动性结核排查，然后进行了细菌和真菌镜检、培养和血清学检查，均未提示异常，经验性抗细菌治疗无效。后期虽然有血清学提示真菌感染可能，但没有微生物学证据，经验性抗真菌治疗效果不大。最后根据支气管肺泡灌洗液的宏基因组测序（mNGS）技术发现了鼻疽诺卡菌，序列数达到4631条，重复送检仍能检出，但微生物实验室常规培养和镜检均漏检了。

2. 微生物室漏检原因分析

复盘标本整个流程，我们认为可能的原因如下：①标本取材不规范，呼吸道污染菌较多，掩盖了主要致病菌的检出；②标本未进行离心处理，造成标本接种和涂片漏检；③诺卡菌在常规培养条件下生长缓慢，一般需要5~7天可见菌落，而常规呼吸道标本的培养时间仅为3天；④镜检和观察培养板的技术人员对诺卡菌的认识不够，缺乏专业灵敏性。

3．医技沟通，共断"真凶"

患者一直无法确定病原体，只能靠经验性治疗，通过不断与临床医生沟通治疗效果和可能的诊断，最后在支气管肺泡灌洗液中采用 mNGS 技术检测到了鼻疽诺卡菌。报告的序列数和医生的观察与报告符合，故临床医生根据这个结果及时调整了抗生素治疗方案，患者病情治疗好转。

【经典箴言】

临床检测工作不能只按照一个工作模式做到底，一定要综合多方面的信息（比如标本来源科室、科室常见疾病、患者临床表现、标本性状、规范化接种、平板观察等）进行差异化分析，只有这样才能做到有的放矢、精准诊疗。

（李正康　顾　兵）

案例 051　如何寻找转移性肠癌患者靶向药？

【案例经过】

患者，女性，61 岁。因"乙状结肠癌术后 1 年 10 个月，发现双肺转移 8 个月"于 2017 年 4 月 27 日收治入院。

病史：患者曾于 2015 年 6 月 12 日在外院行肠镜检查，并于同年 6 月 16 日全麻下行乙状结肠癌根治 + 复杂粘连松解术。术后恢复可，未行放化疗，定期随访。2016 年 8 月 24 日胸部增强 CT：两肺多发结节，纵隔淋巴结稍大，两肺散在炎性灶。于同年 8 月 29 日全麻下行胸腔镜辅助右中肺楔形切除 + 右下肺楔形切除术。术后病理：右中肺腺癌，结合病史，考虑肠癌转移。术后恢复可，患者于 2016 年 10 月—2016 年 12 月行三次化疗，化疗方案为 mFOLFOX6［奥沙利铂 200mg（第一天）+5- 氟尿嘧啶 650mg 静脉推注（第一天）+5- 氟尿嘧啶 3 000mg 每 48 小时持续静脉滴注 + 亚叶酸钙 650mg（第一天）］。2017 年 1 月进行疗效评估为疾病稳定（SD），于 2017 年 1、2、3 月份各行一次化疗，方案同前。化疗期间无明显胃肠道反应和血液学毒性。2017 年 3 月评估疗效为疾病进展（PD）（表 51-1）。现为进一步诊治收入院。

表 51-1　血清肿瘤标志物检测

项目名称	单位	结果	正常参考值
糖类抗原测定（CA72-4）	IU/ml	1.14	0 ~ 6.9
糖类抗原测定（CA-125）	U/ml	30.56	0 ~ 35
癌胚抗原测定（CEA）	ng/ml	12.65 ↑	0 ~ 5
糖类抗原测定（CA19-9）	U/ml	13.88	0 ~ 39
糖类抗原测定（CA-50）	IU/ml	14.61	0 ~ 30
糖类抗原测定（CA24-2）	U/ml	32.57 ↑	0 ~ 25

体格检查：神志清楚，全身浅表淋巴结无肿大。颈部见陈旧性手术瘢痕，其下未及结节，甲状腺无肿大。右胸壁见小手术瘢痕，双肺呼吸音清晰，未闻及干、湿性啰音。心率 80 次 / 分，律不齐。腹部平坦，腹壁软，右上腹见陈旧性手术瘢痕，约 30cm，中下腹见陈旧性手术瘢痕，约 20cm，其下无结节、压痛，全腹无压痛，无肌紧张及反跳痛，肝脾肋下未触及，肝脏、肾脏无叩击痛，肠鸣音 3 次 / 分。双下肢无水肿。

诊断及诊断依据

1. 乙状结肠腺癌术后（$pT_3N_0M_0$，ⅡA 期），双肺转移，右肺姑息性切除术后（$cT_3N_0M_1$，Ⅳ期），ECOG 评分 1。

2. 乙型病毒性肝炎，小肝癌术后：患者 1991 年发现"乙肝"，乙肝"小三阳"（乙肝病毒血清学标志物 HBsAg、HBeAb、HbcAb 阳性）。患者曾于 2004 年 5 月 13 日行"小肝癌"手术，现复查未见肿瘤复发转移。故此诊断成立。

3. 甲状腺腺瘤术后：患者曾于 2001 年行甲状腺腺瘤切除术。

患者肠癌术后 14 个月发现双肺转移，行右肺姑息切除术并经过 6 次化疗后病情进展，现考虑采用靶向治疗。临床与分子室沟通后决定进行基因检测，故此患者自行携带外院肠癌未经染色的手术标本申请基因检测。

【沟通体会】

患者基因检测结果如表 51-2。

表 51-2　原发灶肠癌组织基因检测结果

基因	外显子及位点	结果
KRAS	EXON-2 G12S	野生型
	EXON-2 G12C	野生型
	EXON-2 G13D	野生型
	EXON-3 A59T	野生型
	EXON-3 Q61L	野生型
	EXON-4 K117N	野生型
NRAS	EXON-2 G12D	突变型
	EXON-2 G13D	野生型
	EXON-2 G13R	野生型
	EXON-3 G61R	野生型
	EXON-4 A146T	野生型
BRAF	V600E	野生型

　　基因检测结果显示 NRAS 基因存在突变，提示患者从西妥昔单抗中获益的概率较小，但仍有可能从贝伐珠单抗进行靶向治疗中获益。在临床医生与患者及家属充分沟通后最终采用贝伐珠单抗联合晚期二线 FOLFIRI（亚叶酸钙 + 5- 氟尿嘧啶 + 伊立替康）方案。

【经典箴言】

　　1. 根据中国国家癌症中心公布的数据，中国近 10 年结直肠癌发病率和死亡率在不断升高，且男性患者死亡率为逐年上升，而女性患者则相对趋于平稳。

　　2. 肠癌中靶向药物的治疗有效性受 RAS 和 BRAF 基因状态的影响，美国国家综合癌症网络（NCCN）2023 年第 V2 版结肠癌治疗指南指出，推荐使用抗表皮生长因子受体（EGFR）单抗进行治疗之前，先对患者进行 KRAS、NRAS 和 BRAF 基因突变检测[1]。RAS 与 BRAF 基因突变都会导致 EGFR 靶向药物无效或者疗效差。在结直肠癌患者中约 30% ~ 55% 伴有 KRAS 基因突变，约 1%～6% 的患者有 *NRAS* 基因突变，约 8%～14% 的患者有 *BRAF* 基因突变[2]。*KRAS* 与 *NRAS* 基因双重野生型患者可从 EGFR 抑制剂西妥昔单抗治疗中获益。进行 *RAS* 基因突变检测已经成为结直肠癌患者选择最佳一线治疗方案的关键策略。*BRAF* 基因突变往往是预后不良的指标，对于 *BRAF* 突变的患者，可以通过使用 *BRAF* 抑制剂（索拉非尼）使患者恢复对西妥昔单抗或帕尼单抗的敏感性。本例中患者存在 *NRAS* 第 2 号外显子 G12D 突变，因此不考虑使用 EGFR 抑制剂西妥昔单抗，而抑制肿瘤血管生成的药物贝伐珠单抗不受 *NRAS* 基因突变状态的影响。

3．联合检测 *KRAS*、*NRAS* 与 *BRAF* 基因有无突变，可以作为选择合适靶向药物的有效参考，有助于进一步实现肿瘤患者的个体化治疗，延长患者生存期。

（李少波　伍　均）

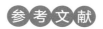

[1] BENSON A B, et al. NCCN Guidelines Version 2.2023 Colon Cancer. 2023.
[2] 凌云，应建明，邱田，等．结直肠癌患者 *KRAS*、*BRAF* 及 *PIK3CA* 基因突变检测分析 [J]．中华病理学杂志，2012，41(9): 590-594.

案例 052　结直肠癌的分子靶向治疗

【案例经过】

患者男，66 岁，因"腹痛、大便带血 3 个月"入院。

现病史：患者今年 3 月以来无明显诱因出现腹部间歇性隐痛不适，主要位于脐周，疼痛无放射性，无恶心、呕吐，无畏寒、发热，并出现间断性大便带血，呈鲜红样，无里急后重感。于当地医院胃镜提示慢性浅表性胃炎，予对症治疗后，症状无明显好转，此后间断大便带血，为鲜红色或深红色或浅红色，并伴里急后重。于当地医院肠镜提示：结肠肝曲见一隆起结节状病变，表面附有大量污秽分泌物，质地硬，肠腔变形变窄，肠镜不能通过。病理提示：结肠腺癌。为进一步治疗前来就诊。门诊以"结肠肿瘤"收治入院。起病以来，食纳可，小便无特殊异常，体重减轻约4公斤。

既往史：否认肺炎、心脏病、肾炎等病史，否认输血史。否认病毒性肝炎、结核或其他传染病史。否认药物及食物过敏史。否认手术史。

体格检查：体温 36.8℃，心率 76 次 / 分，呼吸 18 次 / 分，血压 115/82mmHg。全身浅表淋巴结未及肿大，心肺未检见明显异常。腹部外形正常，腹部触诊未见明显包块。

入院诊断：结肠癌。

患者于入院后行腔镜下右半结肠切除术。肿瘤位于结肠肝曲，大小约 10mm × 20mm，质硬，未突破肠壁浆膜层，肝脏表面光滑，未见转移性病灶，盆腔亦未见异常。术后病理学检查：（右半结肠）中 - 高分化腺癌侵及肠壁全层，伴肠系膜淋巴结（1/42 枚）癌转移，回肠及结肠手术切缘、阑尾及大网膜切片上未见癌组织累及，肠系膜上动脉根部淋巴结（9 枚）未见癌组织转移。分子生物学检测显示患者癌组织 KRAS 基因第 2 号外显子第 12、13 位密码子上 8 种体细胞突变，NRAS 基因 12、13、61 密码子突变以及 BRAF 基因 V600E 体细胞突变均为野生型。术后予西妥昔单抗 + 奥沙利铂联合化疗，患者病情持续稳定。

【沟通体会】

检验科分子生物学实验室与临床沟通后，为更加明确诊断和治疗，检索文献发现，随着西妥昔单抗等靶向药物的问世，结直肠癌的靶向治疗取得了长足进步。靶向药物针对肿瘤细胞抗原或受体，具有特异性强、不良反应小、疗效好的优点，在白血病、乳腺癌、肺癌和肠癌等恶性肿瘤治疗中得到广泛的应用。治疗结直肠癌常用的靶向药物，如西妥昔单抗和帕尼单抗，均为抗表皮生长因子受体（EGFR）单克隆抗体。其通过与肠癌细胞膜受体 EGFR 特异性结合，竞争性阻断配体表皮生长因子（EGF）和转化生长因子 α（TGF-α），阻滞细胞内信号传导通路，抑制癌细胞的增殖，显著延长晚期肠癌患者的生存期。

尽管抗 EGFR 药物的靶点是 EGFR，但 EGFR 自身并不适合作为临床疗效的预测因子，而 EGFR 依赖的 2 条信号通路 RAS-RAF-MAPK 和 PI3K-PTEN-Akt 的分子变异对靶向药物疗效的预测更有指导意义。因此检测 RAS 和 RAF 的基因状态对预测结直肠癌使用分子靶向药物的疗效具有指导意义。

综上，向临床建议检测癌组织 *KRAS*、*NRAS* 及 *BRAF* 基因突变情况，为临床下一步治疗方案的选择提供参考。针对基因检测结果，选择适宜的靶向药物治疗后患者病情终于稳定。

【经典箴言】

1. 结直肠癌是全球第三大最常见的恶性肿瘤。近年来中国结直肠癌的发病率和死亡率均上升。目前手术仍是治疗局部肿瘤的有效治疗方法，化疗药物组合用于延长晚期患者的整体生存和无病生存。结直肠癌的发生发展是多个基因突变、多个步骤积累造成的。多个信号通路激活，特别是 RAS-RAF-MAPK 和 PI3K-PTEN-AKt 信号通路，在调节细胞增殖、血管生成、细胞运动和细胞凋亡中起到重要的作用。

2. 近年来，结直肠癌的治疗领域中最大亮点是确定 *KRAS*、*NRAS* 及 *BRAF* 等基因状态与抗 EGFR 单抗疗效的相关性。*KRAS* 基因野生型患者可从抗 EGFR 治疗中获益，突变型患者疗效很差，因此治疗靶点的检测是临床进行个体化治疗的前提。即使在野生型 *KRAS* 的结直肠癌患者中也只有 17% 对帕尼单抗有效，59% 对西妥昔单抗＋伊立替康有效，61% 对西妥昔单抗＋奥沙利铂有效，表明还存在其他的抗药机制。*BRAF* 也可影响抗 EGFR 治疗，该基因的产物是 *KRAS* 的下游作用因子。野生型 *KRAS* 病例伴有 *BRAF* V600E 突变的患者对西妥昔单抗或帕尼单抗治疗无反应，说明 *BRAF* 基因突变检测在结直肠癌靶向治疗中亦有重要意义。*NRAS* 是 RAS 家族中另一名成员，研究发现，*NRAS* 基因突变型与野生型患者对西妥昔单抗治疗的缓解率分别为 7.7% 和 38.1%。尽管 *NRAS* 基因突变率不足 5%，但由于 *NRAS* 基因与 *KRAS* 基因和 *BRAF* 基因突变互为排斥，因此野生型 *KRAS* 和野生型 *BRAF* 的转移性结直肠癌患者进一步筛查 *NRAS* 突变基因对基于抗 EGFR 的化疗方案选择和疗效判断有较好的指导作用。

3. 临床研究提示只有 *KRAS*、*NRAS* 和 *BRAF* 基因野生型患者才可从抗 EGFR 靶向治疗中获益。检测癌组织 *KRAS*、*NRAS* 和 *BRAF* 基因状态是筛选抗 EGFR 靶向药物适用人群较直接、有效的方法。因此，《中国结直肠癌诊疗规范（2020 年版）》[1] 和 2022 年版美国《国家综合癌症网络结直肠癌临床实践指南（NCCN）》[2] 等国内外指南均推荐对临床确诊为复发或转移性结直肠癌患者进行 *KRAS*、*NRAS* 和 *BRAF* 基因突变检测，以指导肿瘤靶向治疗。

4. 结直肠癌患者的基因突变率因样本量大小、不同的检测方法及人种差异而不同，而检测方法的差异则为重要的影响因素。导致基因检测差异的可能原因包括：①不同研究采用的检测方法各异，其灵敏度存在差异；②检测包含的基因位点也存在差异，部分研究不仅检测 KRAS、NRAS 热点突变（如 KRAS 基因 2 号外显子 12、13 密码子突变），一些发生率低的突变位点如 KRAS 基因 3 号、4 号外显子的 59、61、117 等密码子的突变也在检测范围内。

5．有关基因突变检测的方法很多，比较常用的有直接测序法和荧光定量 PCR 法。直接测序法是目前应用最多的方法，但由于其操作步骤多、检测周期较长、肿瘤组织掺杂正常细胞、存在异质性以及灵敏度低（20%～30%）等问题，特别是甲醛处理导致 DNA 交联和断裂等因素的影响，对技术要求高，临床上已较少使用。对于甲醛固定石蜡包埋标本，科学的前处理是得到高质量 DNA 的前提。直接测序法最关键的是 PCR，引物的特异性和产物的长度是影响 PCR 成功的重要因素。总之，直接测序法检测流程多，每一步都要严格质控才能得到理想的测序结果。

6．目前，一些新的技术已应用于肿瘤的分子检测。有研究显示 [3]，扩增受阻突变系统（ARMS）结合突变位点特异性 PCR 引物和荧光定量 PCR 技术，可将石蜡组织突变检测的灵敏度提高到 1% 的肿瘤细胞含量，显著优于 Sanger 测序所需的 20% 的肿瘤细胞含量，同时准确性也得到提高，成为目前肿瘤分子检测前沿技术之一。虽然这些方法在指导患者治疗方面具有很好的应用潜力，但是能广泛应用于临床的技术尚不多。因此，分子检测方法还有待进一步规范从而使检测结果更加可靠。

（胡爱荣）

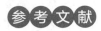

参 考 文 献

[1] 中华人民共和国国家卫生健康委员会. 中国结直肠癌诊疗规范（2020 年版）[J]. 中华外科杂志，2020，58(08): 561-585.

[2] BENSON A B, VENOOK A P, AL-HAWARY M M, et al. Rectal Cancer, Version 2. 2022, NCCN Clinical Practice Guidelines in Oncology[J]. J Natl Compr Canc Netw, 2022, 20(10): 1139-1167.

[3] 高洁，吴焕文，汪莉，等. 靶向新一代测序技术在甲醛固定石蜡包埋结直肠癌组织 RAS 突变检测中的应用与验证：对比 Sanger 测序与 ARMS 实时 PCR 技术 [J]. 英国医学杂志中文版，2016，19(7): 376-382.

案例 053 肺腺癌靶向治疗的撒手锏：二代测序多基因检测

【案例经过】

患者，女，34岁，因"阵发性咳嗽半年"入院。

现病史：患者"阵发性咳嗽半年"，神志清楚，颈软，无抵抗，颈静脉无怒张，气管居中，胸廓对称无畸形，胸骨无压痛。双肺呼吸音清晰，未闻及干、湿性啰音。心率80次/分，律齐。腹部平坦，腹壁软，全腹无压痛，无肌紧张及反跳痛，肝脾肋下未触及，肝肾脏无叩击痛，肠鸣音3次/分。双下肢无水肿。肌力正常，肌张力正常，生理反射正常，病理反射未引出。门诊胸部CT平扫：右肺中叶支气管闭塞伴肺不张，邻近右肺上叶炎症，左肺散在结节，建议结合临床。遂入院，入院后进一步辅助检查。

胸部双源增强CT提示：右肺中叶肺癌可能，导致支气管闭塞伴肺不张、阻塞性炎症，建议穿刺活检；气管隆突下淋巴结肿大。支气管镜检查提示：右肺中叶内侧段及外侧段支气管黏膜增厚，管腔狭窄。正电子发射计算机体层显像（PET/CT）：右肺中叶肿块，隆突下肿大淋巴结，葡萄糖代谢均增高，考虑右肺中叶癌伴纵隔淋巴结转移，建议纤维支气管镜协助诊断；右肺上叶前段混杂密度结节，左肺多发实性结节，葡萄糖代谢均略增高，考虑多原发性肺癌可能，建议必要时行多枚结节穿刺活检协助诊断；右肺上叶另见多发磨玻璃密度小结节；右肺中叶阻塞性炎症。血清肿瘤标志物检测结果见表53-1。

表 53-1 血清肿瘤标志物检测结果

项目名称	单位	结果	参考区间
甲胎蛋白测定（AFP）	μg/L	4.13	0~7
癌胚抗原测定（CEA）	ng/ml	4.35	0~5
糖类抗原测定（CA125）	U/L	53.90 ↑	0~35
糖类抗原测定（CA19-9）	U/L	27.37	0~39

综合上述辅助检查，临床诊断：肺占位性病变伴感染，建议外科手术。患者遂转至胸外科，手术治疗。因考虑到患者尚年轻，故行"胸腔镜下右肺肿瘤切除术"。

术后病理：（右肺中叶）浸润性腺癌，腺泡为主型（筛状结构），中分化，侵犯支气管，癌肿大小 3.8cm×3cm×2.5cm，胸膜及支气管切缘均未见明确肿瘤累及。（右肺上叶结节 2）局灶区肺实变伴纤维组织增生。第 4 组淋巴结（2/2）、第 7 组淋巴结（3/3）均见肿瘤转移。第 2 组淋巴结（0/3）、第 3 组淋巴结（0/2）、第 10 组淋巴结（0/4）未见肿瘤转移。免疫组化结果：CD117（－），CK7（＋），CEA（＋），钙调理蛋白（calponin）（－/＋），P63（＋），P40（－/＋），napsin-A（＋），TTF-1（＋），SPA（－/＋），Vim（－），ER（－），TG（－），GCDFP-15（－）。

【沟通体会】

术后患者拒绝化疗，要求靶向治疗。故行基因检测，ARMS 法检测结果提示：*EGFR* 基因突变阴性，详见表 53-2。

表 53-2　EGFR 基因突变检测结果

检测项目	外显子	突变类型	检测结果
EGFR 基因 29 种突变检测	EXON-19	19-del	野生型
	EXON-21	L858R	野生型
	EXON-20	T790M	野生型
	EXON-20	20-Ins	野生型
	EXON-18	G719X	野生型
	EXON-20	S768I	野生型
	EXON-21	L861Q	野生型

患者仍然不想放弃，要求继续检测其他基因，故推荐其行二代测序（NGS）多基因检测。最终患者选择了肺癌 68 基因的检测，详见图 53-1。

NCCN指南明确与非小细胞肺癌用药指导相关的基因

| *ALK* | *BRAF* | *EGFR* | *ERBB2* | *KRAS* | *MET* | *RET* | *ROS1* |

其他与癌症用药指导密切相关的基因

AKT1	*APC*	*AR*	*ARAF*	*ATM*	*AXL*	*BCL2L11*	*BRCA1*
BRCA2	*CCND1*	*CD74*	*CDK4*	*CDK6*	*CDKN2A*	*CTNNB1*	*DDR2*
ERBB3	*ERBB4*	*ESR1*	*FGF19*	*FGF3*	*FGF4*	*FGFR1*	*FGFR2*
FGFR3	*FLT3*	*HRAS*	*IDH1*	*IDH2*	*IGF1R*	*JAK1*	*JAK2*
KDR	*KIT*	*MAP2K1*	*MTOR*	*MYC*	*NF1*	*NOTCH1*	*NRAS*
NRG1	*NTRK1*	*NTRK2*	*NTRK3*	*PDGFRA*	*PIK3CA*	*PTCH1*	*PTEN*
RAF1	*RB1*	*SMAD4*	*SMO*	*STK11*	*TOP2A*	*TP53*	*TSC1*
TSC2							

注：不同颜色代表的含义
- 突变
- 突变/扩增
- 突变/融合

与药物代谢与毒性相关的重要基因（主要关注单核苷酸多态性）

| *CYP2D6* | *DPYD* | *UGT1A1* |

图 53-1　NGS 检测肺癌相关基因列表

检测结果见表 53-3。

表 53-3　NCCN 指南涵盖的 8 种核心基因的变异

基因	变异类型	变异结果	丰度 /%
EGFR	突变 / 插入 / 缺失 / 拷贝数变异	未检出	
ALK	重排 / 突变 / 插入 / 缺失 / 拷贝数变异	未检出	
ERBB2	突变 / 插入 / 缺失 / 拷贝数变异	未检出	
BRAF	突变 / 插入 / 缺失	未检出	
MET	可变剪切突变	NM_000245.3(MET): c.3028+2T > A	20.21
RET	重排 / 突变 / 插入 / 缺失	未检出	
ROS1	重排 / 突变 / 插入 / 缺失	未检出	
KRAS	突变 / 插入 / 缺失	未检出	

该结果提示：*MET* 基因 14 号外显子可变剪接突变，携带此突变的肿瘤细胞对 MET 抑制剂（如克唑替尼）敏感。其余基因未检出异常。

最终该患者选择了克唑替尼的靶向治疗，同时也在积极寻找新靶向药物的临床试验。临床对患者的治疗尊重了患者的意见。患者最初拒绝化疗，之后要求基因检测靶向治疗。根据患者的要求，检验科采用 NGS 测序技术对患者进行多基因测序，为其提供适宜的靶向药。

【经典箴言】

1. *MET* 基因编码 c-MET 蛋白，它是一种肝细胞生长因子受体，具有酪氨酸激酶活性。c-MET 的激活与其下游 PI3K-Akt-mTOR 通路和 RAS-RAF-MEK-ERK 通路的激活密切相关，其参与细胞信息传导、细胞骨架重排的调控，是细胞增殖、分化和运动的重要因素。*MET* 突变与多种肿瘤如肾细胞癌（RCC）、肝癌、小细胞肺癌的发生和转移密切相关。约 15%~20% 的散发性 I 型乳突状 RCC 患者携带 *MET* 体系错义突变。携带 *MET* 高水平扩增或 14 号外显子可变剪接突变的晚期非小细胞肺癌（NSCLC）患者对克唑替尼敏感（NCCN 指南 2A 级推荐）[1]。

2. 高通量测序技术（high-throughput sequencing）又称二代测序技术（next-generation sequencing technology），能一次并行对几十万到几百万条 DNA 分子进行序列测定。在肿瘤预防方面，NGS 主要用于肿瘤易感基因的筛查。在治疗方面，NGS 能够检测出多个与肿瘤相关的基因，可以指导个性化的靶向治疗，同时能够发现新的治疗靶点。对于肿瘤的预后，NGS 可用于肿瘤复发和耐药的监测与分析。

3. 对于期望能在靶向治疗中获益的患者来说，推荐多基因 NGS 检测优先级应大于一代测序或单基因突变检测。当然，NGS 也有自身的局限性等待进一步的完善和提高。

（刘永华　伍　均）

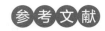

[1] ETTINGER D S, WOOD D E, AISNER D L, et al. Non-Small Cell Lung Cancer, Version 3.2022, NCCN Clinical Practice Guidelines in Oncology[J]. J Natl Compr Canc Netw, 2022, 20(5): 497-530.

案例 054 肺癌患者不能手术怎么办？

【案例经过】

患者，女，65 岁，因骨痛 1 个月，于 2017 年 1 月 10 日前来就诊。

现病史：患者 1 个月前开始无明显诱因骨痛。门诊体格检查：神清，气平，颈外三角及锁骨上窝未扪及肿大淋巴结，胸廓无畸形，双侧呼吸运动、语音震颤对称相等；两肺呼吸音粗，未闻及干、湿性啰音。心前区无隆起。心率 78 次 / 分，律齐，各瓣膜区未闻及病理性杂音。腹软，无压痛，肝、脾肋下未触及。脊柱四肢无异常。门诊以恶性肿瘤可能收治入院。

入院后，行 PET/CT 检查显示右肺下叶背段软组织肿块合并 ^{18}F- 氟代脱氧葡萄糖（^{18}F-FDG）摄取增高，考虑周围型腺癌，全身多发骨转移。1 月 12 日胸部 CT 增强显示右肺下叶背段和内基底段支气管闭塞伴肿块，大小为 33mm × 37mm，边缘分叶伴毛刺，增强后 CT 值为 45 亨氏单位（HU）；右下肺静脉局部被包埋，肿块与其后壁相贴分界不清；右肺中叶见小结节灶，大小为 8mm 左右；右肺门淋巴结肿大。心脏未见异常表现。双侧胸腔未见积液，右肺下叶背段和内基底段肿块，结合血清肿瘤标志物检测结果（表 54-1）综合考虑为肺癌可能；右肺中叶见小结节灶。临床初诊：右肺下叶癌伴骨转移。

表 54-1 血清肿瘤标志物检测结果

项目名称	单位	结果	参考区间
癌胚抗原测定（CEA）	ng/ml	28.37 ↑	0 ~ 5
糖类抗原测定（CA24-2）	U/ml	26.46 ↑	0 ~ 25
糖类抗原测定（CA724）	IU/ml	7.58 ↑	0 ~ 6.9
细胞角质蛋白 19 片段抗原 21-1（CYFRA211）	ng/ml	44.37 ↑	0 ~ 3.3

临床初诊为肺癌骨转移可能，不适宜手术治疗。检验科建议可以抽血检测循环游离 DNA（cfDNA）中 *EGFR* 基因突变情况，以判断患者用靶向药进行治疗的机会。

【沟通体会】

临床送检血液样本，以检测血液 cfDNA 中 *EGFR* 基因突变情况，为患者寻求靶向药物治疗的可能。采用微滴式数字 PCR（ddPCR）的方法进行血液基因检测，结果如表 54-2。

表 54-2   ddPCR 血液 *EGFR* 基因 29 种突变检测

外显子及突变类型	结果	相关药物名称 / 检测意义
EXON-19 19-DEL	突变型 5.77%	吉非替尼、厄洛替尼、盐酸埃克替尼、阿法替尼
EXON-21 L858R	野生型	吉非替尼、厄洛替尼、盐酸埃克替尼、阿法替尼
EXON-20 T790M	突变型 2.26%	奥希替尼
EXON-18 G719X	野生型	吉非替尼、厄洛替尼、盐酸埃克替尼、阿法替尼

结果显示，本例患者同时存在 19 外显子缺失敏感突变和 20 外显子原发性 T790M 耐药突变。检验科及时向临床反馈基因检测结果并进行解释：患者丧失了 1、2 代靶向药物获益的可能，但仍然有望从 3 代药物（奥希替尼）中获益。

【经典箴言】

1. 肺癌中有 *EGFR* 突变的主流人群为亚裔、女性、中年、无吸烟史、非小细胞肺癌。*EGFR* 突变率和人种有直接关系，西方人中大概有 20%，而亚裔中则是 30%。一项包含 1 482 个亚洲肺癌患者测序的研究[1] 发现，高达 51.4% 的亚洲非小细胞癌患者有 *EGFR* 突变。中国不吸烟女性 *EGFR* 突变比例更高，目前仍然没有科学的解释。推测与中国妇女长期在厨房做饭吸入油烟有关，或与人种遗传因素相关。为了能让更多的中国人能从 *EGFR* 中获益，建议女性肺腺癌患者进行 *EGFR* 基因突变检测。

2. 近年来的液体活检技术发展迅速，例如微滴式数字 PCR 技术（Droplet Digital PCR，ddPCR），以及 2018 年 1 月份批准的国内首个使用扩增受阻突变系统（ARMS）技术的伴随诊断（companion diagnostic，CDx）*EGFR* 基因突变检测试剂盒。就本例而言，患者已经失去手术机会，我们采用 ddPCR 技术检测血液 cfDNA 的方法观察 *EGFR* 基因突变情况。

3. 肺癌治疗是近年来新药和新技术的最大受益领域，尤其是 2018 年

6月中国批准了 PD-1 靶向药物纳武利尤单抗，用于晚期或转移性非小细胞肺癌患者，为国内肺癌患者和医生带来了很大鼓舞。相信新的检测技术、新试剂盒的研发，以及新药的上市会为肺癌患者带来更多的曙光。

（李少波　伍　均）

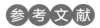

[1] SHI Y, AU J S, THONGPRASERT S, et al. A prospective, molecular epidemiology study of EGFR mutations in Asian patients with advanced non-small-cell lung cancer of adenocarcinoma histology (PIONEER)[J]. J Thorac Oncol, 2014, 9(2): 154-162.

案例 055　凡事无绝对，小细胞肺癌靶向治疗也有春天

【案例经过】

患者女，65 岁，因胸闷、咳嗽，加重伴气促入院，胸部 CT 结果示：拟诊右上肺中央型肺癌并右上肺不张，右肺门、纵隔淋巴结及胸膜多发转移；右肺胸腔少量游离性胸腔积液。取右胸腔积液沉淀物进行病理检测，肿瘤细胞巢团状排列，体积小至中等，核深染，核仁不明显。免疫组化：CK5/6 少量（＋），CK7 少量（＋），TTF1（＋），CD56（＋），Syn（＋），CgA（－），NapsinA（－），CR（－）。病理诊断为右中肺小细胞肺癌。

肺癌依据病理类型分为非小细胞肺癌和小细胞肺癌，近几十年，非小细胞肺癌尤其是肺腺癌的靶向药物治疗发展非常快。目前研究发现肺癌中可能有 6~8 个基因驱动突变，*EGFR* 是最常见的，对于存在肺癌驱动基因如 *EGFR*、*ALK*、*ROS1*、*BRAF* 等突变的患者，服用针对这些基因突变的药物意味着治疗效果要比传统化疗更好，患者生存期更长。但遗憾的是，这些基因的突变在小细胞肺癌患者中较少，故与其他病理类型的肺癌相比，小细胞肺癌的治疗进展并不显著，仍以放化疗为主。医生也是抱着试试的态度建议该患者进行 *EGFR* 突变基因检测。取右胸腔积液沉淀物的石蜡切片，采用 ARMS-PCR 法检测，结果为 EGFR 基因 19 号外显子缺失突变。该小细胞肺癌患者存在 EGFR 基因突变？面对这样罕见的阳性结果，医生

既兴奋又紧张，小概率事件真被咱们碰上了，还是说这只是一个假象，检测结果存在错误？

【沟通体会】

表皮生长因子受体（EGFR）由 *EGFR* 基因表达，是体内细胞表面的一种蛋白质，与表皮生长因子（EGF）结合发挥生物学效应。EGF 和 EGFR 在正常细胞参与细胞生长和分裂。然而，癌细胞中突变的 *EGFR* 基因过表达，导致细胞膜上 EGFR 过多，通过结合大量 EGF 促进细胞生长和分裂，是肿瘤发生的重要因素。

由于小细胞肺癌发生 *EGFR* 基因突变的可能性极低，临床医生、病理科和分子实验室都非常重视此病例，专门组织了一次多学科会议进行讨论，做出新一轮的病理诊断方案。对所取组织重新进行了病理诊断，为了排除在小细胞肺癌中混有腺癌的可能，重新切片用两种不同方法进行 *EGFR* 突变检测，并取患者外周血进行血液 *EGFR* 检测，病理会诊后再次确定为小细胞肺癌。病理科重新切片，分子实验室重新提取肿瘤 DNA，再次用 ARMS-PCR 法做 *EGFR* 突变检测，结果仍为 19 号外显子缺失突变。实验室合成 *EGFR* 基因 19 外显子的引物，进行 PCR 扩增，PCR 产物外送进行 Sanger 测序，检测结果可看到明显的野生型和 19-del 混合的测序图（见图 55-1）。

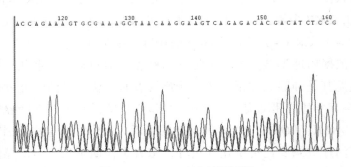

图 55-1　*EGFR* 突变基因检测

肿瘤标本中含有野生型和 19-del 的 DNA，对于这种片段的缺失，Sanger 测序中每个峰不同颜色代表不同碱基，每个峰都指出是来自野生型或突变型，意义不大。

患者未经抗肿瘤的治疗，因此取其外周血 10ml 做游离肿瘤 DNA 的 *EGFR* 突变检测，采用 ARMS-PCR 法，结果与肿瘤组织一致，同样为 19 号外显子缺失突变。因此临床医生采用小细胞肺癌的常规治疗方法 + 靶向药物治疗，治疗效果良好，20 天后复查 CT 发现癌灶较前缩小，胸膜多发转移较前减轻，右上肺不张较前改善。

【经典箴言】

1. 由于小细胞肺癌患者存在较低的 *EGFR* 突变率，临床工作中要慎重处理这种情况，首先再次明确病理诊断，并采用多种方法（ARMS-PCR 法和 Sanger 测序）和多种标本（胸腔积液沉渣 / 游离 DNA/ 肿瘤组织）去进行验证检测结果。

2. 文献报道[1]来自 113 例肺小细胞癌患者，*EGFR* 突变率仅为 1.8%（2/113），*MET* 突变最高为 4.4%，*BRAF*、*C-KIT*、*KRAS* 等基因几乎不发生突变。因此临床医生从经济角度考虑一般不会建议患者进行基因突变检测，从本例患者身上检测出 *EGFR* 突变算是难得的一例。

3. 本实验室统计，组织与随机血样的 *EGFR* 突变的一致率虽然只有 55% 左右[2]，但在本例患者却是一个很好的佐证，其胸水沉渣、游离 DNA 和肿瘤组织均检测出 *EGFR* 基因 19 号外显子缺失突变。一般来说，胸水沉渣与肿瘤组织的 *EGFR* 突变的一致性会高于组织与外周血的 *EGFR* 突变的一致性，对于难以通过手术或穿刺获得组织的患者来说，胸水和外周血是一个很好的补充检测手段。

（徐韫健　林勇平）

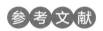

[1] BORDI P, TISEO M, BARBIERI F, et al. Gene mutations in small-cell lung cancer (SCLC): results of a panel of 6 genes in a cohort of Italian patients[J]. Lung Cancer, 2014, 86(3): 324-328.

[2] 徐韫健，高俊，林勇平，等. ARMS 法检测肺癌患者肿瘤组织与血浆表皮生长因子受体基因突变 [J]. 广东医学，2016，37(14): 13-15.

案例 056 · BRAF 基因突变的甲状腺癌

【案例经过】

患者，男，35 岁，因"发现甲状腺结节 1 年"于 2017 年 8 月 14 日前来就诊。

现病史：患者 1 年前体检发现甲状腺结节，无咽痛、发热。颈部中度肿大，无压痛，有多汗、乏力，无烦躁、食欲亢进，不伴吞咽困难、呼吸困难、声音嘶哑等不适。发病以来，患者精神可，睡眠可，二便正常，体重无明显改变。门诊甲状腺常规检测见表 56-1。

表 56-1 门诊甲状腺常规检测结果

项目	结果	单位	参考值范围
总三碘甲状腺原氨酸（T_3）	2.39	nmol/L	1.10 ~ 3.40
总甲状腺素（T_4）	126.95	nmol/L	58.00 ~ 161.00
促甲状腺激素（TSH）	1.89	μIU/ml	0.25 ~ 4.00
游离三碘甲状腺原氨酸（FT_3）	5.50	pmol/L	3.1 ~ 6.5
游离甲状腺素（FT_4）	14.45	pmol/L	9.0 ~ 23.2
甲状腺过氧化物酶抗体	7.26	IU/ml	5.00 ~ 34.00
反式三碘甲腺原氨酸（rT_3）	0.78	nmol/L	0.54 ~ 1.46
甲状腺球蛋白抗体	11.28	IU/ml	10.00 ~ 115.00
促甲状腺素受体抗体	0.30	IU/L	0.30 ~ 1.75
甲状腺球蛋白	21.01	ng/ml	0 ~ 77

入院体检彩超提示：甲状腺左叶结节，大小 27mm×35mm，边界清晰，甲状腺右叶结节，大小 7mm×10mm，纵横比 > 1，内有钙化。最终，在细胞学检查分子检测后发现该患者是肿瘤性结节：甲状腺乳头状癌。

【沟通体会】

临床怀疑该患者结节为肿瘤性结节，而考虑患者尚年轻，故此建议患者先行细胞学检查和分子检测 *BRAF* 突变状态。征得患者同意后，在 B 超定位引导下行甲状腺细针穿刺术。术中嘱患者取仰卧位，B 超定位于穿刺部位，常规酒精消毒，以 10ml 注射器刺入，抽吸少许左侧颈部肿大淋巴结细胞送检（甲状腺左、右叶结节穿刺同淋巴结操作）。本例细胞涂片与基因检测 *BRAF* 突变同时进行，局部纱布覆盖，加压包扎。术中顺利，术后无明显出血，患者无不适，安返病房。

甲状腺穿刺细胞学检查结果：甲状腺乳头状癌不能除外，右侧淋巴结转移性腺癌不能除外。分子检测结果：甲状腺右叶结节与右侧淋巴结穿刺物均为 *BRAF* V600E 突变型，见表 56-2。结合细胞学检测结果与分子检测结果，临床进一步认为本例乳头状癌伴右侧淋巴结转移为大概率事件。综合考虑患者情况后行甲状腺癌扩大根治术（甲状腺腺叶全切 + 中央区淋巴结清扫 + 右颈侧区淋巴结清扫）。术中冰冻切片与术后病理检查均显示为甲状腺乳头状癌。

表 56-2　甲状腺穿刺及手术标本基因突变检测

样本来源	检测内容	结果
甲状腺左叶结节穿刺	*BRAF* 基因 V600E 突变检测	野生型
甲状腺右叶结节穿刺	*BRAF* 基因 V600E 突变检测	突变型
颈部右侧淋巴结穿刺	*BRAF* 基因 V600E 突变检测	突变型
常规手术标本（右叶）	*BRAF* 基因 V600E 突变检测	突变型

【经典箴言】

1. 甲状腺癌占内分泌系统恶性肿瘤的 95%[1]，且发病率呈逐年上升趋势，其增长主要由甲状腺乳头状癌（papillary thyroid carcinoma，PTC）的发病率增加所致[2]，尤其是癌灶直径 < 1.0cm 的甲状腺微小乳头状癌。PTC 预后一般良好，手术后 10 年生存率达 90% 以上，但是部分 PTC 侵袭和转移能力较强，是患者死亡的主要原因。

2. 甲状腺 B 超和细针抽吸活检（fine needle aspiration，FNA）[3] 是确定甲状腺结节良恶性的可靠方法，是术前评价甲状腺结节性质最准确和性价比最高的方法，但研究显示约有 20% ~ 25% 的 FNA 检查结果不能够明确甲状腺结节的良恶性[4,5]。PTC 中 *BRAF* V600E 突变是目前为止报道的最具有代表性的突变类型，FNA 结合 *BRAF* V600E 突变检测对甲状腺癌的诊与鉴别诊断具有良好的临床价值，特别是在 FNA 检查中不能明确性质时 [6]。本案中细胞学结果为癌不除外，结合 *BRAF* 基因 V600E 突变，该例为癌的概率即显著增加，因此能够帮助临床医生选择更加正确的治疗方式。

3. *BRAF* 基因 V600E 对 PTC 的诊断具有非常高的灵敏度和特异度。研究表明有 28%~83% 的甲状腺乳头状癌中发现 *BRAF* 基因 V600E 突变，而在正常甲状腺组织和良性病变组织中都没有发现。

4. 超声引导下细针穿刺活检术可有效地术前诊断甲状腺癌。针对超声检查可疑的甲状腺结节首先仍然行细针穿刺活检细胞学诊断，细胞学联合基因检测 *BRAF* 的突变状态能够更好地在术前对甲状腺癌进行筛查与诊断，对于年轻患者更应考虑术前检测 *BRAF* 突变状态。

（李少波　伍　均）

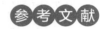

参 考 文 献

[1] SIEGEL R, NAISHADHAM D, JEMAL A. Cancer statistics, 2013[J]. CA Cancer J Clin, 2013, 63(1): 11-30.

[2] HAUGEN B R, ALEXANDER E K, BIBLE K C, et al. 2015 American Thyroid Association Management Guidelines for Adult Patients with Thyroid Nodules and Differentiated Thyroid Cancer: The American Thyroid Association Guidelines Task Force on Thyroid Nodules and Differentiated Thyroid Cancer[J]. Thyroid, 2016, 26(1): 1-133.

[3] GUPTA M, GUPTA S, GUPTA V B. Correlation of fine needle aspiration cytology with histopathology in the diagnosis of solitary thyroid nodule[J]. J Thyroid Res, 2010: 379051.

[4] NIKIFOROV Y E, NIKIFOROVA M N. Molecular genetics and diagnosis of thyroid cancer[J]. Nat Rev Endocrinol, 2011, 7(10): 569-580.

[5] GHARIB H, PAPINI E, PASCHKE R, et al. American Association of Clinical Endocrinologists, Associazione Medici Endocrinologi, and EuropeanThyroid Association Medical Guidelines for Clinical Practice for the Diagnosis and Management of Thyroid Nodules[J]. Endocr Pract, 2010(16 Suppl 1): 1-43.

[6] PARK K S, OH Y L, KI C S, et al. Evaluation of the Real-Q *BRAF* V600E detection assay in fine-needle aspiration samples of thyroid nodules[J]. J Mol Diagn, 2015, 17(4): 431-437.

案例 057 甲状腺乳头状癌 *BRAF* 基因检测一例

【案例经过】

　　患者，男，44 岁，2017 年 4 月 14 日在本地医院行专科体检，发现甲状腺右叶可触及一肿块，质硬，表面不光滑，边界不清晰，无压痛，活动度一般。甲状腺彩超示甲状腺右叶结节伴钙化，大小约 1.3cm×1.3cm×1.1cm，甲状腺颈部Ⅳ区淋巴结声像，甲状腺穿刺涂片细胞学结果为可疑恶性。

　　2017 年 5 月 4 日行甲状腺全叶切除 + 颈部淋巴结清扫术，术中快速病理结果示：局部纤维硬化间质内见少量腺体结构不规则，细胞核增大，可见核沟及核内包涵体，倾向为甲状腺微小乳头状癌，请待常规进一步诊断。为明确诊断，病理诊断医师开具 *BRAF* 基因检测医嘱。

　　2017 年 5 月 9 日检验人员按照常规提取足量甲醛固定石蜡包埋（FFPE）样本中 DNA：取 8 张石蜡切片，脱蜡处理，按照苏木精 - 伊红染色（HE）切片样本富集肿瘤组织，消化过夜。2017 年 5 月 10 日柱提法常规提取 DNA，微量分光光度计检测所提 DNA 浓度及纯度，浓度为 2.8ng/μl，纯度指标 OD_{260}/OD_{280} 比值为 1.12，提示 DNA 的浓度和纯度过低，均不符合本检测标准操作规范对 DNA 样本的要求。因此，寻找这一结果背后的原因成为我们接下来的工作重点。是何种原因导致 DNA 浓度及纯度都远低于检测要求呢？石蜡切片数量原则上已能满足检测需求，所有操作也均为常规操作，这些疑问困扰着我们的检测人员。

【沟通体会】

　　为了探寻检测失败的原因，检验人员复习了之前 HE 切片，发现第一次划定区域含有丰富的甲状腺胶质，且肿瘤区域较小，肿瘤细胞数量低。尝试通过缩小肿瘤划定区域尽可能去除甲状腺胶质，并多切取石蜡组织解决问题。

　　2017 年 5 月 11 日石蜡切片 20 张，选取肿瘤细胞富集的区域，增加蛋白酶 K 量并消化过夜。2017 年 5 月 12 日柱提法提取 DNA，微量分光光度计检测所提 DNA，浓度 5.3ng/μl，OD_{260}/OD_{280} 比值为 1.87。所获 DNA 的浓度和纯度都能满足本检测的标准操作规范对 DNA 样本的要求。按照本检测的标准操作规范加入最大体积 5μl DNA 模板进行检测，样本内质控 VIC 信号 Ct 值小于 21，同批次阴性对照和阳性对照符合质控要求，检测有效。

最终，该病例基因检测报告为检测到 *BRAF* 第 15 外显子 c.1799 T > A，p.（Val 600 Glu）基因突变，常规病理诊断为甲状腺乳头状癌。

【经典箴言】

1. DNA 的纯度在样本质控时是一个重要指标。当样本的 OD_{260}/OD_{280} 的比值 < 1.8 时，表明样本中存在蛋白质的污染。特别是 FFPE 样本处理不当导致的蛋白质污染往往会抑制 PCR 反应。

2. 甲状腺光镜下的结构表现为由单层立方滤泡上皮细胞围成滤泡，滤泡腔内充满较大量的胶原。这种结构使得相同体积的甲状腺组织中有核细胞的比例低，蛋白质的比例大幅度增高。所以按照常规的样本量提取 DNA 时就会出现由核细胞少导致的 DNA 浓度过低，蛋白质浓度过高使得蛋白酶浓度相对不足，导致获得的 DNA 中有蛋白质的污染。

3. 不同的组织因为其结构的特异性，在提取 DNA 时须根据这些组织的结构酌情调整样本的量和处理条件，使得所获得 DNA 合格以满足下一步检测的需求。

（杨　军　叶　庆）

案例 058　联合多种检测方法的甲状腺结节术前诊断一例

【案例经过】

患者，男，47 岁。2017 年 2 月因"体检发现双侧颈前区结节"就诊。

2017 年 3 月 15 日查甲状腺彩超：双侧甲状腺结节；左侧甲状腺内结节伴钙化。并予左侧甲状腺在超声引导下行细针穿刺活检（FNAB）。穿刺两次，每次拔出针芯，接负压器抽吸细胞组织，一部分涂片用于细胞学检查，另一部分置入裂解液中送检 *BRAF* V600E 基因突变分析。2017 年 3 月 17 日细针穿刺细胞病理诊断：涂片见多量猩红色胶质、少量腺上皮细胞，细胞大小较为一致，考虑为甲状腺良性病变。*BRAF* V600E 基因突变分析：检测到 *BRAF* 第 15 外显子携带 c.1799 T > A，p.（Val 600 Glu）突变。

　　临床医生电话咨询分子病理实验室，认为从细胞病理学检查结果看，考虑为甲状腺良性病变，但 *BRAF* V600E 基因突变检测的结果较支持甲状腺乳头状癌的诊断，是否存在结果错误或者 *BRAF* V600E 基因突变假阳性的可能？其次，对细胞病理学检查和分子病理学 *BRAF* V600E 基因突变检测结果不一致的情况，该作何诊疗建议？

【沟通体会】

　　分子病理实验室重新对该案例进行分析如下。

　　1. 对患者的 *BRAF* V600E 基因突变检测结果进行分析

　　（1）该例穿刺所取新鲜组织样本提取的 DNA OD_{260}/OD_{280} 的比值为 1.82，样本内参基因 Ct 值为 14.6（内参基因作为内对照以评价样本的质量，该检测内参基因 Ct 值范围为 13 ~ 21），均说明该样本 DNA 的质及量很高，符合检测要求。

　　（2）该样本 *BRAF* 第 15 外显子 c.1799 T > A，p.（Val 600 Glu）突变扩增信号明显，Ct 值为 21.63，在判读阳性的阈值范围内（Ct ≤ 23），可以明确判读为携带 *BRAF* V600E 基因突变。因此，我室排除基因检测结果错误及假阳性的可能。

　　2. 对此例细胞学和基因检测结果不一致进行分析

　　（1）*BRAF* V600E 基因突变辅助诊断甲状腺乳头状癌（PTC）的意义：研究表明，MAPK-ERK 信号通路及其下游产物加强了细胞的分裂和增殖，在甲状腺乳头状癌形成过程中发挥着重要作用。*BRAF* 基因编码的 B-Raf 蛋白是 MAPK 信号通路已知的最强的激活因子，*BRAF* V600E 基因突变是甲状腺乳头状癌主要的遗传学改变[1,2]。据文献报道，*BRAF* V600E 基因突变在甲状腺乳头状癌中的检出率为 29% ~ 83%，平均为 45%[3,4]。大量研究支持在 PTC 中高频及特异性出现 *BRAF* V600E 突变有助于 PTC 的诊断[5]。

　　NCCN 指南中，在甲状腺癌的辅助诊断方面，*BRAF* V600E 基因突变的检测价值在于为 FNAB 细胞学不能明确诊断的甲状腺结节手术能否提供一定的诊断依据，若存在 *BRAF* V600E 突变，则提示甲状腺乳头状癌。

　　（2）考虑此例细胞学结果明确考虑为良性病变，因此我们咨询了超声诊断医生的意见。据述，超声图像提示：甲状腺左叶见低回声团块，大小约 1.0cm×0.8cm，边界不清晰，形态不规则，回声不均质，内可见多个小光斑，彩色多普勒血流成像（CDFI）检及丰富血流信号。因此，超声诊断医生倾向为非良性结节。另一方面，考虑到超声引导下的穿刺活检准确性有限，存在未穿到病变组织的可能性。

综上，检验人员认为该患者左侧甲状腺结节恶性可能性较大，建议近期再行 FNAB 进行细胞病理学检查。

检验科将分析结果与临床沟通后，临床医生嘱患者再次活检。2017 年 3 月 31 日左叶甲状腺细针穿刺细胞病理诊断结果：涂片见较多腺上皮细胞，少部分细胞呈乳头状排列，可见核沟，疑为甲状腺乳头状癌。因此，临床医生通过 2017 年 3 月 31 日的细胞病理学结果、*BRAF* V600E 基因突变结果并结合超声诊断结果考虑为甲状腺乳头状癌，建议患者手术。最终，2017 年 4 月 6 日患者进行甲状腺左叶切除术，手术病理确诊甲状腺左叶为甲状腺微小乳头状癌。

目前，指南及诊断共识中明确了甲状腺 *BRAF* V600E 突变检测的临床价值，推荐用于细胞学不能明确诊断的甲状腺结节的辅助诊断，但实际检测中会出现细胞学检测结果与基因检测结果不一致的情况，考虑到 *BRAF* V600E 基因突变在甲状腺乳头状癌中的检出率平均为 45%，对于细胞学结果为良性而 *BRAF* V600E 突变的病例，须积极与临床医生、超声诊断医生沟通，综合判断是否需要及时重新穿刺，而不是等待 3 个月或半年后的随访，避免贻误治疗最佳时机。

【经典箴言】

一项综合了 12 项研究包含了 1 131 例患者的荟萃分析发现[6]，*BRAF* V600E 的检测在诊断甲状腺乳头状癌时总灵敏度为 60%，总特异度为 99%，其 SROC 曲线下面积为 0.837 6。*BRAF* V600E 检测在辅助诊断甲状腺乳头状癌时具有较高的阳性预测值。

然而在实际工作中，当多方检测结果不一致时，需要仔细分析，认真甄别。每种检测都具有一定的局限性：取材不足、部位不对、样本质控是否合格、扩增曲线是否典型、灵敏度是否合适等。抽丝剥茧，找到多个证据共同指向的结论，再通过其他证据来验证。

BRAF V600E 突变的检测辅助甲状腺乳头状癌的诊断时还有要注意其

总灵敏度较低，仅为 60%，即当甲状腺穿刺样本未检测到 *BRAF* V600E 时，并不能排除甲状腺乳头状癌。且如果使用灵敏度较低的 Sanger 测序法来确定甲状腺穿刺样本中是否存在 *BRAF* V600E 以辅助甲状腺乳头状癌诊断，其灵敏度会进一步下降。所以，临床在发现多个检测结果不一致时，开展多学科讨论是非常有必要的。

（管文燕　叶　庆）

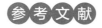

[1] XING M Z. BRAF mutation in thyroid cancer[J]. Endocr Relat Cancer, 2005, 12(2): 245-262.

[2] XING M Z. BRAF mutation in papillary thyroid cancer: pathogenic role, molecular bases, and clinical implications[J]. Endocr Rev, 2007, 28(7): 742-762.

[3] RALPH P T, GILBERTO V T, JUSTIN B, et al. BRAF mutation in papillary thyroid cancer and its value in tailoring initial treatment: a systematic review and meta-analysis[J]. Medicine(Baltimore), 2012, 91(5): 274-286.

[4] GUERRA A, FUGAZZOLA L, MAROTTA V, et al. A high percentage of *BRAF* V600E alleles in papillary thyroid carcinoma predicts a poorer outcome[J]. J Clin Endocrinol Metab, 2012, 97(1): 2333-2340.

[5] XING M Z, ALZAHRANI A S, CARSON K A, et al. Association between *BRAF* V600E mutation and mortality in patients with papillary thyroid cancer[J]. JAMA, 2013, 309(14): 1493-1501.

[6] JIA Y S, YU Y, LI X L, et al. Diagnostic value of *B-RAF*(V600E) in difficult-to-diagnose thyroid nodules using fine-needle aspiration: systematic review and meta-analysis[J]. Diagn Cytopathol, 2014, 42(1): 94-101.

案例 059 诊断伯基特淋巴瘤的终极武器：多色荧光原位杂交

【案例经过】

患者男，33 岁，因"发现左扁桃体肿大伴左颈部肿块 10 余天"入院。

现病史：患者 10 余天前无意中发现左侧扁桃体肿大及左侧颈部肿块，无咽痛、吞咽痛，左颈部肿块无明显红肿压痛，遂前来就诊。查体发现左侧扁桃体Ⅲ度肿大，建议手术切除后明确病理。患者后至外院就诊，查鼻咽镜提示左扁桃体肿大，鼻咽部黏膜尚光滑。今日前来就诊，门诊收入院进一步处理。

入院后查体：咽红，右侧扁桃体Ⅰ度肿大，左侧扁桃体Ⅱ度肿大，表面无脓性分泌物，咽后壁淋巴滤泡未见增生；舌根淋巴滤泡无明显增生，会厌（－），声带闭合佳；左侧Ⅱ区淋巴结肿大，质中等，无压痛，边界不清。进一步完善辅助检查，血清肿瘤标志物检测结果如表 59-1。

表 59-1 血清肿瘤标志物检测结果

项目名称	单位	结果	参考区间
甲胎蛋白测定（AFP）	μg/L	1.61	0～7
癌胚抗原测定（CEA）	ng/ml	2.60	0～5
糖类抗原测定（CA-125）	U/ml	7.38	0～35
糖类抗原测定（CA19-9）	U/ml	17.83	0～39
鳞状细胞癌相关抗原测定（SCC）	ng/ml	0.60	0～2.5

血细胞分析结果如表 59-2。

表 59-2 血细胞分析

项目名称	单位	结果	标志	参考区间
白细胞	×10^9/L	8.07		3.97～9.15
嗜碱性细胞	×10^9/L	0.01		0～1
嗜碱性细胞百分数	%	0.1		0%～1%

续表

项目名称	单位	结果	标志	参考区间
中性粒细胞	$\times 10^9$/L	4.55		2.00 ~ 7.00
中性粒细胞百分数	%	56.50		50% ~ 70%
嗜酸性粒细胞	$\times 10^9$/L	0.02		0.02 ~ 0.50
嗜酸性粒细胞百分数	%	0.2	↓	0.5% ~ 5%
淋巴细胞	$\times 10^9$/L	3.01		0.8 ~ 4.00
淋巴细胞百分数	%	37.3		20% ~ 40%
单核细胞	$\times 10^9$/L	0.48		0.12 ~ 1.00
单核细胞百分数	%	5.9		3% ~ 10%
红细胞	$\times 10^{12}$/L	5.07		4.09 ~ 5.74
血红蛋白	g/L	161.00		131 ~ 172
平均红细胞体积	fl	91.2		83.9 ~ 99.1
平均红细胞血红蛋白量	pg	31.8		27.8 ~ 33.8
平均红细胞血红蛋白浓度	g/L	349		320 ~ 355
红细胞分布宽度	%	11.80		11.5% ~ 14.5%
红细胞压积	%	46.3		38% ~ 50%
血小板	$\times 10^9$/L	298.00		85 ~ 303
平均血小板体积	fl	8.0		7.5 ~ 12.0
血小板分布宽度	%	15.6		9% ~ 17%
血小板压积	%	0.24		0.10% ~ 0.28%

　　颈部淋巴结细针穿刺病理提示：（左颌下区淋巴结穿刺）涂片中见大量淋巴细胞，细胞大小较为一致且幼稚，倾向为淋巴瘤（B系），请手术活检进一步检查。

　　进一步行左颈部淋巴结活检术。术后颈部淋巴结病理提示：（左侧颈部淋巴结）淋巴组织增殖性病变伴有星空现象，需免疫组化及分子检查。免疫组化结果：Ki67（95%+），CD3（−），CD20（+），CD21（−），CD23（−），CD10（+），Cyclin D1（−），Bcl-2（−），Bcl-6（+），Mum-1（−），TDT（−），PAX-5（+），SOX11（−）。

【沟通体会】

临床与分子室沟通后，立刻进行了荧光原位杂交（FISH）。FISH 检测结果如下：

1. *C-MYC* 基因断裂重组分析

结果见图 59-1。结论：*C-MYC* 基因断裂阳性（阳性参考标准：*C-MYC* 基因断裂细胞数 / 计数细胞数 ≥ 8%）。

2. *IGH/BCL2* 融合基因分析

结果见图 59-2。结论：*IGH/BCL2* 基因融合阴性（阳性参考标准：*IGH/BCL2* 基因融合细胞数 / 计数细胞数 ≥ 8%）。

图 59-1　FISH 检测 *C-MYC* 基因断裂

C-MYC 基因断裂阳性细胞数量与比例：154/200（77%），红色和绿色荧光代表 *C-MYC* 基因信号，蓝色荧光代表细胞核信号（放大倍数 1 000×）

图 59-2　FISH 检测 *IGH/BCL2* 基因融合

IGH/BCL-2 基因融合细胞阳性细胞数量与比例：2/200（1%），红色荧光代表 *IGH* 基因信号，绿色荧光代表 *BCL-2* 基因信号，蓝色荧光代表细胞核信号（放大倍数 1 000×）

3. *BCL6* 基因断裂重组分析

结果见图 59-3。结论：*BCL-6* 基因断裂阴性（阳性参考标准：*BCL6* 基因断裂细胞数 / 计数细胞数 ≥ 8%）

病理诊断提示（左侧颈部淋巴结）伯基特淋巴瘤。后续 PET/CT 检查提示：左侧扁桃体肿块（浸润口咽左壁及舌根左侧份），左颈部多发肿大淋巴结，胰颈部结节，L3 棘突病灶，葡萄糖代谢均增高，考虑淋巴瘤多发病灶。右扁桃体葡萄糖代谢增高，考虑肿瘤累及不除外。患者有盗汗，无发热，体重下降小于 10%，PET/CT 检查可见 L3 棘突病灶，病灶除淋巴结外，有结外器官累及，现可诊断为：非霍奇金淋巴瘤（伯基特淋巴瘤）Ⅳ 期 B 组［国际预后指数（IPI）2 分，低中危组］。行 R-Hyper-CVAD 方案化疗。在诊断伯基特淋巴瘤这一例中，临床与病理及分子室协同合作才能够快速诊断。

图 59-3　FISH 检测 *BCL-6* 基因断裂

BCL-6 基因断裂细胞数量与比例：6/200（3%），红色和绿色荧光代表 *BCL-6* 基因信号，蓝色荧光代表细胞核信号（放大倍数 1 000×）

【经典箴言】

1. 1964 年 Epstein 首先从非洲儿童伯基特（Burkitt）淋巴组织中分离出 EB 病毒。伯基特淋巴瘤具有明显地方流行性，患者血清中有高水平的 EB 病毒抗体，患者淋巴组织培养可见 EB 病毒颗粒，20% 患者的里 - 施细胞（RS 细胞）中可以找到 EB 病毒，是一种可能来源于滤泡生发中心细胞的高度恶性的 B 细胞肿瘤。患者主要为儿童和青年人，男性多于女性。在本例中，后续检测患者血液 EB 病毒 DNA，结果为阴性，但组织原位杂交 EB 病毒编码小 RNA（EBER）检测结果阳性，进一步证实了伯基特淋巴瘤。

2. 病理学特征　伯基特淋巴瘤的肿瘤细胞大小和形态一致，相互粘连，主要由小无裂细胞组成，可伴有少量免疫母细胞。肿瘤细胞边界不清，胞质少，嗜双色性，乌纳染色呈强阳性，核圆或卵圆形，核膜厚，染色质较粗，核仁明显，可贴近核膜，核有丝分裂象多见。特殊的是瘤细胞迅速死亡，被成熟的巨噬细胞吞噬，这些含有吞噬碎片和包涵体样颗粒的巨噬细胞淡染，均匀地散布于瘤细胞之间，呈现"满天星"图像，是本病的组织学特点。免疫组化染色表明，瘤细胞属不成熟的 B 细胞，个别病例属前

B 细胞表型，瘤细胞表达 B 抗原 CD20、CD19 及单克隆性 SIg，常为 λ 轻链，重链可为 μ、γ 或 α，也可表达 CALLA，部分病例还表达 TdT（末端脱氧核苷酸转移酶）抗原[1]。

3. 分子遗传学特征

伯基特淋巴瘤细胞存在 Ig 重链、轻链重排，具有 Ig 基因自体突变。所有病例都有 MYC 异位 t（8；14）（q24；q32），少见的异位还有 t（2；8）（2q11）或 t（8；22）（22q11）。本例通过多色荧光原位杂交（M-FISH）法检测发现 *C-MYC* 基因断裂结果阳性，给予了有力的辅助诊断。此外，*IGH/BCL-2* 融合基因分析用于滤泡性淋巴瘤的辅助诊断，*BCL-6* 基因断裂重组分析用于弥漫性大 B 细胞淋巴瘤的辅助诊断。因此，M-FISH 法在淋巴瘤的鉴别诊断中起到非常重要的作用。

（刘永华　伍　均）

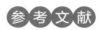 参考文献

[1] FONSECA E SILVA D, LOPES M S, PEDROSA C, et al. Burkitt lymphoma[J]. Br J Haematol, 2017, 177(6): 837.

案例 060　非霍奇金淋巴瘤诊断可不仅仅是病理组织形态和表型说了算

【案例经过】

患者，男，70 岁，因"发现左侧腮腺区肿物 1 个月余"入院。

现病史：患者约 1 个月前无意中发现左耳后肿物，直径约 1.5cm×1cm，不伴有发热、疼痛及瘙痒，于外院就诊，查彩超示左侧腮腺区肿物，现患者为进一步治疗前来就诊。查体发现左腮腺区可扪及一 1.5cm×1cm 大小质中肿物，表面光滑，活动度好，与周围组织无粘连，无明显压痛。入院后进一步辅助检查。彩超提示：双侧腮腺实质回声增粗不均匀（请结合临床）；双侧腮腺实性结节，左侧腮腺囊实性团块。腮腺 CT 提示：左侧腮腺浅叶内软组织肿块，肿瘤可能。综合上述辅助检查，临床诊断：左侧腮腺肿块，建议外科手术。故行"左侧腮腺肿物＋浅叶切除术"。

术后病理：肉眼病理，左侧腮腺肿块，灰红组织一块，大小 6.8cm×5cm×2.2cm，切面见一灰白结节，大小 1.6cm×1cm×0.8cm，界清，质软。免疫组化结果：肿瘤细胞 Ki67（40%+），CD3（−），CD5（−），CD10（−），CD20（+），CD79α（+），CD23（FDC+），CD43（−），Cyclin D1（−），CK（上皮细胞+），PAX-5（+），BCL-2（+），BCL-6（散在+），SOX11（−）。另，EBER［原位杂交（ISH）法］（−）。

【沟通体会】

为明确诊断，临床医生与分子室沟通进一步行 B 细胞受体基因重排克隆性分析，结果提示：*IGH* 基因重排疑似阳性，如图 60-1。

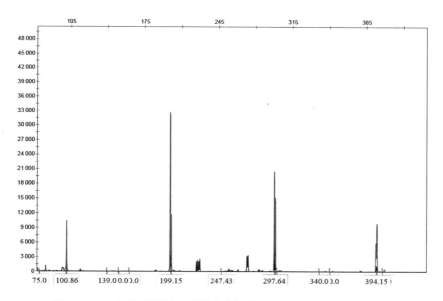

图 60-1　B 细胞受体基因重排克隆性分析：*IGH* 基因重排疑似阳性

IGH 的 FR2-JH 250～295bp 检测范围蓝色信号疑似阳性。同时发现 *IGK* 基因重排阳性，详见图 60-2。

IGK 的 Vk-Jk 120～160bp 检测范围绿色信号阳性。汇总 B 细胞受体基因重排克隆性分析结果如表 60-1。

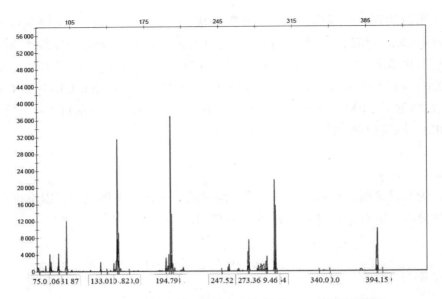

图 60-2　B 细胞受体基因重排克隆性分析：*IGK* 基因重排阳性

表 60-1　B 细胞受体基因重排克隆性分析结果汇总

目标基因片段	检测范围 /bp	荧光标记	检测结果
IGH			
FR1-JH	310 ~ 360	FAM（蓝色）	阴性
FR2-JH	250 ~ 295	FAM（蓝色）	疑似阳性（+）
FR3-JH	100 ~ 170	TAMRA（黑色）	阴性
DH-JH	110 ~ 290，390 ~ 420	TAMRA（黑色）	阴性
DH7-JH	100 ~ 130	TAMRA（黑色）	阴性
IGK			
Vk-Jk	120 ~ 160，190 ~ 210，260 ~ 300	HEX（绿色）	阳性 +
Vk-Kde+intron-Kde	210 ~ 250，270 ~ 300，350 ~ 390	TAMRA（黑色）	阴性
IGL			
Vλ-Jλ	140 ~ 165	HEX（绿色）	阴性

结合患者无发热，盗汗，消瘦等症状，最终诊断：非霍奇金淋巴瘤（局灶黏膜相关淋巴组织结外边缘区淋巴瘤）A 期。

【经典箴言】

　　淋巴瘤是发生于淋巴器官和淋巴组织的恶性肿瘤，根据其组织形态学特征可分为霍奇金淋巴瘤（Hodgkin's lymphoma，HL）和非霍奇金淋巴瘤（non-Hodgkin's lymphoma，NHL），其中非霍奇金淋巴瘤约占淋巴瘤的 90% 左右。由于淋巴瘤的种类繁多，分类复杂，且大约有 5%～10% 的病例在应用多种表型分析后仍难以最终诊断，给临床病理工作者带来了一定的困难。通过查阅文献了解到，淋巴细胞在分化成熟过程中，抗原受体基因重排和免疫球蛋白（Ig）可变区基因体细胞超突变以及重排过程中核苷酸丢失和随机插入，使基因重排方式多种多样，每个淋巴细胞都有其独特的抗原受体基因编码，即多克隆性。而淋巴瘤来源于单个淋巴细胞的单克隆增生，其基因重排表现为单一模式。因此可以通过 Ig 基因重排克隆性分析来辅助诊断淋巴瘤[1]。病理科将该想法反馈临床，临床也同意进一步行 B 细胞受体基因重排克隆性分析。

　　正常的淋巴结细胞表面都有该细胞特有的抗体，抗体轻链的基因一般由可变区（V 区）、多变区（D 区）、连接区（J 区）及恒定区（C 区）构成。当淋巴细胞发育到一定阶段，由于 V、D、J 区均有多个可供选择的基因片段，基因重排可使其产生百余种组合。在基因扫描分析中，通过扩增特异的引物对病理组织中的淋巴细胞进行基因重排分析，良性淋巴组织内各个淋巴细胞的基因重排片段大小不一。如果组织中存在淋巴瘤，单克隆增殖的肿瘤细胞内重排片段会在整个组织中呈现数量上的优势，在基因扫描结果中会出现异常增高的单峰，可作为淋巴瘤的分子诊断依据[2]。

　　最终，结合 B 细胞受体基因重排克隆性分析提示该患者 IGH 基因重排疑似阳性。正是因为检验科工作人员不断对案例进行分析，检索文献，将想法建议及时反馈临床才有了最终的诊断。

（刘永华　伍　均）

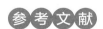

[1] 武鑫瑞，亓崇东，沈小英等. 吴继华恶性淋巴瘤诊断中 Ig/TCR 基因重排的分子病理检测分析 [J]. 贵州医药，2016，40(9)，908-910.

[2] NCCN 恶性淋巴瘤临床实践指南：B 细胞淋巴瘤 2023.V2 版 [S].

案例 061　不明原因反复发热与淋巴瘤

【案例经过】

患者，男，61 岁，面容疲惫，反复发热半个多月，原因不明。患者既往无传染病史，有自身免疫性过敏性紫癜，服用激素，且 CT 显示有轻度间质性炎症。是不是肺炎呢？感染原是什么呢？感染科医生开具血常规、凝血功能、巨细胞病毒抗体，以及 DNA 检测、呼吸道病原体、血液细菌培养等检查。结果如下：白细胞计数降低，中性粒细胞计数降低，降钙素原升高，IL-6 也升高；而多次的血培养均为阴性；疟原虫、结核分枝杆菌、巨细胞病毒、呼吸道病原体包括 A 型（甲型）流感病毒、B 型（乙型）流感病毒、呼吸道合胞病毒、腺病毒，以及副流感Ⅰ、Ⅱ和Ⅲ病毒型均为阴性。检验科与医生沟通，因患者持续发热，但感染指标不高，目前无咳嗽、咳痰，无寒战，无胸闷、气促，多项病原体检测均未找到原因，建议进行外周血高通量测序（NGS）的检测进一步寻找感染病原体。通过病原体 NGS 检测 DNA 病毒和 RNA 病毒，我们迅速锁定感染原为 EB 病毒，进一步血清 PCR 结果显示 EB 病毒载量明显较高，4.16×10^4 拷贝 /ml。

这样的检查结果引起了医生的警惕，EB 病毒感染相关疾病大多涉及非肿瘤性的淋巴细胞增生性疾病、恶性肿瘤和自身免疫病三大类。患者反复发热，白细胞数下降，很可能存在恶性肿瘤。因此，患者进行 PET/CT 检查，发现淋巴结增大，结合 EBV 感染，考虑血液系统恶性病变（淋巴瘤），最终患者转入肿瘤科进一步治疗。

【沟通体会】

1. 病原微生物基因组测序（NGS）的临床价值　病原微生物基因组测序逐渐成为临床病原检测的重要工具与手段，其应用包括：①病原体快速鉴定（特别是对未知或者无法培养的病原体）；②通过检测病原体基因组变异，研究病原体随时间的变异情况，有助于疫情起源追踪与疫情监测；③研究病原体的耐药情况、毒力因子、与宿主的相互作用等，辅助疾病治疗与防控。科学发展与技术进步为病原体鉴定与分析提供了更加简洁高效的手段。

2. 临床诊疗与检验新技术的有效结合 不明原因的发热在自身免疫病中很常见，病原检测常常找不到相关的病原体，首先考虑的也不是 EBV 感染。而病原体 NGS 的检测给不明原因的感染提供了一种较为全面的信息获得手段。该患者的 NGS 检测结果 EBV 感染直接提示了临床医生非常关键的信息，因此检验科与临床医生关于检测方式的选择上应保持良好的沟通，有助于疾病的快速诊断。

【经典箴言】

病原微生物基因组测序有助于医院提供优质、精准的诊疗服务。检验科与临床医生关于新技术的推广、应用保持良好的沟通，有助于疾病的快速诊断。

（王子霞　顾　兵）

案例 062 ｜ 胶质瘤竟然是基因突变?

【案例经过】

患者，男，49 岁。因"晕厥一次"于 2017 年 8 月 7 日前来就诊，遂收治入院。

现病史：患者于 1 个月前无明显诱因下出现晕厥，无四肢抽搐，无头痛，无头晕，无视力减退、视物模糊等，无恶心、呕吐，无发热、寒战。患者至当地医院行头颅 CT 检查示：颅内占位性病变。1 个月来，患者晕厥无再发，现患者为求进一步诊治前来就诊，门诊以"左侧额叶占位"收入院。

查体：生命体征平稳，神志精神可，心肺无殊，腹部阴性，双下肢无水肿。格拉斯哥昏迷指数（GCS）15 分，神志清楚，双侧瞳孔 3mm，瞳孔对光反射（+），视物清楚，无重影，无视野缺损，角膜反射（+），调节反射（+）。双侧额纹鼻唇沟存在对称。颈软，肌张力不高，四肢活动可。腱反射（++），阵挛（-），病理征（-）。眼底未检。初步诊断：左侧额叶占位。头颅 MRI 增强：左侧额叶、颞叶和岛叶占位，考虑胶质瘤（Ⅱ ~ Ⅲ级）。

术后病理诊断：（左额叶）弥漫性胶质瘤，间变性星形细胞瘤表型；Ⅲ级（WHO 分级）。此病例经上海市临床病理读片会讨论最终整合诊断：间变性星形细胞瘤，*IDH* 突变型（WHO Ⅲ级）。

【沟通体会】

为更好地进行病理分型以指导临床治疗和预后预测，经过与临床沟通，本例行 *IDH1/2*、*TERT* 基因突变检测。检测结果见表 62-1。

表 62-1　*IDH1/2*、*TERT* 基因检测结果

基因	外显子	结果
IDH1	EXON-4	突变型
IDH2	EXON-4	野生型
TERT	C228T	突变型
TERT	C250T	野生型

基因检测结论：该例患者 *IDH1* 基因 4 号外显子存在 G395A 杂合性点突变，导致编码的蛋白质第 132 位氨基酸残基发生杂合性突变（R132H），如图 62-1 所示；*TERT* 基因启动子区域存在 C228T 突变，如图 62-2 所示。

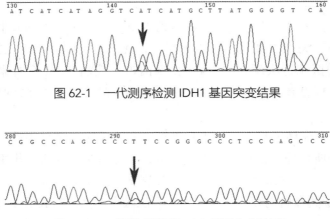

图 62-1　一代测序检测 IDH1 基因突变结果

图 62-2　一代测序检测 TERT 基因突变结果

分子室通过基因测序技术，可辅助病理分型，帮助临床医生更好地诊断胶质瘤。

【经典箴言】

1. 分子病理学研究发现具有相似病理学特征的胶质瘤往往有着不同的分子特性，而这些分子病理指标往往能够预示不同肿瘤的预后与肿瘤对放化疗的敏感性。

2. *IDH1/2* 基因突变是胶质瘤病理学诊断和预后评估的重要参考指标，*IDH1* 基因第 132 位点的杂合突变存在于 80% 以上的低级别胶质瘤，包括星形细胞瘤、少突胶质瘤和少突星形细胞瘤以及继发性胶质母细胞瘤。*IDH2* 突变 < 3%，其主要突变是 R172K，主要为少突胶质细胞瘤。*IDH* 突变型的患者预后好于野生型 [1]。

3. 人类 *TERT* 基因位于染色体 5P15.33 位置，其启动子区是调控端粒酶活性和表达的最重要的结构。*TERT* 启动子区突变是胶质瘤发生过程中的重要驱动因素，在原发胶质母细胞瘤及少突胶质瘤中约为 70% ~ 80%，而在 Ⅱ、Ⅲ 级星形细胞瘤中发生率较低。*TERT* 突变主要在两位点（chr5、1295228C.T 和 chr5、1295250C.T），突变后可以增强 *TERT* 启动子活性。在胶质母细胞瘤中，*TERT* 启动子突变患者预后较差。借助于分子标志物检测的帮助，可以预测肿瘤对于放疗与化疗的敏感性并合理选择治疗方案，达到个体化治疗。

4. 2016 WHO 中枢神经系统分类中，WHO Ⅱ 级弥漫性星形细胞瘤和 WHO Ⅲ 级间变性星形细胞瘤均被分为 *IDH* 突变型、*IDH* 野生型和 *NOS* 3 类。新近研究提出"WHO Ⅱ 级弥漫性星形细胞瘤，*IDH* 突变型"和"WHO Ⅲ 级间变性星形细胞瘤，*IDH* 突变型"的预后没有十分显著差别。在 WHO Ⅱ 级和 Ⅲ 级星形细胞瘤中，*IDH* 突变型预后更佳 [2]。

（李少波 伍 均）

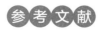

参 考 文 献

[1] YAN H, PARSONS D W, JIN G, et al. IDH1 and IDH2 mutations in gliomas[J]. N Engl J Med, 2009, 360(8): 765-773.

[2] 任彦，李安宁，吴越，等. 从影像医学角度解读 2016 WHO 中枢神经系统肿瘤分类 [J]. 中华放射学杂志，2016(11): 811-816.

案例 063 "蒙在鼓里"的乳腺癌

【案例经过】

　　王小姐，23 岁，未婚，偶然发现的左乳包块并未在她的心里留下任何疑虑，当然包块也因为她的忽视，无忧无虑地生长着。当王小姐再次关注起这个不疼不痒毫不起眼的小家伙时，它已非曾经的模样，大了一圈不说，还变得硬邦邦的。此时的王小姐隐约感觉到不安，带着一肚子的疑虑，她来到了某医院乳腺外科，希望医生从专业的角度彻底打消她的顾虑。但乳腺 X 射线摄影结果提示：左乳外上象限结节，考虑纤维瘤，BI-RADS 分级 3 级。术后病理报告更是证实了她不愿去想，但不得不面对的事实：浸润性乳腺癌。浸润性癌细胞表达 ER（－），PR（－），Her-2（2+），Her-2 行 FISH 检测未见扩增。

【沟通体会】

　　"为什么会是我？"这是王小姐得知结果后反复问医生的问题，这也是大多数癌症患者都会问的问题。医生回应："癌症的发生有太多的因素牵涉其中，包括先天遗传和后天环境的多个方面，到底是哪个因素起关键作用还不能轻易下定论。""咦，遗传？"王小姐好像受到了启发"我外婆也曾患有乳腺癌，癌症真的会遗传？我会不会是被我外婆遗传的？不对啊，我妈没有乳腺癌啊，按道理她有了才可能遗传给我啊，这个还能隔代遗传？"王小姐的一连串自问自答使医生警惕起来，因为家族遗传性乳腺癌可见于三阴乳腺癌（triple negative breast cancer，TNBC），且 *BRCA* 基因胚系致病变异可能性较高，临床医生当即决定跟踪王小姐的病理报告。"你的病理报告出来了，属于三阴乳腺癌亚型，这种类型的乳腺癌会存在一定的家族遗传性，但你这个属不属于家族遗传性乳腺癌，还需要做一个分子指标的检查，我们建议你做下。毕竟你还年轻，优生优育还是需要考虑的问题，当然我们会尊重你的个人选择。"妈妈不是乳腺癌也可能是家族遗传性的？是自认倒霉碰上了这个疾病？还是听从医生建议进行家族性乳腺癌分子靶标筛查？王小姐思虑后选择进行乳腺癌易感基因 *BRCA* 的测序检查。测序结果显示王小姐肿瘤组织（体细胞）和血液样本（胚细胞）均有 *BRCA1* 基因第 11 外显子移码缺失 ［NM_007294.3(BRCA1):c.2896_2897delAT, p.(I966Yfs)］，根据美国医学遗传学与基因组学学会（ACMG）2015 指南、ENIGMA 针对 BRCA1/2 基因胚系变异的判读共识和《BRCA1/2 数据解读中国专家共识（2021 版）》相关变异解读标准指导，该变异评级为致病变异（Class 5，Pathogenic），致病可能 > 99%。

从遗传学角度看，该 BRCA1 基因的致病变异可能来自王小姐的母亲或为王小姐自身的新发变异，要想明确王小姐是否为家族遗传性乳腺癌，还需要明确她母亲是否携带该 BRCA1 基因致病变异。她的母亲"一切正常"吗，还是说只是认为正常？随即，王小姐的母亲（48 岁）入院进行了相关检查，发现左乳肿块 1 枚，穿刺活检病理示乳腺浸润性癌，王小姐母亲的基因测序亦显示其肿瘤组织及血液样本同样存在该 BRCA1 基因致病变异，王小姐与其母亲均为遗传性乳腺癌家族成员。

【经典箴言】

1. 疾病的精准诊断需要临床医师和病理医师相互积极紧密配合。临床医师最先也最频繁地与患者接触，应尽可能采集疾病相关信息（包括家族史），准确、完整、及时告知病理医师，可以最大限度地帮助病理医师完善诊断。同时病理医师也应准确详细告知临床医师疾病诊断的结果或可能的诊断方向，询问需要补充的临床信息。患者、临床医师、病理医师之间建立有效的沟通回路是疾病精准诊断的先决条件。上述病例正是因为临床提供了患者外婆的乳腺癌病史，才使病理科能及时对患者的胚系组织进行 BRCA 基因测序，发现家族遗传证据并反馈给临床，进而促使患者母亲进行详细体格检查，对"蒙在鼓里"的乳腺癌进行及时治疗。

2. HER2 基因 FISH 检测的分子病理报告因诊断流程原因通常晚于雌激素受体（ER）、孕激素受体（PR）的免疫组化报告，因此成为诊断三阴乳腺癌的最后一关，在解读检测结果的同时需要有系统的、连续的分子病理管理过程。首先，仔细向临床或患者询问肿瘤家族史情况，并对患者进行 BRCA 基因胚系变异与遗传性乳腺癌卵巢癌综合征（Hereditary Breast and Ovarian Cancer Syndrome，HBOC）的发病、治疗、随访等相关性的宣教，使患者明确进行 BRCA 基因检测的必要性；其次，提示临床重视家族成员关注相关部位的体格检查。如果是年轻或有生育需要的 BRCA 基因致病变异携带者应提供必要的遗传咨询帮助，最大限度地减轻患者的疑虑情绪。

（陈　劼　孙　怡　章宜芬）

案例 064　*TFEB* 相关肾细胞癌诊断金钥匙：多色荧光原位杂交

【案例经过】

患者男，21 岁，因"发现血尿 2 个月"入院。

现病史：患者于 2 月前无明显诱因出现血尿，无明显尿频、尿急、尿痛等不适，于当地医院就诊。查 B 超提示右肾内上方可见 164mm × 136mm 混合型异常回声区，内部回声不均匀，与肾脏、肝脏境界欠清，CDFI 可见稀疏的血流信号，脉冲波多普勒超声成像（PW）显示为动脉血流，阻力指数（*RI*）0.45，查计算机体层成像尿路造影（CTU）提示右肾富血供囊实性肿块，其上缘与肝脏似乎分界不清，考虑为恶性肿瘤可能。为进一步诊疗，患者前来就诊，拟诊"右肾占位"，收治入院。

入院后进一步辅助检查：MRI 提示右肾巨大肿块，内部坏死囊变出血，上皮样血管平滑肌脂肪瘤或其他罕见肿瘤？血清肿瘤标志物检测结果见表 64-1。

表 64-1　血清肿瘤标志物检测结果

项目名称	单位	结果	参考区间
甲胎蛋白测定（AFP）	μg/L	1.63	0 ~ 7
癌胚抗原测定（CEA）	ng/ml	0.37	0 ~ 5
糖类抗原测定（CA-125）	U/L	4.78	0 ~ 35
糖类抗原测定（CA199）	U/L	4.57	0 ~ 39
总前列腺特异性抗原（TPSA）	μg/L	0.520	0 ~ 4
游离前列腺特异性抗原（FPSA）	μg/L	0.209	
FPSA/TPSA	%	40.19	当 TPSA > 4 时，参考范围为 18% ~ 100% 当 TPSA ≤ 4 时，FPSA/TPSA 比值无意义

患者无高血压、糖尿病、冠心病，否认化学毒物、放射性物接触史、否认家族遗传病及家族肿瘤史，临床诊断"右肾占位"。行全麻下根治术右肾切除，平卧位正中切口，术中见右肾巨大肿瘤，直径 20cm，压迫肝脏、

胆囊及小肠，小肠胀气明显，肾门、下腔静脉旁未见淋巴结肿大。大体检查：肾脏及肿物一个，大小共 21cm×16cm×14cm，肿物大部分位于肾实质内，少部分裸露于肾外；肿瘤大小20cm×15cm×13cm，与肾实质界限清楚，有包膜，呈灰黄灰红色，囊实性，实性居多，质软，囊内见血性液体及暗红色絮状物；肾实质受压变薄，肾盂输尿管扩张变形，如图 64-1。

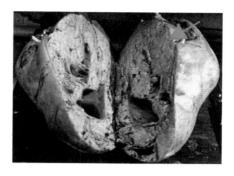

图 64-1 肾脏及肿瘤大体观

肿瘤界限清楚，囊实性，灰黄色，肾皮质压缩变薄。

镜检：肿瘤有较致密纤维包膜，呈实性、巢状、腺泡状生长，其中见特征性的双相结构，即由大、小两种上皮样细胞构成，较大的细胞位于巢的周边围成腺腔，细胞质透明或嗜酸性，核空泡状，可见核仁，核分裂象罕见，中央是较小的细胞，染色质浓染，细胞质较少嗜酸性，围绕基底膜样物质聚集，形成假菊形团样、莲座样结构，巢周纤维（基底膜样物质）分隔明显，另见较多砂砾体和棕色颗粒沉积，伴大片坏死及出血，未见脉管及神经侵犯，如图 64-2。

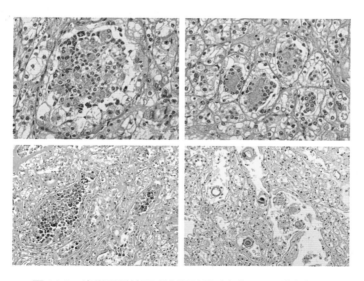

图 64-2 光学显微镜下观察肾脏肿瘤组织 H&E 染色切片

肾脏组织 H&E 染色切片在高倍镜（400×）下可见特征性的双相结构，较大的细胞围成巢，细胞质透明或嗜酸性，较小的细胞位于中央，聚集在基底膜样物质周围，形成假菊形团样结构，巢周基底膜样物质丰富；可见双相结构和棕色颗粒沉积；可见较多砂砾体。

免疫组化结果：CK（局灶＋），CK7（局灶＋），EMA（–/＋），Vim（局灶＋），CD117（局灶＋），P504s（局灶＋），RCC（＋），E-cadherin（＋），PAX-8（–），CD10（–），TFE3（–），TFEB（–）。

为了进一步诊断，临床医生决定借助分子检测荧光原位杂交（FISH）。与分子室沟通后，随即进行检测。

【沟通体会】

荧光原位杂交（FISH）检测结果：*TFEB* 基因分离探针显示红（着丝粒侧）绿（端粒侧）信号分离，*TFEB* 基因断裂细胞数/计数细胞数 106/200（53%），*TFEB* 基因断裂阳性（阳性参考标准：*TFEB* 基因断裂细胞数/计数细胞数 ≥ 8%）；*TFE3* 基因分离探针显示 *TFE3* 基因断裂细胞数/计数细胞数 4/200（2%），*TFE3* 基因断裂阴性（阳性参考标准：*TFE3* 基因断裂细胞数/计数细胞数 ≥ 8%），如图 64-3。

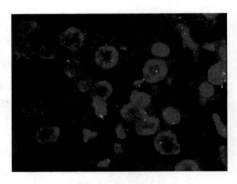

图 64-3　FISH 检测 *TFEB* 基因断裂

TFEB 分离探针显示 *TFEB* 着丝粒侧（红色）与端粒侧（绿色）信号分离（放大倍数：1 000×）。

病理诊断：T（6；11）（p21；q12）/MALAT1-TFEB 基因融合相关性肾细胞癌。在多方共同协作后，患者终于得到了诊断。

【经典箴言】

1. 组织学特征　肿瘤一般呈灰黄色，可伴出血囊性变，平均直径 6.5cm，本例 20cm。镜下有别于其他肾细胞癌的是该肿瘤具有特征性的双相结构，即由大、小两种细胞构成巢状腺泡状结构：较大的细胞位于巢的周边围成腺腔，细胞质透明或嗜酸性；中央是较小的细胞围绕基底膜样物质聚集，形成假菊形团样结构。巢周纤维分隔明显，可见砂砾体和色素沉积，个别病例小细胞成分可以缺失，也有的病例在肿瘤的周边部位残留一些肾小管，复发病例中可出现广泛的纤维化和骨化。

2．电镜特征　肿瘤细胞的胞质中有稀疏的细胞器，可以看到少量细胞间紧密连接和带有微绒毛的腺腔，没有黑素小体及前体。进一步对比双相结构中大细胞和小细胞成分发现，大细胞成分胞质内细胞器稀疏，含有丰富的糖原，甚至存在于细胞核内，与透明细胞肾细胞癌相似，小细胞胞质内含有丰富的线粒体，还发现有脂褐素。

3．免疫组化特点　转录因子 EB（TFEB）是该肿瘤敏感而特异的诊断标志物，常弥漫性表达，核着色，个别呈现弱阳性。使用高浓度的抗体、抗体修复过度或组织固定不佳可以出现假阳性和假阴性。应注意辨别，本例 TFEB 免疫组化染色两次阴性，疑为组织固定不佳所致。Melan-A、组织蛋白酶 K（cathepsin-K）常呈阳性，HMB45 阳性，可作为重要的辅助诊断指标。本例黑色素沉积明显，未做相关标记。Cam5.2、CD10、RCC 大多数情况下灶状阳性，PAX-8、CD117、VIM 阳性率也较高，CK、EMA 常阴性。

4．分子遗传学特征　T（6；11）（p21；q12）/*MALAT1-TFEB* 基因融合相关性肾细胞癌是由于位于 6p21 的基因与位于 11q12 的基因易位导致 *MALAT1-TFEB* 基因融合。MALAT1 是长链非编码 RNA，它不编码产生蛋白质，主要调控基因的表达水平。*MALAT1-TFEB* 基因融合致使 TFEB 蛋白过表达，进而使黑色素标志物异常表达，这一定程度上解释了该肿瘤的形态学特征。*TFEB* 基因融合的形式往往局限于 *MALAT1* 基因，这不同于 Xp11.2/*TFE3* 肾细胞癌。*TFE3* 可以和 *ASPL*、*PRCC*、*NONO*、*PSF* 等多种基因发生融合，虽是同一种基因融合，但两个基因的断裂点却不相同，比如 *MALAT1* 基因的断裂点在核苷酸序列第 1 810 位，*TFEB* 基因的断裂点在 *TFEB* 基因 3 号外显子的 5' 端第 94 位，碱基对大小 879bp；*MALAT1* 断裂点在第 1 396 位、*TFEB* 断裂点在第 118 位，碱基对大小 486bp；*MALAT1* 断裂点在 1 070、1 419、1 580、1 672、1 760、1 795、2 274、1 631，*TFEB* 断裂点在 -237、-96、-162、-144、-139、-22、-70、-359 均有报道。在对一例死亡病例的研究中还检测出了两种 *MALAT1-TFEB* 融合基因，推测更复杂的生物学改变可能是预后不良的原因。除了 *MALAT1-TFEB* 基因融合，*TFEB-KHDRBS2* 基因融合形式也被报道。随着报道病例的增多和研究的深入，*TFEB* 相关性肾细胞癌可能会有更多类型分子形式，其临床意义也有待探索。

5. 对于 *TFEB* 相关性肾细胞癌的诊断必须借助分子检测，其中 M-FISH 法给我们提供了一个简便又快捷的手段。

（刘永华　伍　均）

案例 065　胃癌治疗要看微卫星不稳定性？

【案例经过】

患者，女，79 岁，因"上腹部隐痛不适 2 个月余"，于 2017 年 11 月 13 日前来就诊，收治入院。

现病史：患者 2 个月前无明显诱因下开始出现上腹部隐痛不适，伴反复嗳气，无恶心、呕吐，无发热、呕血、腹泻、便秘，无腰背部放射痛，无排气排便停止。查体：视诊腹平坦，见陈旧性手术瘢痕，未见异常包块，未见胃肠型、蠕动波；触诊腹软，上腹部轻压痛，无反跳痛，余腹无压痛、反跳痛，无肌抵抗、肌紧张，无板状腹。肝脾肋下未触及，胆囊未触及，墨菲征（－）。叩诊：肝浊音界存在，无肝区叩击痛，双侧肾脏叩击痛（－），无移动性浊音。听诊：肠鸣音 5 次 / 分，无气过水音及血管杂音。

入院病理检查，胃镜示胃角可见一枚 0.6cm×0.6cm 大小深凹溃疡，上覆白苔，周边黏膜充血、水肿明显。活检病理：胃角黏膜内腺癌，小灶呈黏液腺癌分化。随行胃癌根治术，手术标本病理：中分化腺癌，溃疡型，大小 1.5cm×1cm×0.5cm，侵及黏膜下层，可见脉管癌栓；标本上、下切缘，以及胃切缘与吻合口均未见癌累及；幽门上淋巴结（1/3）查见转移癌；贲门左淋巴结 4 枚、贲门右淋巴结 3 枚、小弯侧淋巴结 7 枚及大弯侧淋巴结 1 枚均未查见转移癌。为了更好地制定治疗方案达到最好的预后，临床医生建议行微卫星不稳定性（MSI）检测。

【沟通体会】

基因检测：本例行 MSI 检测，评定结果为微卫星高度不稳定（MSI-H），结果如表 65-1 和图 65-1 所示。

表 65-1　微卫星不稳定性（MSI）检测结果

检测位点	结果	结论
NR-21	相同	
MONO-27	相同	
NR-27	相同	高度不稳定（MSI-H）
BAT-25	不相同	
BAT-26	不相同	
NR-24	相同	

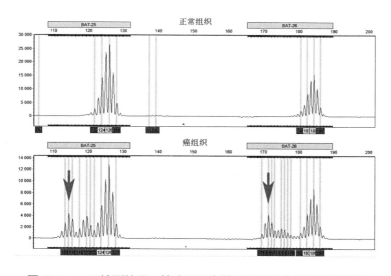

图 65-1　MSI 检测结果，箭头所示为微卫星不稳定的特征性图谱

临床上已将 MSI 作为结直肠癌及其他实体瘤预后和制定辅助治疗方案的重要分子标志物。临床医生主动与患者沟通要求 MSI 检测，分子室依托不断发展的基因诊断技术，满足临床需求，为患者的治疗方案的优化提供有力依据。

【经典箴言】

1. 微卫星（microsatellite）是基因组中具有高度多态性的简单串联

重复序列，多为 1~6 个碱基重复。肿瘤细胞内的微卫星由于重复单位的插入或缺失而导致长度改变，即微卫星不稳定（MSI）。MSI 是由错配修复（MMR）基因发生缺陷导致的，其与肿瘤的发生密切相关。临床上已将 MSI 作为结直肠癌及其他实体瘤预后和制定辅助治疗方案的重要分子标志物，尤其是在协助林奇综合征筛查方面。

2. MSI 最早在遗传性非息肉型结直肠癌（HNPCC）中被发现，后证实在诸多癌种中都存在 MSI 现象。在 MSI 检测结果中，超过 2 个 DNA 微卫星位点不相同时即被视为高度微卫星不稳定（MSI-H）。研究发现 MSI-H 在上 1/3 胃的胃癌和肠上皮化生组织中发生较多[1]，且在癌前病变向癌转化过程中的不同病理状态的胃组织中，MSI 的发生频率呈现递增趋势，可见 MSI 可能参与了胃癌的多步骤发生过程。

3. 2017 年，帕博利珠单抗被 FDA 批准用于治疗 MSI-H 或 dMMR 的实体瘤患者。这是 FDA 批准的首款不依照肿瘤来源，而是依照分子标记物 MSI-H/dMMR 进行区分的抗肿瘤药物，具有里程碑式的意义。胃腺癌中 MSI-H 发生概率很高，仅次于其在子宫内膜癌中的概率，因此在胃癌中 MSI 检测应当被高度重视。

4. 2017 版胃癌 NCCN 指南中增加了对"微卫星不稳定（MSI）或错配修复（MMR）检测"和"PD-L1 检测"的推荐：对于适合接受 PD-1 抑制剂治疗的局部晚期、复发或存在远处转移的胃癌患者，应考虑进行 MMR 或 MSI 检测。检测标本为甲醛固定石蜡包埋（FFPE）的组织，结果按结直肠癌标本指南以"MSI-H 或错配蛋白修复缺陷"进行报告[2]。

（李少波　伍　均）

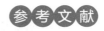

参 考 文 献

[1] ZAKY A H, WATARI J, TANABE H, et al. Clinicopathologic implications of genetic instability in intestinal-type gastric cancer and intestinal metaplasia as a precancerous lesion: proof of field cancerization in the stomach[J]. Am J Clin Pathol, 2008, 129(4): 613-621.

[2] AJANI J A, D'AMICO T A, BENTREM D J, et al. Gastric Cancer, Version 2.2022, NCCN Clinical Practice Guidelines in Oncology[J]. J Natl Compr Canc Netw, 2022, 20(2): 167-192.

案例 066 胃肠道间质瘤治疗要看 *c-KIT* 基因突变状态?

【案例经过】

患者,女,63 岁,已婚,因"体检发现盆腔肿块"于 2017 年 12 月 18 日收住入院。

现病史:患者 53 岁绝经,绝经前月经规律,无不规则阴道流血、流液。自诉 2015 年 6 月起因体重明显减轻,全身无力,下腹痛就诊于当地医院,服用中药治疗,症状未见明显好转。2016 年 5 月因下腹痛再次就诊于当地医院,发现患有小肠间质瘤。因当地技术有限及包块过大行腹式活检术,术后病理未见,自诉不详。之后就诊于某三甲医院,2016 年 8 月 22 日该院诊断结果:胃肠间质瘤,恶性;子宫内膜 0.73cm,宫腔内子宫左后方,可见一大小 10.47cm × 7.47cm 低回声包块,内回声偏实(结合病史首先考虑胃肠间质瘤盆腔内病灶)。之后服用甲磺酸伊马替尼(4 粒,q.d.,p.o.),症状有所好转。2016 年 10 月 27 日术后复查,外院经阴道超声检查(TVS):宫腔内稍高回声团,子宫后低回声团,大小 7.6cm × 3.8cm。患者为求进一步治疗前来就诊,2017 年 12 月 18 日 TVS 示:子宫内膜 0.8cm,右侧附件区见混合性回声,大小 6.3cm × 64.3cm × 5.5cm,形态不规则,内伴无回声区,大小约 2.7cm × 2.8cm × 2.9cm,透声差。患者病程中精神佳,胃纳可,体重无下降,二便正常。

本例结合常规病理及临床初步诊断为胃肠道间质瘤(GIST),为明确起见,临床与分子室沟通行基因检测。

【沟通体会】

分子病理检测结果见表 66-1。诊断:结合本次手术标本常规病理及分子病理结果,诊断为胃肠间质瘤。

表 66-1 *c-KIT* 及 *PDGFRA* 基因检测结果

基因	外显子	结果	相关药物名称 / 检测意义
c-KIT	EXON-9	野生型	伊马替尼 / 舒尼替尼
	EXON-11	突变型	

续表

基因	外显子	结果	相关药物名称 / 检测意义
PDGFRA	EXON-13	野生型	伊马替尼 / 舒尼替尼
	EXON-17	突变型	
	EXON-12	野生型	
	EXON-18	野生型	

本例患者 *c-KIT* 基因存在外显子 11 与外显子 17 双突变：EXON-11，W557R 突变；EXON-17，D816H 突变，见图 66-1 与图 66-2。

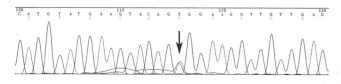

图 66-1　*c-KIT* 基因 11 号外显子突变检测结果

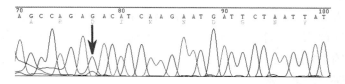

图 66-2　*c-KIT* 基因 17 号外显子突变检测结果

临床医生根据专业知识建议检测 *c-KIT* 基因突变状态，这对于指导 GIST 患者的个性化治疗具有重要参考价值，分子室应用专业基因检测技术辅助临床诊断 *c-KIT* 基因突变。二者利用各自不同的专业知识进行联合诊断可使患者受益。

【经典箴言】

1. 胃肠道间质瘤（gastrointestinal stromal tumor，GIST）是胃肠道间叶来源肿瘤，文献报道其发病率为 0.40/10 万人[1]。其对传统化学治疗极不敏感，有效率不足 5%，完整切除肿瘤后的五年生存率也仅为 35% ~ 65%，

2 年内转移、复发率高达 40% ~ 50%[2-3]。

2. 检测 *c-KIT* 基因突变状态对于指导 GIST 患者的个性化治疗具有重要参考价值。伊马替尼是一种酪氨酸激酶抑制剂，为 GIST 的靶向药物，其分子靶点为 KIT，PDGFRA/B 以及 BCL-ABL。*c-KIT* 基因在 GIST 中的突变率约为 90%，11 号外显子突变的患者对伊马替尼的反应最好，9 号外显子次之，野生型时伊马替尼疗效最差，对于 9 号外显子突变的患者增加剂量可显著提高疗效。因此，美国临床肿瘤学会（ASCO）报道特别提醒 GIST 应用伊马替尼前必须检测证实 *c-KIT* 基因突变阳性。另外，PDGFRA 外显子发生突变的 GIST 病例对伊马替尼敏感。舒尼替尼是一类能够选择性抑制多种受体酪氨酸激酶的新型药物，可以阻断肿瘤生长所需的血液和营养物质的供给，同时也可以直接杀死肿瘤细胞。

3. 本例间质瘤原发灶为小肠，小肠肿瘤的临床表现主要有腹部不适或腹胀。然而一般小肠肿瘤起病隐匿，约 20% 的患者可没有任何症状，常在接受其他腹部手术时被发现。本案中自起病到确诊时隔近一年时间，临床上出现相关症状时应当引起医患的足够重视，以免贻误病情。

（李少波　伍　均）

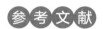

[1] XU L, MA Y, WANG S, et al. Incidence of gastrointestinal stromal tumor in Chinese urban population: A national population-based study[J]. Cancer Med, 2021, 10(2): 737-744.

[2] PARAB TM, DEROGATIS MJ, BOAZ AM, et al. Gastrointestinal stromal tumors: a comprehensive review[J]. J Gastrointest Oncol, 2019, 10(1): 144-154.

[3] KAMEYAMA H, KANDA T, TAJIMA Y, et al. Management of rectal gastrointestinal stromal tumor[J]. Transl Gastroenterol Hepatol, 2018(3): 8.

案例 067

一例子宫内膜癌微卫星不稳定检测
——PCR 与免疫组织化学染色和二代测序
结果不一致怎么办？

【案例经过】

一位 43 岁的子宫内膜癌患者，曾在当地医院采用 PCR 方法进行过微卫星不稳定性（microsatellite instability，MSI）检查，结果为 MSI-L，即低频度微卫星不稳定；而免疫组织化学（immunohistochemistry，IHC）结果显示 MSH2（−）、MSH6（−）、MLH1（＋）、PMS-2（−），即患者存在错配修复缺陷。面对两项截然相反的结果患者陷入两难，不知是否能够从免疫治疗中获得收益，为求进一步诊疗，来我院就诊。

医生得知情况后，首先进行家族史排查，发现其母曾于 56 岁时罹患结肠癌、宫颈癌。综合考虑后，高度怀疑患者可能有林奇综合征、微卫星不稳定情况，因此可能有免疫治疗的机会。但前期 PCR 结果提示 MSI-L，为了进一步明确诊断，医生同时送检血液和肿瘤组织采用二代测序（next-generation sequencing，NGS）技术检测。结果回报：NGS 胚系突变检测发现 *MSH2* 基因突变，提示林奇综合征，MSI 结果提示为 MSI-H，即高频度微卫星不稳定。

面对多个结果，患者带着疑问找到医生，询问自己到底是不是微卫星高度不稳定，能否进行免疫治疗。医生认为 PCR 方法作为公认的 MSI 检测金标准，其检测结果应该毋庸置疑，患者应为 MSI-L，免疫治疗的效果很可能不理想，可 IHC、NGS 结果及患者家族史又高度提示患者可能有林奇综合征且存在 MSI-H，到底该如何向患者解释？

为了弄清真相，医生即刻与检验医师进行讨论。为了确保 NGS 标本质量和检测过程的准确性，检验医师首先回顾样本质量、DNA 质量、平均测序深度及覆盖度，均未发现不合格，因此可以排除因实验室原因导致的 NGS 结果不准确。

与此同时，我们进一步与患者沟通，希望她能够提供更详细的 PCR 检测相关信息，同时可提供组织切片，以便我们进行 PCR 方法复检。

通过上述努力，我们得知患者之前 PCR 检测所用方法为检测 5 个单核苷酸位点，而既往研究提示在中国人群中检测 2 个单核苷酸位点和 3 个双核苷酸位点的方法灵敏度高于检测 5 个单核苷酸位点的方法，故我们使用检测 2 个单核苷酸位点和 3 个双核苷酸位点的方法进行复检，结果提示为 MSI-H。结合 NGS、IHC 及患者病史，最终判定患者应为 MSI-H，可能从免疫治疗中有获益。看到这样的结果，医生与患者皆表示满意。

【沟通体会】

1. 在本案例中，医生及患者对于 MSI 结果判定疑惑主要是对技术手段的不了解导致。目前，检测 MSI 的金标准是 PCR+ 毛细管电泳法，其中，PCR 法的检测位点（panel）的选择尤为重要，检测 2 个单核苷酸位点和 3 个双核苷酸位点的方法与检测 5 个单核苷酸位点的方法是目前的主流选择，且 Zheng[1] 等和 Bai[2] 等在两项基于中国人群的多中心研究显示，检测 2 个单核苷酸位点和 3 个双核苷酸位点的方法灵敏度高于检测 5 个单核苷酸位点的方法，提示检测 2 个单核苷酸位点和 3 个双核苷酸位点的方法更适合中国肿瘤患者。因此即使患者拿出了 PCR-MSI 检测结果，检验医师及临床医生也应过问一句其具体使用的试剂盒，以便在结果发生矛盾时有迹可循。

2. NGS 可覆盖的微卫星位点高达数十至上千个，远多于传统 PCR 检测 5～7 个位点，可增加非结直肠癌样本检测灵敏度[3]，且《结直肠癌及其他相关实体瘤微卫星不稳定性检测中国专家共识》中建议当患者同时进行 IHC 及 PCR 方法检测 MSI 状态结果不一致时，须用第三种方法（PCR 法或 NGS 法）进行验证。另外，NGS 对胚系突变的检查发现林奇综合征相关的基因突变也可侧面支持 MSI-H 的结论。因此，在本例中，利用 NGS 方法验证 IHC 及 PCR 方法结果不一致的情况属正确做法。

3. 在本例的沟通中，临床医师在面临检测结果相互矛盾的情况时及时召集病理、检验医师进行多学科讨论，极大减少了信息不对称带来的误诊漏诊。同时，检验医师细心收集外院"金标准"结果的具体信息，找到了矛盾结果的可能原因，为解决后续问题提供了有效的突破口。

【经典箴言】

任何"金标准"诊断方法皆非万能，与此同时，仅靠新兴手段如二代测序等，也无法为病情诊断提供有力证据，只有在结合患者病史，同时将传统与新兴手段联合使用，才可助力精准诊断。与此同时，作为检验医师，应当及时了解各类疾病指南中推荐的诊断方法、检测平台等，力求为患者提供最合理的结果解读。

（孟 玥 顾 兵）

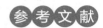

[1] ZHENG J M, HUANG B X, NIE X, et al. The clinicopathological features and prognosis of tumor MSI in East Asian colorectal cancer patients using NCI panel[J]. Future Oncol, 2018, 14(14): 1355-1364.

[2] BAI W Q, MA J F, LIU Y Y, et al. Screening of MSI detection loci and their heterogeneity in East Asian colorectal cancer patients[J]. Cancer Med, 2019, 8(5): 2157-2166.

[3] MIDDHA S, ZHANG L Y, NAFA K, et al. Reliable pan-cancer microsatellite instability assessment by using targeted next-generation sequencing data[J]. JCO Precis Oncol, 2017: PO.17.00084.

案例 068 不明原发灶肿瘤的诊疗进展

【案例经过】

女性，50 岁，2015 年 2 月发现包括左锁骨上多个淋巴结肿大。行左侧锁骨上淋巴结穿刺，病理诊断：转移性低分化癌。PET/CT 显示左颈部、锁骨上、腋下、内乳多发转移淋巴结，^{18}F-FDG 代谢异常增高，未发现原发灶。另行喉镜、胃镜、肠镜检查，结果均为阴性。病理会诊示：左锁骨上淋巴结转移性低分化癌。为明确肿瘤的组织起源，进行了肿瘤组织多个免疫标志物检查，免疫组化结果显示：AE1/AE3（+）、CK7 局灶（+）、CK20（-）、Villin（+）、CDX2（-）、TTF-1（-）、GCDFP-15（-）、PAX8（-）、ER（-）、PR（-）、HER2（-）。虽然全身影像学检查一直没找到原发灶，因为 Villin（+）考虑原发灶可能来源于消化道，决定先按照消化道肿瘤化疗方案对患者进行治疗。

2015 年 2 月开始行胃癌化疗方案：多西他赛、顺铂联合 5-FU 的 DCF 方案化疗，至 2015 年 8 月化疗结束共 8 个周期。2015-10-12 复查 PET 示：

原左侧颈部、锁骨上、腋窝、内乳淋巴结大部分较前增大，左腋窝残留数枚稍大淋巴结，较前 ^{18}F-FDG 摄取增高，疗效评估为部分进展（PD）。

面对这样的治疗疗效，沮丧的不止患者及其家人，也让医生们再次陷入了困惑，原发灶的来源究竟是哪？原发灶不明确就意味着患者不能尽早接受针对性的治疗，严重影响患者的生存和预后。面对不明原发灶肿瘤，我们难道就这样束手就擒吗？

【沟通体会】

近年来，随着生物技术的飞速发展，可通过基因表达谱分析检测组织特异性分子标志物，判定肿瘤类型和组织起源，但临床应用尚不普遍。本例前期的诊疗效果提示，传统常规的诊断方法对该患者的疾病诊断存在一定的局限性，因此我们建议该患者进行肿瘤组织起源基因检测以明确诊断。患者及其家属积极配合，2015 年 11 月 1 日即行肿瘤组织起源基因检测，结果提示转移肿瘤组织来源与乳腺相似度分值为 91.3，高度相似，原发灶为乳腺癌不排除。

依据此结果，2015.11.10—2016.02.03 进行乳腺癌的化疗方案：多西他赛、环磷酰胺（TC）方案，化疗 5 疗程。2016-02-14 至我院复查，胸部 CT 左锁骨上区、左侧腋窝肿大淋巴结部分较前增大；B 超左侧腋下副乳实质不均质占位，双侧锁骨上及左腋下淋巴结肿大，肝脏未见明显转移；肿瘤标志物 CA125 升高。CT 和 B 超复查结果似乎也验证了基因检测的结论，但病情似乎还在进展，是原发灶再次判断错误，还是治疗方案仍需完善？为了控制病情，患者在化疗后于外院先行左侧锁骨及左侧腋下姑息性放疗。

2016 年 4 月发现右侧锁骨上淋巴结转移，考虑到乳腺癌分多种亚型，且不同亚型的治疗方案存在差异，因此决定对肿瘤组织行 ER、PR、HER2 分子标志物检测，右颈部淋巴结穿刺：淋巴结低分化腺癌，ER（-）、PR（-）、HER2（-）。2016 年 5 月 B 超证实：右乳实性占位（BI-RADS 分级 4A），右乳实性占位（转移灶可能）。穿刺活检后病理结果示：右乳浸润性癌，ER（-）、PR（-）、HER2（-）、Ki-67 70%。PET/CT：乳腺多个团块代谢增高，右侧锁骨上区、纵隔内、双侧腋窝、左侧胸壁及左乳腺周围多发淋巴结肿大。至此患者诊断明确，三阴乳腺癌多发性转移。因此，2016 年 7 月行三阴性乳腺癌化疗方案：白蛋白结合型紫杉醇（260mg/m^2），每 3 周一疗程。2 疗程后复查 PET 示：原右侧锁骨上区、纵隔内、双侧腋窝、左侧胸壁及左乳腺周围多发淋巴结大部分退缩，右乳实性占位较前 FDG 摄取减低，评估疗效为部分缓解（PR）。

【经典箴言】

1. 原发灶不明恶性肿瘤（cancer of unknown primary，CUP）是一类经病理学诊断确诊为转移性恶性肿瘤，但是通过详细评估未能明确原发位点的异质性肿瘤[1]。据统计，CUP 约占全部肿瘤病例的 5%～10%[2]，居常见恶性肿瘤的第 8 位[3]，死亡率则高居第 4 位[4]。一项荟萃分析显示，原发灶不明恶性肿瘤患者接受化疗后生存时间中位数为 4.5 个月，1 年生存率为 20%，5 年生存率为 4.7%[5]。CUP 患者的预后很大程度上取决于原发肿瘤的生物学特性，因此找出肿瘤的组织起源，采取有针对性的治疗，对于改善患者预后具有重要意义。

2. 随着生物技术的飞速发展，研究人员可同时检测肿瘤组织中成千上万个基因的表达水平，从中发现与肿瘤组织起源相关的基因及特定的表达模式。转移灶肿瘤的基因表达谱与转移部位组织的基因表达谱存在差异，而与其原发部位组织的基因表达谱更相似，提示肿瘤在其发生、发展和转移的过程中，始终保留其组织起源的基因表达特征。根据这一原理，通过基因表达谱分析，构建了多个组织特异性基因的分子标志物，可用于判定多种常见肿瘤类型和组织起源。

某些肿瘤在原发灶体积还不能够被检测到时，就已经发生了转移，包括淋巴结的转移和远处实质脏器的转移，从而形成不明原发灶肿瘤。这种肿瘤往往表现为低分化癌，不表达组织较为特异的免疫表现，此时患者的病理诊断较为困难，加之原发灶体积过小，即使进行全身影像学的检查也很难帮助发现原发灶。

3. 本病例就是一个较为典型的不明原发灶肿瘤。患者在 2015 年就发现多个淋巴结肿大，穿刺后病理诊断为低分化腺癌，多个免疫标志物都不能明确肿瘤的组织起源，行全身性影像学检测也一直没找到原发灶。考虑到免疫组化指标 Villin（+），按照消化道肿瘤化疗方案接受治疗，病情逐步进展。12 个月后，在肿瘤组织起源基因检测提示为乳腺来源可能后，通过 B 超发现右乳腺存在浸润性乳腺癌的原发灶。浸润性乳腺癌常表达的 ER、PR 和 HER2 均为阴性，为三阴性乳腺癌。而后调整使用三阴性乳腺癌的治疗方案，取得了较好疗效，患者得到 PR。

4. 如果能够早期使用肿瘤组织起源基因检测，可提前提示乳腺癌风险，患者可以提早接受有针对性的治疗方案，控制病情，有助于改善生存质量，减少非针对性治疗药物的毒副作用和不良反应，减少医疗资源的浪费，具有显著的临床价值。

5. 相比于影像学和组织病理诊断方法，分子标志物检测具有灵敏度和特异度高、结果判读客观等优势，在欧美一些发达国家已作为辅助手段应用于 CUP 原发位点的诊断[6]。近年来，该技术在我国也得到了发展。在本案例中，该技术为患者找到原发灶提供了重要线索，也为下一步制定针对性的高效治疗方案打下了良好的基础。

（王奇峰　叶　庆）

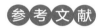

[1] STELLA G M, SENETTA R, CASSENTI A, et al. Cancers of unknown primary origin: current perspectives and future therapeutic strategies[J]. J Transl Med, 2012(10): 12.

[2] 张延龄. 原发灶不明的肿瘤患者的处理 [J]. 国外医学外科学分册，2002，29(5)：282-285.

[3] PAVLIDIS N, FIZAZI K. Cancer of unknown primary (CUP) [J]. Crit Rev Oncol Hematol, 2005, 54(3): 243-250.

[4] KAMPOSIORAS K, PENTHEROUDAKIS G, PAVLIDIS N. Exploring the biology of cancer of unknown primary: breakthroughs and drawbacks[J]. Eur J Clin Invest, 2013, 43(5): 491-500.

[5] RICHARDSON A, WAGLAND R, FOSTER R, et al. Uncertainty and anxiety in the cancer of unknown primary patient journey: a multiperspective qualitative study[J]. BMJ Support Palliat Care, 2015, 5(4): 366-372.

[6] WEISS L M, CHU P, SCHROEDER B E, et al. Blinded comparator study of immunohistochemical analysis versus a92-gene cancer classifier in the diagnosis of the primary site in metastatic tumors[J]. J Mol Diagn, 2013, 15(2): 263-269.

案例
069　　双原发鳞癌的诊断和治疗

【案例经过】

患者，男性，55 岁，吸烟及饮酒史 30 年，吸烟量 60 支 / 日，饮酒量 8 两白酒 / 日。2010 年 4 月因进食哽噎感 4 个月入院检查。胃镜结果示距门齿 28 ~ 31cm 见 1/2 周不规则增生伴溃疡坏死，考虑中段食管癌。2010 年 4 月 19 日在全麻下行两切口两野食管癌根治 + 空肠造瘘手术。术后病理：食管高 - 中分化鳞状细胞癌，浸润食管全层，淋巴结转移（ - ），$pT_3N_0M_0$-ⅡA 期。术后未行放化疗，中药支持治疗，患者病情稳定。

2016 年 3 月 2 日行常规体检，发现左上肺肺门占位 2.5cm × 1.8cm。影像学结果虽然提示肺癌不排除，但更让人困惑的是肺部肿瘤是原发灶还是转移灶？ 面对这样的情况，手术治疗及病理诊断必不可少，因此 2016 年 3 月 22 日患者在全麻下行胸腔镜左上肺叶切除 + 纵隔淋巴结清扫，术中肿瘤位于左上肺叶，中央型，未见明显侵犯胸壁、肺动脉。行左上肺叶切除 + 纵隔淋巴结清扫。术中快速冰冻切片病理结果示：（左上肺叶）鳞状细胞癌，支气管切缘见小灶癌累及。术后病理：（左上肺叶）鳞癌（中分化），大小 2.2cm × 1.7cm × 1.0cm。支气管旁淋巴结见癌转移（1/3）。

由于患者为食管癌术后，依据上述结果肿瘤原发或转移性质待定。2016 年 4 月 2 日多学科讨论亦赞同须确定肺部鳞癌是食管鳞癌转移灶或新发的肺鳞癌，确定肿瘤性质后方可进行临床分期和制订下一步治疗方案。

【沟通体会】

当常规病理检查手段无法确定肿瘤组织性质的时候，肿瘤组织起源基因检测是病理科医师不多的选择之一。肿瘤组织起源基因检测虽然已应用于临床，但患者对该项目的认知并不多，与临床医师沟通后，得到患者及其家属的支持，同意开展肺部肿瘤组织起源基因检测。2016 年 4 月 8 日实施肿瘤组织起源基因检测，结果显示肺癌相似度分数最大值为 74.3，提示该肿瘤样本最有可能起源于肺。

2016 年 4 月 22 日再次进行了多学科讨论会，会议明确该患者诊断为：①双原发肿瘤；②左肺鳞癌术后（$pT_{1b}N_1M_0$-ⅡA 期），③食管鳞癌术后

（pT$_3$N$_0$M$_0$-ⅡA期）。现阶段按照肺鳞癌制订化疗方案，并建议针对食管鳞癌进行预防性放疗。诊断明确后，患者于2016.04.26—2016.06.24行紫杉醇联合卡铂化疗4疗程，随访至2016年7月18日患者病情稳定，而后失访。

【经典箴言】

1. 对于一些有既往肿瘤病史的患者，当他们再次被诊断患上肿瘤，并且肿瘤的发生位置不同于之前时，确定肿瘤是新发部位的原发肿瘤还是继发的转移肿瘤就显得尤为重要。通常，第二原发性肿瘤要比第一原发性肿瘤转移的分期早，预后好。因此区分新发肿瘤还是转移灶会直接影响治疗方案的选择。

2. 双原发肿瘤患者不多见，其病因复杂且尚未明确，该患者吸烟每日60支持续30年，每日8两白酒持续30年，可能是导致肺鳞癌和食管鳞癌双原发的危险因素。患者在诊断和手术治疗食管鳞癌5年后发现肺部也出现鳞癌病灶。在临床实践中，病理形态学可以明确诊断鳞状细胞癌，但是对于鳞癌的组织来源较难判断，不能明确肿块为食管转移鳞癌还是新发部位的鳞癌。

3. 肿瘤组织起源基因检测在本例患者的肿瘤组织起源的确定中起到关键的作用，判定第二次发现的鳞癌是食管鳞癌的转移灶还是新发肺鳞癌原发灶，对于疾病的分期和治疗方案的制订至关重要，因为两者在治疗方案选择和预后评估上存在显著差异。确定该患者的诊断为食管鳞癌和肺鳞癌双原发肿瘤后，为患者制订了针对两种肿瘤不同的治疗方案，尽可能减缓两种肿瘤的复发和转移，延长患者的生存时间。

（王奇峰　叶　庆）

从不可能到可能

【案例经过】

患者，女，70岁。因反复上腹部疼痛2年余，加重5个月余来医院就诊。胃镜检查提示十二指肠降段肿物，考虑肿瘤。腹腔镜探查，进行十二指肠肿物切除术和胆囊切除术。肿瘤组织石蜡切片病理提示十二指肠（腹壶部肿物）绒毛状腺瘤，局部腺体重度不典型增生、癌变，局部癌组织浸润黏膜肌，但未穿透。临床确诊为肿瘤，考虑是否能用药物进行靶向治疗，送肿瘤组织石蜡切片行 *KRAS*、*NRAS*、*BRAF* 和 *PIK3CA* 四种基因突变检测。我们用 ARMS-PCR（人类 *KRAS/NRAS/PIK3CA/BRAF* 基因突变联合检测试剂盒）检测，结果提示 *KRAS* 基因 2 号外显子有 G12C/G12R/G12V/G12A/G13C 突变，*NRAS* 基因 2 号外显子有 G12D/G12S 突变，*BRAF* 基因 15 号外显子有 V600E 突变，*PIK3CA* 基因野生型，见图 70-1。以前国内外文献报道都认为，*KRAS* 和 *BRAF* 的突变是互斥的，两种基因不可能同时发生突变。我们在一个结直肠癌标本中同时检测到 *KRAS*、*NRAS* 和 *BRAF* 三种基因突变，检测结果有错误？

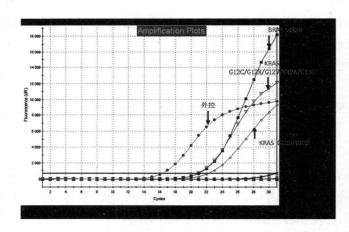

图 70-1　ARMS-PCR（人类 *KRAS/NRAS/PIK3CA/BRAF* 基因突变联合检测试剂盒）检测结果

【沟通体会】

在首次诊断为肿瘤的标本中；一个肿瘤组织同时有三个肿瘤驱动基因发生突变很少见，且 *KRAS* 和 *BRAF* 两个基因是互斥的，不能同时发生突变，因此暂不发结果报告，立刻与临床联系。为了进一步证实结果的可靠性，我们用一代和二代测序技术再次检测标本的基因突变情况。一代测序检测结果显示 *KRAS* 基因 2 外显子（c.35G > T）突变，而 *NARS* 和 *BRAF* 基因为野生型，见图 70-2。而二代测序检测结果显示 *KRAS*、*NRAS* 和

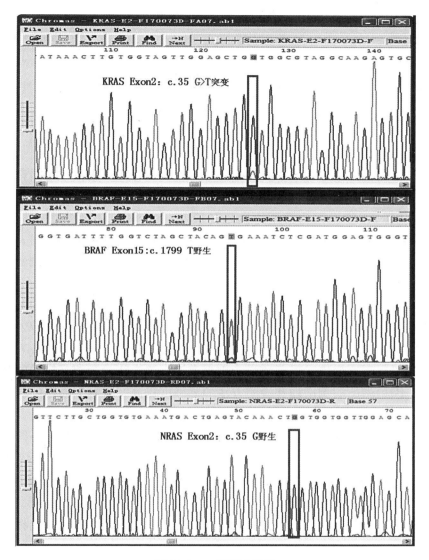

图 70-2 一代测序结果

BRAF 三种基因同时突变存在，同时明确三种突变基因具体的碱基突变类型，见表 70-1。三种检测方法的结果中 ARMS-PCR 与二代测序一致，一代测序检测结果只检出了 *KRAS* 突变。综合分析三种检测方法的结果，由于肿瘤 *NRAS* 和 *BRAF* 基因突变率较低，可能因低于一代测序法的检测下限而未能检测到，所以最终结果报告为检出 *KRAS*、*NRAS* 和 *BRAF* 三种基因突变。

表 70-1　二代测序结果

突变基因	突变位点	突变丰度
NRAS	NM_002524.4:exon2:c.35G > A:p.G12D	3.67%
KRAS	NM_004985.4:exon2:c.35G > T:p.G12V	16.00%
BRAF	NM_004333.4:exon15:c.1799T > A:p.V600E	3.11%

【经典箴言】

1. 肿瘤基因的突变检测可以辅助临床医生筛选出可受益于肿瘤靶向药物的结直肠癌等癌症患者，并成为疾病的预后和预测因素。*KRAS*、*NRAS*、*PIK3CA* 和 *BRAF* 基因为常用的检测靶基因，任何一种基因突变都提示使用抗 EGFR 药物治疗可能会产生耐受。本案例标本我们同时检测到 *KRAS*、*NRAS* 和 *BRAF* 基因发生突变，因此该患者不能从使用酪氨激酶抑制药物治疗受益。

2. *KRAS*、*NRAS*、*PIK3CA* 和 *BRAF* 基因都是 EGFR 信号通路上关键的驱动基因，早期国内外文献报道认为[1-5]，在同一癌组织标本中 *KRAS* 和 / 或 *NRAS* 与 *BRAF* 基因同时突变是相互排斥的，*KRAS*、*NRAS* 和 *BRAF* 三种基因同时出现突变情况目前还尚未被报道过。过去认为会相互排斥的基因突变，因检测的病例增加和检测方法的灵敏度提高，对它们原有的认知可能会改变。

3. 现在检测肿瘤基因突变的常用方法是 PCR 法和测序法，不同的方法由于检测灵敏度的差异可能有不同的结果，在本案例的 *KRAS*、*NRAS* 和 *BRAF* 三种突变基因中，*NRAS* 和 *BRAF* 基因突变丰度较低，只有 3% 左右，一代测序法因灵敏度较低可能检测不到。二代测序不但可以高通量，而且具有更高的灵敏度，因此可检测出突变丰度较低的突变。因此，选择合适的检测方法，多基因突变的联合检测能提高肿瘤临床治疗的针对性，降低治疗费用，节省宝贵的治疗时间。

（高　俊）

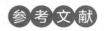
参 考 文 献

[1] 张科平，许洁，颜黎栩，等. 结直肠癌患者 KRAS、NRAS 及 BRAF 基因突变检测分析 [J]. 中华病理学杂志，2015，44(4)：245-257.

[2] 孙屏，万佳艺，吴靓骅，等. 结直肠癌 KRAS、NRAS 和 BRAF 基因突变及其与临

床病理相关性研究 [J]. 中华普通外科杂志，2016，31(1): 51-54.

[3] DE ROOCK W, CLAES B, BERNASCONI D, et al. Effects of KRAS, BRAF, NRAS, and PIK3CA mutations on the efficacy of cetuximab plus chemotherapy in chemotherapy-refractory metastatic colorectal cancer: a retrospective consortium analysis[J]. Lancet Oncol, 2010, 11(8): 753-762.

[4] BANDO H, YOSHINO T, SHINOZAKI E, et al. Simultaneous identification of 36 mutations in KRAS codons 61 and 146, BRAF, NRAS, and PIK3CA in a single reaction by multiplex assay kit[J]. BMC Cancer, 2013(13): 405-413.

[5] AL-SHAMSI H O, JONES J, FAHMAWI Y, et al. Molecular spectrum of *KRAS*, *NRAS*, *BRAF*, *PIK3CA*, *TP53*, and *APC* somatic gene mutations in Arab patients with colorectal cancer: determination of frequency and distribution pattern[J]. J Gastrointest Oncol, 2016, 7(6): 882-902.

案例 071 耳聋基因检测，让孩子听得见未来

【案例经过】

　　女，先天性耳聋，极重度听力损失（＞81dB），不能听到和听懂言语声，社交活动出现严重障碍，所以前来就诊。医生了解到其母亲怀孕期间用过中药，女孩在 1 岁时出现过敏性紫癜，考虑到是先天性疾病，医生建议进行耳聋基因检测，最终检测位点如图 71-1。

位点名称	检测的突变类型	突变点简称
mtDNA1494	C → T	1 494M
mtDNA1555	A → G	1 555M
SLC26A4-IVS7(-2)	A → G	IVS-M
SLC26A4-2168	A → G	2 168M
GJB2-35	-G	35M
GJB2-176	-GCTGCAAGAACGTGTG	176M
GJB2-235	-C	235M
GJB2-299	-AT	299M
GJB3-538	C → T	538M

图 71-1　耳聋基因检测位点列表图示

诊断结果为先天性耳聋基因 *GJB2* 235 杂合子与 299 杂合子复合突变。由于患者属于先天性重度耳聋，且有 *GJB2* 基因复合杂合突变，推测其父母该基因很有可能存在突变。为了避免该父母今后二胎再次发生悲剧，为其提供产前预警，检验科联络了相关临床医生。

【沟通体会】

患者的耳聋基因检测结果显示为先天性耳聋基因 *GJB2* 235 杂合子与 299 杂合子复合突变。由于患者属于先天性重度耳聋，且有 *GJB2* 基因复合杂合突变，推测其父母该基因很有可能存在突变。检验科把小女孩的基因检测结果告知了临床医生，并且把小女孩的父母也可能存在基因突变的推测一并告知，临床医生听取了检验科建议，于是和小女孩家长联络，建议他们进行耳聋基因检测。最终的检验结果证实了检验科的推测：①患者母亲听力正常，耳聋基因检测结果为 *GJB2* 235 杂合突变，是 *GJB2* 235 位点突变携带者；②患者父亲听力正常，耳聋基因检测结果为 *GJB2* 299 杂合突变，是 *GJB2* 299 位点突变携带者。

结果显示，患者父母均听力正常，且都是遗传性耳聋基因突变携带者，属于高危人群。父母已经表现出遗传病特征的家庭往往会主动向医生咨询产前遗传病基因检测，而对于携带突变基因却没有表现出遗传病特征的家庭来说，往往忽视基因检测而造成悲剧。检验科将患者情况向医生说明，并建议如果母亲再次妊娠，需要孕中针对胎儿进行耳聋基因检测。根据检测结果给予产前遗传咨询和建议，与患者沟通并告知其再次生育的风险也是优生优育的要求。

【经典箴言】

1. 临床医生与检验科分子室沟通后应当对遗传性耳聋患者或者突变基因携带者说明再次生育风险，并且建议产前诊断，提供遗传咨询。遗传病所涉及的优生优育问题格外需要医生向家属提供遗传咨询。

2. 正常人群耳聋基因携带率 6%，535 个阳性患者只有 13 个有家族史，仅占 2.42%。绝大多数中国耳聋患者无家族史，只有通过面向正常婚育人群的普遍性筛查才可发现双方携带同样致聋基因突变夫妇以及耳毒性药物敏感个体，进而实现遗传性耳聋的一级预防。对于携带同样致聋基因突变的夫妇应进行遗传咨询和风险评估，指导其进行产前诊断。

耳聋在新生儿中的发生率达到 1%～3%，其中 50%～70% 是由遗传因素决定的。新生儿听力筛查存在明显的局限性，随着耳聋致病基因的不断明确，新生儿听力和基因的联合筛查可以相互补充，可以发现先天性耳聋，及早安装助听器或人工耳蜗植入，避免由聋致哑。同时医生可对携带耳聋基因的夫妇提供产前诊断和遗传咨询，评价再次生育子女出现耳聋的概率，减少新聋儿的出生。

（谢　骊）

案例 072　良性复发性肝内胆汁淤积居然是种遗传病？

【案例经过】

患者，女性，维吾尔族，22 岁，已婚。因"皮肤瘙痒 1 个月，尿黄、身目黄 3 周"入院。

患者 1 个月前自觉皮肤瘙痒，夜间明显，伴食纳下降，无恶心、呕吐，无腹痛、腹泻，无畏寒、发热。1 周前出现皮肤黄染，双目黄染，尿色加深，大便呈陶土色。第一次住院，入院时查体：体温 36.5℃，呼吸 20 次 / 分，心率 85 次 / 分，血压 124/82mmHg，皮肤巩膜重度黄染，未见肝掌、蜘蛛痣，皮肤可见抓痕，心肺检查无殊，腹平软，无压痛、反跳痛，肝脾未触及，肝上界位于右锁骨中线第 5 肋间，肝区无叩击痛，移动性浊音阴性，双下肢无水肿。肝功能检查结果见表 72-1，肾功能、心肌酶谱、血常规主要指标均在正常范围，肝炎病毒标志物（包括甲、乙、丙、丁、戊、庚型肝炎病毒，EB 病毒、柯萨奇病毒、巨细胞病毒）及自身免疫性肝病抗体均阴性，凝血功能正常。上腹部 B 超：肝脏大小形态正常，包膜光滑，实质回声略增强，分布均匀，血管走向自然；胰、双肾、脾未见异常；胆囊壁增厚，胆汁透声消失。磁共振胆胰管成像（MRCP）：肝内外胆管无扩张，胆囊显示不清。给予腺苷蛋氨酸、多烯磷脂酰胆碱、熊去氧胆酸、泼尼松片治疗（泼尼松片使用方法：第一周 60mg/ 天，第二周 30mg/ 天，第三周 20mg/ 天，以后每周减 5mg），但患者黄疸下降不明显。出院诊断为"急性病毒性黄疸型肝炎"。出院后继续给予熊去氧胆酸及泼尼松片治疗，患者仍觉皮肤明显瘙痒，黄疸未明显减轻，前来第二次住院。第二次入院时患者正服用泼尼松片 25mg，继续予熊去氧胆酸胶囊改善皮肤瘙痒症状，并每周逐步减量泼尼松片 5mg 直至停药。后患者皮肤瘙痒稍有改善，食纳逐步恢复。起病后 41 天患者自行停用所有药物。

表 72-1　患者不同时期生化指标

距入院时	化验日期	TBiL/ （μmol/L）	DbiL/ （μmol/L）	ALT/ （IU/L）	ALP/ （IU/L）	GGT/ （IU/L）	TBA （μmol/L）
1 天（第一次住院）	2017-03-05	727	577	30	337	10	230.7
24 天（第二次住院）	2017-03-29	502	256	52.9	152.4	14.7	190.3
29 天	2017-04-03	593.8	326.3	41.4	138.3	15.7	160.3
41 天自行停药	2017-04-15	545	304	60	141.9	13.3	212.7
70 天	2017-05-11	370	230	42	121	14	110
100 天	2017-06-10	89	47	37	100	15	67
125 天	2017-07-05	23	8	30	67	15.6	27
204 天	2017-09-25	19.4	2.9	39.5	18	18.1	7.2

注：TBiL，总胆红素；DBiL，直接胆红素；ALT，丙氨酸氨基转移酶；ALP，碱性磷酸酶；GGT，γ- 谷氨酰转肽酶；TBA，总胆汁酸。

【沟通体会】

考虑到 ALP 及 GGT 在肝脏的分布具有一致性，均存在于富含胆管上皮细胞的肝小叶周边区，出现胆汁淤积性疾病时，两者往往同时升高。ALP 及 GGT 的升高是胆汁淤积性疾病标志性特征，该患者血清 ALP 升高较为明显，而 GGT 仅轻度升高或正常，血清胆汁酸水平持续升高，血清胆红素（几乎均为直接胆红素）升高超过正常值 10 倍，ALT 和 AST 正常或轻度升高，胆道造影无异常，而且患者临床转归也较好，因此，拟诊断为良性复发性肝内胆汁淤积（BRIC），并向患者及其家属解释 BRIC 是一种常染色体隐性遗传病。但是患者家属非常不理解，虽然患者病情缓解，可父母亲身体健康，从未出现过黄疸症状，为何就认定为是遗传病？为了更好地与患者和家属沟通，明确诊断，医生建议患者通过基因检测进行诊断，患者同意采用更可靠的证据来解释自己的病情。

分子实验室检测人员根据文献设计并合成 24 对引物，对参与蛋白编码的 27 个外显子及邻近序列进行扩增，所有引物对跨越相应外显子两端相邻内含子至少 100 个碱基。通过对 PCR 产物纯化并测序，与基因库中的标准序列 NG_007148.1 进行比对，并除外已报道的 SNP 位点。对突变序列所在外显子重复 PCR 并反向测序，结果见下图。证实了 BRIC 的诊断，患者为 c.2081T > A（p.I694N）纯合突变，而父母亲均为 c.2081T > A 突变携带者（图 72-1）。

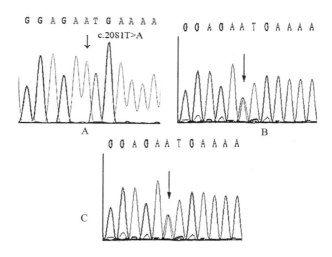

图 72-1 突变序列所在外显子重复 PCR 并反向测序结果

A. 患者为 c.2081T > A（p.I694N）纯合突变；B. 父亲为 c.2081T > A 突变携带者；
C. 母亲为 c.2081T > A 突变携带者。

患者看到结果非常诧异，医生解释道："常染色体隐性遗传病致病基因在常染色体上，基因性状是隐性的，只有纯合子才显示病状，而你的父母都只是携带者，所以他们没有表现出疾病症状。"患者对这样的结果与解释表示接受。

【经典箴言】

良性复发性肝内胆汁淤积（BRIC）由 Summerskin 及 Walshe 于 1959 年

提出，后经遗传学研究证实 BRIC 是一种常染色体隐性遗传病，缺陷基因 *ATP8B1* 位于第 18 染色体长臂（18q）。*ATP8B1* 基因编码产物为 I 型家族性肝内胆汁淤积蛋白（FIC-1 蛋白），该蛋白是一种 P 型 ATP 酶，与细胞内的氨基磷脂的定位有关，如磷脂酰丝氨酸、磷脂酰乙醇胺、磷酸卵磷脂和神经磷脂。磷脂酰丝氨酸和磷酸卵磷脂形成的脂质双分子层在细胞膜内侧富集被认为与维持膜的流动性有关，所以 FIC-1 蛋白的功能缺陷会影响包括转运蛋白在内的许多跨膜蛋白的功能，细胞质囊泡与细胞膜内侧融合及胞吐过程也会受到影响。肝内肝细胞（毛细胆管膜）和胆管细胞（顶端膜）都会出现 FIC-1 蛋白，因此该蛋白的异常会影响到胆盐的排泌，从而出现胆汁淤积。

1. BRIC 临床突出表现为反复发作的严重瘙痒和黄疸，多数患者以全身瘙痒为首发症状，约 2~4 周后出现黄疸，可伴全身不适、恶心、呕吐及厌食、腹泻、脂肪泻，偶见发热、关节痛、头痛、荨麻疹、红斑疹、皮肤划痕症、体重下降和维生素 K 吸收障碍后凝血障碍和出血倾向。约 1/4 的患者可能没有皮肤瘙痒。尽管患者发病症状有差异，但复发时每个患者的症状非常一致。

2. ALP 及 GGT 升高是胆汁淤积性疾病标志性特征。一般来说，出现胆汁淤积性疾病时，ALP 及 GGT 两者往往是同时升高，但有两种疾病除外，即良性复发性肝内胆汁淤积（BRIC）和 I 型、II 型进行性家族性肝内胆汁淤积（PFIC），这两种疾病血清 GGT 通常正常。因此，该病虽然为罕见疾病，但该病的生化指标有显著特征，即无论患者胆汁淤积情况轻重如何，其 GGT 始终正常或仅轻度升高，通过这一特征可以初步拟诊。

本例患者 *ATP8B1* 突变点为 c.2081T > A，引起位于 FIC-1 蛋白胞质结构域的第 694 位氨基酸残基由异亮氨基酸变为天冬酰胺（p.I694N），导致 FIC-1 蛋白异常折叠，影响 FIC-1 蛋白的 P 型 ATP 酶活性，从而导致出现黄疸、皮肤瘙痒等肝内胆汁淤积表现。

目前为止，已报道的 *ATP8B1* 基因突变类型已达 70 余种，不同种族之间甚至同一种族不同患者之间其突变类型也各不相同。PFIC 为常染色体隐性遗传性疾病，目前主要通过对基因的研究来诊断该病。随着分子生物学技术的发展，遗传性疾病诊断的可及性和便捷性也变得易于实现。

（胡爱荣 胡 婷）

案例 073 肝豆状核变性：肝衰竭的秘密杀手

【案例经过】

患者，男，22岁。主诉：上腹部不适、身目黄染进行性加重6天，呕吐、腹泻2天。

现病史：患者6天前无明显诱因感上腹部饱胀不适，食纳减退明显，尿黄呈浓茶样，继而皮肤巩膜黄染，进行性加重。2天前出现恶心、呕吐、腹泻，呕吐物为胃内容物，未见咖啡样物，腹泻每天4~7次，水样便，每次量不多，同时伴有中下腹阵发性绞痛，可忍受，自觉有发热（体温未量）。在当地医院未做任何检查，初步诊断为"肝炎"，予输液治疗（具体用药不详），症状未见好转。为进一步治疗前来诊断。入院查体：体温37.7℃，皮肤巩膜深度黄染，可见蜘蛛痣，未见肝掌。心肺查体无特殊。腹平软，中下腹有压痛，反跳痛不明显，肝脏肋下3cm，剑突下4cm，质中，脾脏未触及，移动性浊音阳性。双下肢无水肿。神经系统体征无异常。辅助检查见表73-1，乙型肝炎病毒（HBV）血清学标志物HBsAg、HBeAb、HBcAb阳性。腹部超声提示肝硬化，脾肿大，腹水。心电图提示窦性心律。

既往史、家族史和个人史：否认高血压、糖尿病、长期饮酒史、吸烟史及慢性肾病史。否认输血史。近期未应用可疑导致肝损伤的药物及毒物。父亲健在，母亲及弟弟HBsAg阳性。

表 73-1 患者的检验结果

项目	单位	入院时	住院后第3天
WBC	×10⁹/L	24.7	36
N	%	83.7	87
Hb	g/L	84	48
PLT	×10⁹/L	129	126
PT	s	25	31
TBiL	μmol/L	693	966
DBiL	μmol/L	387	657

项目	单位	入院时	住院后第 3 天
ALT	IU/L	25	22
AST	IU/L	71	67
ALP	IU/L	22	7
GGT	IU/L	265	142
Alb	g/L	27	25
LDH	IU/L	621	521
血 Cr	μmol/L	82	363
BUN	mmol/L	5.5	32.1
UA	μmol/L	65	29

注：TBiL，总胆红素；DBiL，直接胆红素；ALT，丙氨酸氨基转移酶；AST，天门冬氨酸氨基转移酶；ALP，碱性磷酸酶；GGT，γ- 谷氨酰转肽酶；Alb，白蛋白；LDH，乳酸脱氢酶；Cr，肌酐；BUN，尿素氮；UA，尿酸；WBC，白细胞；Hb，血红蛋白；PLT，血小板；N，中性粒细胞；PT，凝血酶原时间。

患者一周内出现尿黄、身目黄染，恶心、呕吐、腹泻等消化道症状；皮肤巩膜深度黄染，可见蜘蛛痣，肝脏肿大，移动性浊音阳性；肝功能明显损害，PT 明显延长，腹部超声提示肝硬化，脾肿大，腹水；家族史中母亲 HBsAg 阳性。所以医院门诊及住院首诊医师均诊断为 HBV 感染相关肝衰竭。临床医生认为，应在综合治疗及人工肝治疗的基础上，拟予核苷（酸）类药物抗病毒治疗。

住院后第三天相关检验结果见表 73-1。另外，网织红细胞 5.5%；甲状腺功能 T₃、T₄、TSH、FT₃ 及 FT₄ 均明显下降；其他肝炎病毒标志物（包括甲、丙、丁、戊、庚型肝炎病毒，以及 EB 病毒、柯萨奇病毒、巨细胞病毒）及自身免疫性肝病抗体均阴性；血培养结果还未报告；但 HBV DNA 低于检测限（＜ 100IU/L）。

临床医生与检验科沟通，均认为患者慢性 HBV 感染，此次急性发作，免疫反应强烈，免疫清除后 HBV DNA 可能会转为低水平复制状态，因此，此次检测 HBV DNA ＜ 100IU/L。另外，患者发病前的检测结果未知，最大可能是检测误差 / 错误（如 HBV 基因组的突变导致 PCR 扩增无法进行），实际上 HBV DNA 仍高水平复制。再次取样本用 COBAS TaqMan 系统检测，

HBV DNA 依然 < 20IU/L，同时，更换 PCR 引物检测亦低于检测限。但临床医生仍坚持疾病诊断的"一元论"，即 HBV 感染相关肝衰竭。

当日下午，检验科在复核异常结果时，发现了该病例检测结果的矛盾之处：① TBiL 及 DBiL 如此之高，ALT 及 AST 不升高或轻度升高可以解释（即"胆酶分离"），但在 GGT 高水平的情况下 ALP 反而明显降低；②患者肾功能显著异常，血 Cr 及 BUN 显著升高，而 UA 明显降低；③该患者还存在溶血性贫血。GGT 和 ALP 一般会同步升高，主要反映胆管的损害，而 ALP 的降低可能因为某种离子与锌离子竞争与 ALP 结合，导致 ALP 虽进入血清但不具备酶的活性而检测不到或水平较低；血 Cr 及 BUN 显著升高、UA 明显降低可能与肾小管损害有关；溶血性贫血建议进一步检查库姆斯（Coombs）试验。这些矛盾以 HBV 相关肝衰竭难以解释，反馈至临床医生。

上级医师认为：患者肝功能衰竭，黄疸进行性升高，但 ALP 明显降低；肾功能血 BUN 及 Cr 进行性升高但 UA 明显降低，UA 降低与肾损害不符合；患者存在溶血性贫血，Hb 进行性下降；患者虽然有慢性 HBV 感染，但是 HBV DNA 多次检测并用不同方法检测均低于检测限，应该不是此次疾病严重的原因。应考虑到肝衰竭型肝豆状核变性。急查血清铜蓝蛋白显著降低、眼角膜凯 - 弗环（K-F 环）阳性、库姆斯试验阴性。头颅 CT 检查未见明显异常，验证了肝豆状核变性的临床诊断。为进一步确诊，取患者血液标本 DNA 测序行肝豆状核变性基因检测（ATP7B 全外显子测序），结果见表 73-2。发现与肝豆状核变性相关的致病突变：c.994G > T（杂合）、c.1216T > G（杂合）、c.2975 C > T（杂合）；同时变异位点 c.1366G > C 为基因多态性；以及 2 个非编码区突变位点（c.-75C > A、c.1544-53 C > A），该位点不引起氨基酸和蛋白质功能致病。最终诊断：肝衰竭型肝豆状核变性，慢性非活动性 HBV 感染。

表 73-2　患者 ATP7B 全外显子测序结果及分析

基因名称	外显子	检测结果	碱基差异	氨基酸变异	临床意义提示
ATP7B	Exon 1	有突变	杂合 c.-75C > A	非编码区突变	临床意义有待进一步验证
ATP7B	Exon 2	有突变	杂合 c.994G > T	p.E332X	致病突变，与肝豆状核变性相关
			杂合 c.1216T > G	p.S406A	致病突变，与肝豆状核变性相关

基因名称	外显子	检测结果	碱基差异	氨基酸变异	临床意义提示
ATP7B	Exon 3	有突变	杂合 c.1366G > C	p.V456L	基因多态性
ATP7B	Exon 4	有突变	杂合 c.1544-53 C > A	非编码区突变	临床意义有待进一步验证
ATP7B	Exon 5	无突变			
ATP7B	Exon 6	无突变			
ATP7B	Exon 7	无突变			
ATP7B	Exon 8	无突变			
ATP7B	Exon 9	无突变			
ATP7B	Exon 10	无突变			
ATP7B	Exon 11	无突变			
ATP7B	Exon 12	无突变			
ATP7B	Exon 13	有突变	杂合 c.2975 C > T	p.P992L	致病突变，与肝豆状核变性相关
ATP7B	Exon 14	无突变			
ATP7B	Exon 15	无突变			
ATP7B	Exon 16	无突变			
ATP7B	Exon 17	无突变			
ATP7B	Exon 18	无突变			
ATP7B	Exon 19	无突变			
ATP7B	Exon 20	无突变			
ATP7B	Exon 21	无突变			

【沟通体会】

虽然该患者入院后的 HBV DNA 低于检测限，但是临床医生结合临床表现仍然认为该患者是 HBV 感染相关的肝衰竭。检验科积极地对该案例进一步分析，将检验结果中的矛盾向临床反馈。临床医生接收到反馈后，重新调整诊断思路，怀疑该患者是肝衰竭型肝豆状核变性。检验科为帮助临床进一步诊断，取患者血液标本 DNA 测序行肝豆状核变性基因检测（*ATP7B* 全外显子测序）。辅助临床下最后的诊断：肝衰竭型肝豆状核变性，慢性非活动性 HBV 感染。正是检验科积极主动参与临床病例分析，及时向临床反馈结果，患者才最终被正确诊断。临床医生也需要与检验科多沟通，深入分析检查结果，抽丝剥茧，寻求疾病的规律和内在联系，以免误诊。

【经典箴言】

1. 肝衰竭的病因很多，常见病因有肝炎及非肝炎病毒感染、药物及肝毒性物质、急性妊娠脂肪肝、自身免疫性肝炎和肿瘤细胞广泛浸润等，我国仍以肝炎病毒（尤以 HBV 感染为主）为多，因此在诊断上往往有先入为主的想法，特别是像上述病例（有慢性 HBV 感染史及 HBV 感染家族史）。这就要求医师在临床工作中，在坚持"一元论"的同时，还要养成发散性临床思维，多注意各种结果的细节及矛盾点，特别是重症患者。如该病例，临床医师只看到血清胆红素、PT 及 B 超的明显异常，未注意到化验单的细节及矛盾之处。在日常接诊的肝病患者中，这种反常现象罕见。

2. 遗传代谢性疾病，如肝豆状核变性、妊娠急性脂肪肝、瑞氏综合征、遗传性高酪氨酸血症等均可发生急性肝损伤和肝功能衰竭。因此，若肝功能明显异常者发现库姆斯试验阴性的血管内溶血、进行性的肾功能衰竭而 UA 降低、ALP 降低（ALP 相比较 TBiL 及 GGT 等）、不明原因的乳酸酸中毒、酮症性低血糖、高氨血症等，应考虑原发性遗传代谢性疾病的可能。

3. 肝豆状核变性是一种以原发性铜代谢障碍为特征的常染色体隐性遗传病，致病基因为 ATP7B，定位于染色体 13q14.3，长约 80kb，包含 21 个外显子，所编码的 ATP7B 蛋白产物是一种铜转运 P 型 ATP 酶，参与机体内铜的跨膜转运。有缺陷的 ATP7B 使铜转运障碍及铜蓝蛋白合成障碍，导致过量的铜沉积在肝细胞、豆状核及角膜等全身各处，临床表现多种多样，涉及消化、神经、眼、血液等多系统、多器官的损伤。过量的铜沉积在肝细胞，导致肝细胞坏死、肝纤维化改变等，从坏死的肝细胞释放大量的铜可导致溶血，并逐渐沉积在其他部位引起多系统、多器官受累。肝功能衰竭为主要表现的肝豆状核变性病例数少，但病死率极高，早期诊断比较困难。

4. 分子生物学技术在遗传代谢性疾病的诊断中发挥着重要作用。迄今已报道的 ATP7B 基因突变有 500 多种，其中以错义或无义突变最为常见，其次为小片段的插入、缺失和剪切位点突变。仅有少数几个突变位点为热点突变，其余则为罕见突变。*ATP7B* 基因包含大量的多态性位点，大多数为非致病性突变，因此，用分子遗传学的分析方法，在不同种族的人群中筛选肝豆状核变性是不实际的。但对于肝豆状核变性患者的一级亲属（患者同胞或子女）进行基因筛查具有重要的意义，因此我们也对患者的弟弟实施了 *ATP7B* 全外显子测序检测，结果为多态性位点突变，致病突变相关位点未检测出。

（胡爱荣　蒋素文）

案例 074　真"贫"不露相

【案例经过】

　　一名男性患者因心脏瓣膜病变前来就诊，血常规检测结果显示该患者为小细胞低色素性贫血，为明确病因，我们进行了包括地中海贫血在内的多个项目筛查，结果报告为 HbA2 升高，结果见表 74-1。地中海贫血又称珠蛋白生成障碍性贫血，是一组遗传性溶血性贫血疾病，包括 α 珠蛋白生成障碍性贫血（α 地中海贫血）、β 珠蛋白生成障碍性贫血（β 地中海贫血）两种类型，依据临床表现又可分为轻型、中间型和重型。该患者出现的 HbA2 异常增高现象是 β 珠蛋白生成障碍性贫血（β 地中海贫血）轻型患者的特征性临床表现，不出意外的话，该患者接下来的 β 地中海贫血基因检测结果会呈现出具体的突变位点。但戏剧性的一幕还是发生了，该患者进行了 β 地中海贫血基因 17 种突变类型检测，结果均提示正常。突变基因检测结果与临床血液学表型不一致，问题出在哪里了呢？是血液学检测错误，还是基因检测不够准确呢？

表 74-1　患者血液学检查结果

Hb/（g/L）	MCV/fl	MCH/pg	HbA2/%
57	62.1	18.2	4.8

【沟通体会】

　　带着疑惑，我们致电联系临床，首先了解患者相关病史，患者自述无地中海贫血病史，这就让我们更加困惑了，难道是血液学检测结果错误？对整个实验流程重新审核后并未发现失误点，难道标本送检出现纰漏，弄混标本了？再次联系当班护士，其也确认不存在抽错血的可能性。为慎重起见，经患者同意，病区重新采集该患者血液标本送至分子室进行复查。为了排除检测试剂及人为加样错误，我们对前后两份标本采用另一厂家试剂进行重新检测，复查结果与前次结果一致。既然血液学结果无误且提示阳性，那基因检测的结果应该为假阴性，我们推测该患者的地中海贫血亚型超出了该基因检测试剂盒的检测范围，导致了假阴性结果。为了验证我们的推测，我们首先对地中海贫血的理论知识进行了梳理，确认存在罕见型的地中海贫血突变；其次，我们还认识到该基因检测试剂盒的检测范围并未覆盖地中海贫血的全部亚型。我们将检测结果反馈给厂家，厂家建议将标本送至公司进行基因测序。经与临床管床医生沟通后，我们将患者标本外送进行了 β 珠蛋白基因测序。至此谜团终于解开，测序结果显示在 nt470 处出

现套峰，见图 74-1，该患者为罕见 β 地中海贫血类型 CD54-58（-TATGGGCAACCCT），不在常规地中海贫血基因检测试剂检测范围内，难怪未能检出阳性结果。因此我们在常规地中海贫血基因检测报告中增加了结果解释，注明了"患者罕见 β 地中海贫血类型 CD54-58（-TATGGGCAACCCT）（科研检测），供临床诊疗参考。"

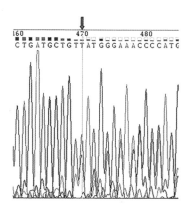

图 74-1　β 珠蛋白基因（HBB）Sanger 测序结果

HBB nt470 处出现套峰（CD54-58）

【经典箴言】

　　目前临床使用的常规地中海贫血基因检测试剂盒虽然已经涵盖了南方人群地中海贫血基因主要突变类型，但由于地中海贫血分子基础复杂，类型繁多，加上检测方法的局限性，一些罕见或者未知类型的地中海贫血可能会被误诊、漏诊[1]。

CD54-58 目前只在中国人群中发现这一突变类型。β 地中海贫血 CD54-58（-TATGGGCAACCCT）突变时，第 56 个密码子变成终止密码子，蛋白质的翻译提前终止，不能合成正常的珠蛋白 β 链，导致典型的杂合 β⁰ 地中海贫血表型[2]。

在地中海贫血的实验诊断和研究中，血液学表型在临床中常给到很好的提示，对于具有血液学表型但常规基因检测阴性的患者，应综合分析病史病情，进一步采用基因测序等多种技术提高地中海贫血基因的检出率并发现新突变[3]，丰富地中海贫血基因的突变谱，为临床诊断和遗传咨询提供重要的参考依据。

（林卫虹　林勇平）

参 考 文 献

[1] 杨阳，张杰. 中国南方地区地中海贫血研究进展 [J]. 中国实验血液学杂志，2017，25(1)：276-280.

[2] LI DZ, LIAO C, LI J. A novel beta-thalassemic allele due to a thirteen nucleotide deletion: codons 54-58(-TATG GGC AACCCT) [J]. Ann Hematol, 2009, 88(8): 799-801.

[3] 吕荣钰，文飞球，陈小文，等. 常规基因检测阴性的地中海贫血疑似病例再行进一步基因检测仍有 7% 的阳性发现 [J]. 中国循证儿科杂志，2014(4)：274-277.

案例 075

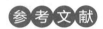

拨开迷雾见晴天：一例罕见 β 地中海贫血基因位点的发现

【案例经过】

卢某，女，47 岁，进行 α、β 地中海贫血基因检测。地中海贫血基因检测结果：未检出 α 地中海贫血基因，检出 β 地中海贫血基因 CD71-72 位点突变，但无法确定突变为杂合或纯合（PCR-RDB 法）。结果见图 75-1，杂合突变 CD71-72 对照点为深蓝色而纯合突变 CD71-72 对照点为无色，但该标本却显示为淡蓝色，复查检测结果（图 75-2）依然如此。如何发报告？

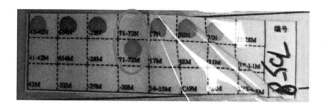

图 75-1　β 地中海贫血基因第一次检测结果

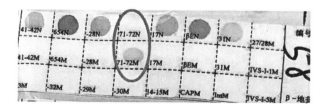

图 75-2　β 地中海贫血基因复测结果

【沟通体会】

地中海贫血是广东地区最常见的单基因遗传病，其通过地中海贫血基因检测确诊。目前国内 β 地中海贫血基因检测一般采用 PCR RDB 法检测 17 种常见突变：41-42M、654M、-28M、71-72M、17M、βEM、31M、27-28M、IVS1-1M、43M、-32M、-29M、-30M、14-15M、CAP、IntM、IVS1-5M。报告结果为：未检出、杂合突变和纯合突变三种。大多数情况下，这三种结果容易区分。但本病例这种模棱两可的结果如何判断？

首先我们考虑患者是否输血。与临床医生沟通后得知，患者来自广东省云浮市，因"发现高血压 3 年余，胸痛伴视物模糊 2 周"被收治于内分泌科。患者有糖尿病病史 6 年余，入院时血压为 172/70mmHg，葡萄糖（GLU）8.7mmol/L，血常规检测结果显示：患者红细胞（RBC）4.37×10^{12}/L，血红蛋白（Hb）80g/L、平均红细胞体积（MCV）57.7fl，平均红细胞血红蛋白含量（MCH）18.3pg。主管医生确认该患者在住院期间没有输血，电话咨询患者，患者也确认从来没有输过血。既然患者没有输过血，就可排除残余的外来血细胞影响检测结果。CD71-72 对照点为较浅的淡蓝色的现象仍无法解释。

用基因芯片法检测结果为 CD71-72 杂合突变。但若仅为 CD71-72 杂合突变，仍无法解释图 75-1 或图 75-2 的结果。为了进一步探明原因，我们再次与临床医生沟通，将 CD71-72 杂合突变及无法解释 CD71-72 对照点为淡蓝色的现象告知医生，将该患者的报告延迟，并对该患者的 DNA 进行测序。测序结果如图 75-3 和图 75-4。

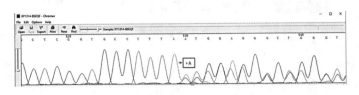

图 75-3　患者的 DNA 测序结果

Codons 71/72（+A）beta0 杂合突变。

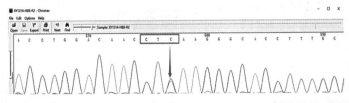

图 75-4　CD81（CTC- > CTA）（Leu- > Leu）in beta 杂合突变
（此突变未造成氨基酸改变）

通过 DNA 测序知，原来该患者是 Codons 71/72（+A）beta0 复合 CD81（CTC- > CTA）（Leu- > Leu）in beta 双重杂合突变。常用的 PCR RDB 法检测 Codons 71/72 位点的探针包含 CD81 位点，但本患者存在 CD81 突变，使探针与模板结合明显受影响，检测结果几乎相当于 Codons 71/72 位点纯合突变。基因芯片法检测 Codons 71/72 位点的探针短，没有包含 CD81 位点，结果没受影响，迷雾终于拨开！

　　作为一名检验人员要多与临床医生沟通，了解患者病史，探明可疑结果原因。掌握不同检测方法原理、检测优点和局限性，才能发出准确的报告，更好地为临床诊治服务。

【经典箴言】

　　每种检测方法都有其局限性，PCR RDB 法、基因芯片法和测序法可以互为补充检测，有助于探明可疑结果的原因。

（郑有为）

不常见 β 珠蛋白基因突变引起的困惑

案例 076

【案例经过】

5 岁男孩，来自广西壮族自治区贺州市。因贫血就诊，地中海贫血面容，无输血史，要求进行地中海贫血基因检测。临床医生开单进行一系列检测：血常规、血红蛋白电泳、葡萄糖 -6- 磷酸脱氢酶（G-6-PD）、铁蛋白（ferritin，Fer）。检测结果显示：患儿 Fer 正常且无 G-6-PD 缺乏，血红蛋白（Hb）86g/L、平均红细胞体积（mean corpuscular volume，MCV）73.0fl，平均红细胞血红蛋白含量（mean corpuscular hemoglobin，MCH）22.6pg，血红蛋白电泳 HbA 0%、HbA2 1.7%、HbF 98.3%，结果提示中间型 β 地中海贫血患者。进一步进行 α、β 地中海贫血基因检测，检测结果显示：未检出 α 地中海贫血基因，检出 β 地中海贫血基因纯合突变，突变位点为 CD41-42，故该男孩为重型 β 地中海贫血患儿，基因型为 $\beta^{CD41-42}/\beta^{CD41-42}$（图 76-1）。

因患儿地中海贫血基因检测结果与其筛查结果及临床特征相矛盾，于是与临床进一步沟通：若为重型 β 地中海贫血患儿，特别是 β^0 纯合子，不可能不输血可以生存至 5 岁且其 Hb 为 86g/L。于是，要求其父母来医院进行地中海贫血基因及血常规、血红蛋白电泳检测。检测结果显示：父亲为 β 地中海贫血携带者，基因型为 $\beta^{CD41-42}/\beta^N$，而母亲未检测到 β 地中海贫血基因，根据孟德尔遗传规律，β 地中海贫血携带者（$\beta^{CD41-42}/\beta^N$）与基因正常者（β^N/β^N）的后代不可能是重型地中海贫血患者（$\beta^{CD41-42}/\beta^{CD41-42}$）（图 76-1）。在确认该男孩是其亲生儿子后，我们推测该家系 β 珠蛋白基因可能存在其他不常见的突变。查看父母及孩子血常规和血红蛋白电泳检测结果，发现母亲 Hb、MCV、MCH 虽然均在正常范围，但 HbA 68.4%、HbA2 3.3%、HbF 28.3%。其中，HbF 升高（28.3%）提示可能是遗传性胎儿血红蛋白持续存在症（HPFH）携带者。考虑到 HPFH 虽然有多种基因类型，但在中国以缺失型 HPFH-6 最为常见，于是，尝试先验证母亲是否为 HPFH-6 携带者。参阅文献[1]后设计引物，采用 GAP-PCR 方法进行 β 珠蛋白基因缺失型 HPFH-6 位点检测。电泳结果显示，母亲一条 β 珠蛋白基因存在 HPFH-6 缺失，其 β 珠蛋白基因型为：β^N/HPFH-6。用同样方法亦检测到其子也存在 HPFH-6 缺失，证实该男孩既遗传了其父亲的 $\beta^{CD41-42}$ 地中海贫血基因又遗传了其母亲的 HPFH-6 缺失，故其 β 地中海贫血基因型为 $\beta^{CD41-42}$/HPFH-6（图 76-2）。该基因型虽然完全不合成 β 珠蛋白，但由于 γ 基因的大量表达，缓解了 α 与 β 肽链之间的不平衡，使得患儿临床症状仅表现为中间型地中海贫血。

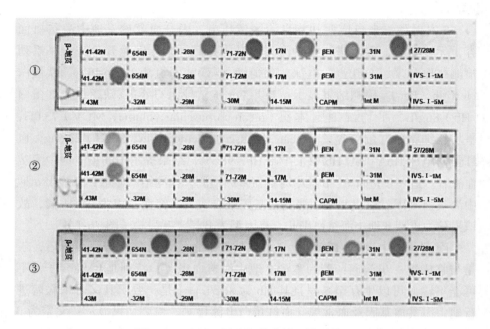

图 76-1　家系 β 地中海贫血基因检测结果

①儿子：$\beta^{CD41-42}$/$\beta^{CD41-42}$；②父亲：$\beta^{CD41-42}$/β^{N}；③母亲：β^{N}/β^{N}

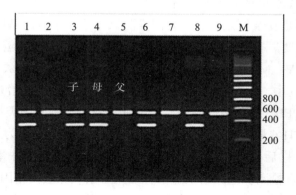

图 76-2　家系 HPFH-6 检测结果

泳道 3（儿子）：HPFH-6/β^{N}；泳道 4（母亲）：HPFH-6/β^{N}；泳道 5（父亲）：β^{N}/β^{N}

【沟通体会】

遗传性胎儿血红蛋白持续存在症（hereditary persistence of fetal hemoglobin，HPFH）是一种由于 β 珠蛋白基因突变导致出生后胎儿血红蛋白（fetal hemoglobin，HbF）持续增高的遗传性血红蛋白病。一般来说，HPFH 的血红蛋白量及红细胞大小均正常或接近正常，无明显的血液学异常或临床症状，并且 α- 珠蛋白链和非 α- 珠蛋白链之间维持正常的合成平衡，是一种良性遗传性疾病。当 HPFH 与 β 地中海贫血共存时，患者由于高水平的 HbF 可以缓解临床症状。HPFH 具有遗传异质性，分为缺失型 HPFH 和非缺失型 HPFH 两大类。缺失型 HPFH 分子机制是 β 珠蛋白基因的碱基不同长度缺失，非缺失型 HPFH 则是 A^Y 或 G^Y 珠蛋白基因启动子区域序列的点突变或小片段碱基缺失。在中国，HPFH-6 是最常见的缺失型 HPFH。

目前国内 β 地中海贫血基因检测一般检测 17 种常见突变：41-42M、654M、-28M、71-72M、17M、βEM、31M、27-28M、IVS1-1M、43M、-32M、-29M、-30M、14-15M、CAP、IntM、IVS1-5M。由于基因检测的局限性，该检测手段不能检测到疾病所有突变而导致漏（误）诊，如本病例，因为常规 β 地中海贫血基因检测不能检测 HPFH-6，故将 HPFH-6 复合 β 地中海贫血患儿误诊为 β 地中海贫血纯合子。试想一下，若本病例为一产前诊断标本，如仅参考 β 地中海贫血基因常规检测检查结果 $β^{CD41-42}$ 纯合子，会判断为重型 β 地中海贫血，则妊娠结局为引产；但如果综合血常规、血红蛋白电泳筛查结果及家系分析再进一步检测，检测结果更正为 $β^{CD41-42}$/HPFH-6，为中间型 β 地中海贫血，则可以继续妊娠。

【经典箴言】

地中海贫血是广东地区最常见的单基因遗传病。在诊断地中海贫血，特别是产前诊断时，应先做地中海贫血筛查，包括血常规检测、血红蛋白电泳，然后才进行地中海贫血基因检测确诊。必要时进行家系分析，有助发现不常见的基因类型，从而更精准检测与诊治。

（黄　革）

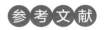

参考文献

[1] XU X M, LI Z Q, LIU Z Y, et al. Molecular characterization and PCR detection of a deletional HPFH: application to rapid prenatal diagnosis for compound heterozygotes of this defect with beta-thalassemia in a Chinese family[J]. Am J Hematol, 2000, 65(3): 183-188.

案例 077 CYP2C19 基因多态性检测指导经皮冠脉介入术后抗血小板治疗

【案例经过】

案例 1

患者，男性，47 岁。有运动性心绞痛症状，检查后发现其整个右侧冠脉发生钝性狭窄。2013 年 2 月，医生为其进行经皮冠脉介入术（PCI），置入一个药物洗脱支架。同年 3 月，在完全堵塞的右侧冠脉又置入两个支架。同时开始服用氯吡格雷。同年 12 月，患者感到胸痛，但冠脉造影未发现血管狭窄。2014 年 11 月，患者出现了持续性的胸痛和非 ST 段抬高的心肌梗死。冠脉造影发现在弯曲的支架处出现血栓，更换新的药物支架。2016 年 7 月，患者在运动时又发生胸痛，并在弯曲的支架处再次发生血栓，入院进行球囊扩张，重新安放支架。2016 年 8 月患者进行了 CYP2C19 基因型检测，结果为 2*/2* 型，提示其是氯吡格雷的弱代谢者。因此停用氯吡格雷，改用普拉格雷。2016 年 11 月接受心脏造影，至今，一切正常。

案例 2

患者，男性，48 岁。2013 年 10 月，患急性心肌梗死，接受了冠脉扩张手术，并置入了一个金属支架。期间出现心室颤动，但恢复良好，并开始服用氯吡格雷。2014 年 4 月，患者开始有运动性胸痛的症状，进而出现长时间缺血性胸痛，置入药物缓释支架。2016 年 5 月，患者再次诊断为急性心肌梗死，在放置支架的地方清除了血栓，同时做了球囊扩张处理。同年 9 月进行了 CYP2C19 基因型检测，结果为 2*/2* 型，提示其是氯吡格雷的弱代谢者。该患者选择了冠状动脉搭桥术，术后一直服用阿司匹林，至今一切正常。

【沟通体会】

氯吡格雷是目前治疗急性冠脉综合征的一种经典抗血小板药物，能降低冠心病患者尤其是支架置入术后患者的主要不良心血管事件的风险。作为一种前体药物，氯吡格雷必须通过肝脏的细胞色素 P450 酶系中重要的药物代谢酶 CYP2C19 代谢为活性产物，才能发挥抗血小板功能。但是部分患者存在氯吡格雷抵抗。研究表明，氯吡格雷抵抗受多因素影响，*CYP2C19* 基因多态性是最重要的内部因素。

2007 年时，卫生部已明确将个体化用药基因检测项目（包括 *CYP2C19* 基因多态性检测）列入《医疗机构临床检验项目目录》。南京鼓楼医院病理科分子病理室于 2011 年建立 *CYP2C19* 基因多态性检测平台，用于个体化用药指导。通过举办、参与临床相关科室沟通会，建议临床在患者使用氯吡格雷药物前进行 *CYP2C19* 基因型的检测，但临床对于基因检测指导个体化用药的作用重视程度不足，并未对所有患者实行氯吡格雷给药前的 *CYP2C19* 基因多态性检测。

上述两案例中的患者支架术后在氯吡格雷用药前并未进行 *CYP2C19* 基因多态性检测，术后不久即出现血栓，后进行 *CYP2C19* 基因多态性检测，都属于 *CYP2C19* 基因慢代谢型患者，意味着氯吡格雷活性代谢产物的血药浓度低，药物疗效下降，易发生氯吡格雷抵抗现象，提示出现血栓及心血管事件的风险增高，确实与临床症状符合。此时，临床药师根据分子病理室 *CYP2C19* 基因检测结果，给临床用药建议为：①增加氯吡格雷的剂量，增高负荷剂量（从 300mg 增加到 600mg）、双倍负荷（2 小时后再次 600mg 剂量），并且增大维持剂量（150mg 每天），可有效提高血小板抑制率和氯吡格雷抵抗患者的药效；②改用其他 ADP 受体拮抗剂，如普拉格雷；③联合或改用其他抗血小板药物，如阿司匹林；④对患者进行密切的血小板抑制率监测。临床采纳用药建议，两例 *CYP2C19* 弱代谢患者，一例改用普拉格雷代替氯吡格雷，一例改用阿司匹林，截至目前，患者术后血栓风险得以控制。

上述案例中临床医生如果足够重视个体化用药基因检测对于临床治疗的指导意义，那么患者术后的血栓的风险则会避免或极大降低。在以个体化医疗为目标的"精准医疗"时代，个体化用药就是充分考虑每个患者个体特征，如遗传、性别、年龄、体质量、生理、病理特征，以及合用药物等综合情况，制定安全、合理、有效、经济的药物治疗方案。临床医生应充分重视个体化用药的重要意义，分子病理室医生可就这些现有案例与临床积极沟通，使临床医生充分理解个体化用药基因检测的意义，拟进行氯吡格雷治疗前进行 CYP2C19 检测，确定患者的基因型后为患者选择最合适的治疗方案，降低术后血栓的风险。

【经典箴言】

1. 药物代谢酶对某些药物的代谢影响较大，氯吡格雷是一个典型的案例。如果机体的 CYP2C19 为慢代谢型，CYP2C19 的酶活性将大幅度下降，导致氯吡格雷在体内有活性的药物成分大幅度下降，不能充分发挥抗血小板的功能。在氯吡格雷的药品说明书上已标明：对于 CYP2C19 慢代谢者，服用推荐剂量的氯吡格雷，其活性代谢物的血药浓度低，抗血小板作用低。

2. CYP2C19 慢代谢型包括 2*/2* 型，2*/3* 型，3*/3* 型，在分子病理室检测的 4 022 例的患者中，有 496 例患者为慢代谢型，比例为 12.33%，可见 CYP2C19 慢代谢型在人群中并不罕见。这些 CYP2C19 慢代谢型的患者需要通过基因检测识别出来，制订个性化的抗凝方案。

3. 通过分析 CYP2C19 基因就能识别患者是快代谢还是慢代谢型，能够在用药前就为患者选择合适的治疗方案，不需要通过不断试错最终才能寻找到合适的药物，可降低患者治疗不当导致的并发症，提高疗效。这种用药前的伴随诊断值得在临床广泛推广。

（管文燕　叶　庆）

案例 078　胸腔积液表皮生长因子受体基因突变检测一例

【案例经过】

患者，男，71 岁。2016 年 7 月因"咳嗽、咳痰伴右侧胸痛半个月余"就诊，患者主诉咳嗽、咳痰，咳少许白黏痰，出现右侧胁肋部疼痛不适，出现心慌胸闷感。血肿瘤指标示 CA125 222U/ml、CA15-3 58.4U/ml、鳞状细胞癌（SCC）13.6ng/ml。胸部 CT 示右侧胸腔中等量积液伴右肺下叶部分肺不张、左肺上叶尖段感染性病变。胸腔彩超定位右侧胸腔穿刺，胸水送检脱落细胞学检查，查见腺癌细胞，并附加检验项目胸水 EGFR 基因突变检测。

胸水 EGFR 基因突变检测结果描述如下。

1. 阴性对照、阳性对照符合质控要求，判定检测有效；样本内参基因 Ct 值为 21.86（< 36），判定样本有效。

2. 样本 EGFR 第 19 外显子缺失见少量扩增信号，Ct 值为 30.24。按照判读标准，目的基因 Ct 值 < 36，且目的基因与内参基因 ΔCt 值 ≤ 1，则判定样本存在 EGFR 第 19 外显子缺失突变；若 ΔCt 值在 1~7 之间，则判定样本存在少量 EGFR 第 19 外显子缺失突变；否则，判定样本未检测到突变或突变低于最低检出限。

本例按照判读标准，判读为样本未检测到突变或突变低于最低检出限。但我们分析检测信号发现，虽然 ΔCt 为 8.38，大于阳性判定阈值（ΔCt < 7），但是此例的扩增信号是比较典型的突变扩增信号，且 ΔCt 值较接近判定少量突变的阈值，因此我们怀疑样本中存在少量 EGFR 第 19 外显子缺失突变，只是突变含量低于该检测方法的最低检出限（ARMS-PCR 检测灵敏度为 1% 突变）。从技术层面，目前无法对胸水脱落细胞中的癌细胞进行富集再检测，因此，我们联系临床医生进行沟通。临床医生告知，此患者暂时无法进行肺组织穿刺活检或手术切除，也暂时没有足够的胸腔积液提供再检测。与临床医生讨论后，我们建议使用检测灵敏度更高的数字 PCR 法再行检测。经数字 PCR 证实，检测到 EGFR 第 19 外显子缺失突变，突变比率为 0.36%。

最终，临床医生根据此报告的结果，对患者实施分子靶向药物治疗。

【沟通体会】

在过去十年，肺癌的治疗发生了革命性的变化，特定分子靶点的发现推动了肿瘤靶向治疗的发展。尤其是表皮生长因子受体（epithelial growth factor receptor，EGFR）的酪氨酸激酶结构域突变的发现，肿瘤对其相应的小分子激酶抑制剂的治疗敏感性，使它们很快从实验室走向了临床[1]。目前，针对 EGFR 敏感突变（包括第 19 外显子缺失突变）的分子靶向药物 EGFR 酪氨酸激酶抑制剂（EGFR-TKI）已经成为非小细胞肺癌的一线治疗药物[2]，为患者的治疗带来曙光。

本实验室在分析检测结果后，积极与临床科室沟通讨论，告知我们对于检测结果的意见及检测方法的局限性，在无其他类型、更多量样本的情况下，及时给出准确建议，为患者争取到了从分子靶向药物治疗中获益的机会。

【经典箴言】

1. 非小细胞肺癌中 *EGFR* 基因突变是一种体细胞突变，即该突变只存在于肿瘤细胞中，不存在于机体正常的细胞中。对受检样本进行肿瘤细胞比例的评价，是避免非小细胞肺癌肿瘤细胞比例过低而导致假阴性的重要质控手段。然而，对于胸水脱落细胞，现阶段虽然有肿瘤细胞富集的方法，但由于价格昂贵，在临床并未普遍使用。所以胸水脱落细胞中肿瘤细胞比例低，是导致其体细胞突变检测假阴性的重要原因。

2. 采用更敏感的检测方法，在一定程度上可以弥补由于胸水脱落细胞中肿瘤细胞比例低所导致的假阴性。当我们高度怀疑由上述原因所导致的假阴性时，采取更敏感的方法对样本进行再检测，尽可能排除假阴性。

3. 对于非小细胞肺癌的患者，*EGFR* 基因突变的检测是指导其分子靶向治疗的重要伴随诊断。最大可能排除假阴性和假阳性的产生，保证检测的准确度，是为患者获取正确治疗方案的重要手段。

（管文燕　叶　庆）

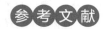

参 考 文 献

[1] MITSUDOMI T, YATABE Y. Mutations of the epidermal growth factor receptor gene and related genes as determinants of epidermal growth factor receptor tyrosine kinase inhibitors sensitivity in lung cancer[J]. Cancer Sci, 2007, 98(12): 1817-1824.

[2] DOUILLARD J Y, OSTOROS G, COBO M, et al. First-line gefitinib in Caucasian EGFR mutation-positive NSCLC patients: a phase-Ⅳ, open-label, single-arm study[J]. Br J Cancer, 2014, 110(1): 55-62.

案例 079 人类白细胞抗原 B27 突然转阳?

【案例经过】

患者，女，37 岁，因腰椎间盘突出前来就诊。临床诊查后，医生建议检测人类白细胞抗原 B27（HLA-B27）（强直性脊柱炎临床相关指标），检验人员通过流式细胞术进行检测，结果显示为阳性。临床医生电话咨询检验人员，反映该患者曾检测过该指标，结果为阴性，此次结果是否存在错误呢？检验人员仔细排查检测过程，同时采用其他检测试剂盒和仪器对此指标进行检测，结合患者的临床症状，最终判断该患者 HLA-B27 阴性。

【沟通体会】

遇到同一检测项目前后检测结果不一致，临床症状及其他指标都与本次实验结果有矛盾的情况下，检验人员应重新对患者标本进行检测。检验人员对该案例分析及处理如下。

1. 两次结果相反，考虑标本检测过程是否出现差错，决定对现有标本进行重新检测；

2. 前后检测结果不一致，是否与门诊标本采集和运送环节有关，决定重新采样进行检测；

3. 目前检验科流式细胞仪主要有两种不同品牌和型号的细胞仪，临床 HLA-B27 检测最常采用 HLA-B27 Kit 检测试剂盒和 HLA-B27-FITC/HLA-B7-PE 检测试剂盒。本实验室选用了 HLA-B27-FITC/HLA-B7-PE 检测试剂盒。在复核过程中，考虑到仪器和试剂的差异性，决定采用不同试剂盒进行检测。

根据以上分析，检验人员与临床医生进行沟通，分析了可能的原因，建议重新采样。重新检测结果显示，无论重新检测的现有标本还是再次抽取的新样本，选用 HLA-B27-FITC/HLA-B7-PE 检测试剂盒检测结果均为阳性，结果如图 79-1 所示。

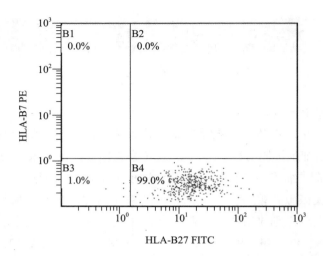

图 79-1 使用 HLA-B27-FITC/HLA-B7-PE 试剂盒检测 HLA-B27 的结果

在测试管内加入 20μl 检测试剂和 100μl 待测全血标本，按试剂盒操作说明使用 BECKMAN COULTER FC500 进行检测。结果判定标准为第四象限（B4）阳性群体百分比 > 85%。此次标本结果荧光阳性群体百分比为 99%，判定为阳性。

在此基础上，检验人员认为第三种可能性最大，决定采用 HLA-B27 Kit 试剂在 BD FACSCalibur 上进行检测，发现测定结果虽接近判别界值，但仍应判定为阴性。结果如图 79-2 所示。

在测试管内加入 20μl 检测试剂和 100μl 待测全血标本，按试剂盒操作说明使用 BD FACSCalibur 进行检测。阳性结果判定标准为红色区域荧光值 ≥ 147，此次标本结果荧光值为 142，判定为阴性。

不同试剂盒检测结果出现了不一致，为进一步明确检测结果，检验人员又采用 HLA-B27 核酸检测试剂在荧光定量 PCR 仪上检测 HLA-B27 的荧光分型。经检测确定为 HLA-B27 阴性，与 BD FACSCalibur 细胞仪的结果一致，如图 79-3 所示。

通过 HLA-B27 核酸检测试剂在使用 PCR 方法检测 HLA-B27，阳性结果判定标准为 FAM 及 HEX 均出现扩增曲线。此次标本结果 FAM 无扩增曲线，判定为阴性。

检验人员将检测复核结果告知临床医生，医生结合临床症状及三种检测结果，最终判定该患者 HLA-B27 结果为阴性。临床对检验结果的质疑是

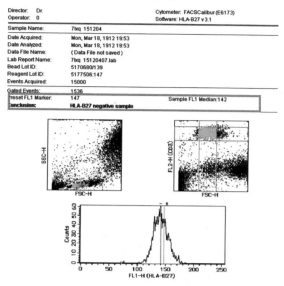

图 79-2　HLA-B27 Kit 试剂盒检测 HLA-B27 的结果

DNA Sample	Reaction Well	FAM	HEX	结果判定
殷国粉	B*27 MIX	UD	23.65	B*27 阴性

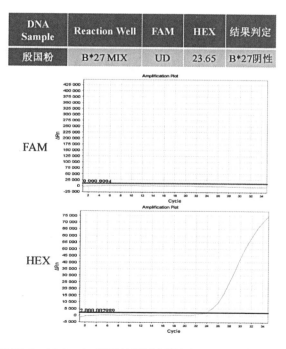

图 79-3　HLA-B27 核酸检测试剂检测 HLA-B27 的结果

沟通的另一种形式，质疑促进了检验科更好地完善检测过程。

【经典箴言】

1. 目前检验科最常采用 HLA-B27 Kit 检测试剂盒（BD）和 HLA-B27-FITC/HLA-B7-PE 检测试剂盒（BECKMAN）进行 HLA-B27 检测，而 HLA-B27-FITC/HLA-B7-PE 检测试剂盒对 B7 呈强阳性表达的标本存在交叉反应，可能造成 B27 阳性的误判，即出现假阳性结果。

2. 荧光 PCR 法检测 HLA-B27 结果准确性高，但耗时长，资费高，不适用于临床检测，可用于结果的确认。

3. 为解决上述问题，检验科尝试用 HLA-B27 Kit 试剂在 FC500 上建立新的方案，通过微球设定判别界值，虽测定值偏高，但可判定为阴性，与荧光 PCR 法的检测结果一致。

4. 实验室检查是辅助临床诊断的重要方法之一，临床医生和实验室工作人员应当及时沟通诊断过程中出现的问题，共同探讨解决问题的方案。

（黄 燕 沙 敏）

案例 080 人类白细胞抗原 A/B/DR 基因配型中的点点

【案例经过】

患者，女，31 岁，是一位自愿捐献器官者，HLA-A/B/DR 基因检测是成为真正的器官捐献者所要经历的必要流程之一。众所周知，器官移植患者（受者）做移植前都必须要做与供者的基因匹配检测，而且匹配度越高越好，而受者所做的正是 HLA-A/B/DR 配型。匹配度怎样才算高呢？高到什么程度才能满足器官移植手术的要求呢？按照现下的标准，这位患者能顺利成为合格的器官移植供者吗？最低要匹配三个点才能做手术，那么在临床实践上，医生通常说的同组同位点匹配，是怎么回事呢？

【沟通体会】

严格把控检验全流程的质量，是获得准确检测结果的前提，因此在标本检测之前，我们就充分和临床医生沟通好送检标本及检测标本的要求：抽取 2ml 外周血至 EDTA 抗凝管中，打印条码贴管送检（条码医嘱上一定要注明标本来源是供体或受体），尽快送检。在患者的电子病历中，医生尽可能给出详细的供体资料，以帮助结果的判断。检测结果见表 80-1。

表 80-1　患者 HLA-A/B/DR 基因检测结果

基因位点	结果
HLA-A（人类白细胞抗原 A）	*24，*30
HLA-B（人类白细胞抗原 B）	*13，*51
HLA-DRB1（人类白细胞抗原 DRB1）	*07，*14
HLA-A（人类白细胞抗原 A）血清型	A24（9），A30（19）
HLA-B（人类白细胞抗原 B）血清型	B13，B51（5）
HLA-DR（人类白细胞抗原 DR）血清型	DR7，DR14（6）

临床医生认为，患者其中一个 B 位点属于稀有型，增加了寻找合适受体的难度。略感不甘心的我们查阅将结果反复比对，并根据东方人群 HLA-A/B/DR 的位点分布数据，对 HLA 相关知识进行了梳理，具体如下：

1. HLA 配型从严格意义上分为三类，Ⅰ类为 HLA 的 A 位点和 B 位点，Ⅱ类为 DR 位点，其他 BW、DQ、CW 统称Ⅲ类，临床上以Ⅰ类Ⅱ类作为手术依据，Ⅲ类作为参考依据[1]。其中，常见的 A 点配点有 26 个，分三组；常见的 B 位点有 60 多个，分五组；常见的 DR 位点有 13 个，和 DQ 有直接关系，按照 DQ2/5/6/7 分四组[2]。

2. HLA 配型中，一类和二类的作用并不相等的。在临床上比较看重 DR 位点，因为它是决定近期是否发生急性排斥反应的关键因素，如果 HLA-DR 高度匹配，发生急性排斥反应的概率极低，移植器官的存活率也较高。HLA-B 位点在肾移植的远期存活率中比较重要，HLA-A 位点的影响相对较小。

3. 人类整体一般含有 A 位点 28 个，B 位点 61 个，DR 点 24 个，对应的 HLA 分型数量可以达到 17×10^7 种。按配型难易程度，分为常见、少见、罕见。常见的分型在 500 人以内就有相同位点，少见型在 10 000 人内就存在相同匹配，而罕见型在几十万人中才有匹配，即"点位太偏"，是移植手术禁忌证的原因之一[3]。

汉族人群中，A1、A3、B13、B44 和 B51 出现的频率北方人群比南方人群多，南方人群出现 A24、B46、B60 的概率比北方人高。单体型配型来说，比较常见的 A30-B13-DR7，A1-B37-DR10（含同位点）这类配型人群，北方人较多，江浙沪地区中的汉族人群最低，但是，A2-B46-DR9，A33-B58-DR17，A33-B58-DR13 的配型人群中，南方人居多，尤其是江浙沪一带[4]。

而该患者的基因型 HLA-B（*13，*51），在西方人群属于稀有型，但根据我国人群的特点，该患者的 B 位点则属于常见型，将搜集到的理论知识与临床医生再次进行了沟通讨论，他也赞同我们的观点，患者属于常见型。

【经典箴言】

1. HLA 抗原分子是 *HLA* 基因的表达产物，主要分布在细胞膜上，是个体免疫系统区分"自我"与"非我"的标志。HLA- I 类抗原分子的分布相当广泛，几乎见于所有的有核细胞。HLA- II 类抗原分子的分布不如 I 类抗原广泛，主要表达于某些免疫细胞的表面，如 B 细胞、单核巨噬细胞、激活的 T 细胞、树突状细胞，内皮细胞和某些组织的上皮细胞也有 HLA- II 类抗原分布。

2. 用血清学或分子生物学的方法测定供、受者的 HLA 抗原类型或基因类型，尽可能选择在具有相同或相似的 HLA 抗原的供受者之间进行器官移植的选配过程，以提高移植器官的存活率和患者移植成功率。

（赵晶晶　林勇平）

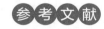

[1] 石炳毅. 组织配型在器官移植领域中应用发展的历史沿革 [J]. 中华医学杂志，2019，99(12)：881-883. DOI:10.3760/cma.j.issn.0376-2491.2019.12.001.

[2] 陈璐瑶，李杨，张腾腾，等. HLA-A、-B、-C、-DRB1、-DQB1 单倍型频率的临床意义 [J]. 中华血液学杂志，2019，40(12)：1026-1030.

[3] ALTHAF M M, EL KOSSI M, JIN J K, et al. Human leukocyte antigen typing and crossmatch: A comprehensive review[J]. World J Transplant., 2017, 7(6): 339-348.

[4] 张涛，欧阳熊妍，朱素敏，等. 39628 份造血干细胞捐献者 HLA 分型数据分析 [J]. 临床血液学杂志，2021，34(4)：251-255.

"见始知终"的血浆 *SEPT9* 基因甲基化检测

【案例经过】

2018 年 2 月一男性患者血浆 *SEPT9* 基因甲基化检测由阴性转为阳性的病例引起了我们的注意。通过查询患者电子病历，我们发现该患者 2017 年 9 月因"排鲜红血便 4 小时"为主诉前来就诊。患者首次入院时其血浆 *SEPT9* 基因甲基化检测提示"阳性"，经直肠指检提示距肛缘 5~6cm 扪及约一圈菜花状肿物，质硬固定，指套退出后可见暗红色血性液。腹部 CT 示考虑直 - 乙状结肠癌，合并周围淋巴结转移。后患者全麻下行"腹腔镜直肠癌根治 + 预防性横结肠双腔造瘘术"，术后病理示：（直肠肿物）直肠中分化腺癌；肠系膜淋巴结可见转移癌（1/3）。血浆 *SEPT9* 甲基化为阳性支持直肠癌的诊断，之后患者一直进行术后化疗，术后一个月复查血浆 *SEPT9* 甲基化转阴，而在术后 5 个月我们发现患者 *SEPT9* 甲基化检测结果又出现阳性。*SEPT9* 甲基化状态是一种新的无创性的结直肠癌诊断肿瘤标志物，术后由阴转阳，难道患者直肠癌发生复发或者转移了？

【沟通体会】

我们密切关注了该患者血浆 *SEPT9* 甲基化的检测结果变化情况。患者术后回院化疗查 CEA 及 *SEPT9* 基因甲基化检测结果见表 81-1。在患者第一次出现血浆 *SEPT9* 甲基化检测结果阴变阳时，我们在排除了人为操作错误及产物污染的前提下，与临床沟通联系，咨询临床是否有其他支持患者存在复发或者转移可能性的证据，但当时临床医生考虑患者临床表现、影像学检查不支持，且血清 CEA 也正常，尚不能诊断。研究证实 *SEPT9* 甲基化水平对患者癌转移具有较好的预警作用，而该患者术后 5 个月起 *SEPT9* 甲基化水平呈现持续阳性状态，尽管尚无其他临床证据支持癌转移，但我们仍建议临床对该患者进行动态监测，并对该患者的各项检查结果变化情况持续关注。随后发现患者在 2018 年 4 月入院行第 9 次化疗时复查 CT 显示：肝 S5~8 段新发数个强化结节，考虑转移癌可能性较大，6 月 CEA 升高，CT 及 CEA 结果均为确诊癌转移提供了进一步的依据。

表 81-1   患者术后回院化疗时 CEA 及 *SEPT9* 基因甲基化检测结果

项目	单位	时间			
		2017 年 10 月	2018 年 2 月	2018 年 3 月	2018 年 5 月
CEA	ng/ml	3.48	2.8	2.44	5
SEPT9 甲基化检测		阴性	阳性	阳性	阳性

【经典箴言】

1. 近 20 年来结直肠癌的发病率逐年增加，我国绝大多数患者确诊时已为中晚期，早期诊断率仅 10%～15%。因此，结直肠癌的早期诊断非常重要而迫切。近年来研究表明血浆 *SEPT9* 甲基化为一种新的无创性的结直肠癌诊断肿瘤标志物，具有更高的灵敏度及特异度，可作为患结直肠癌高危人群筛查和辅助诊断的手段 [1,2]。

2. *SEPT9* 编码的蛋白质 Septin-9 是具有 GTP 酶活性的保守骨架蛋白基因家族成员，与肿瘤发生发展密切相关，在结直肠癌、乳腺癌、肺癌、卵巢癌、血液系统肿瘤、头颈部鳞癌等多种肿瘤组织中高表达 [3,4]。研究表明 *SEPT9* 甲基化水平与结直肠癌术后复发和生存期相关，对患者癌转移呈现出较好的预警作用 [5]。但 *SEPT9* 甲基化检测只能用阴、阳性判断，无法定量。*SEPT9* 甲基化是否能够成为结直肠癌患者术后监测的良好指标值得进一步的研究。

3. 在日常临床检验工作中，我们应及时关注和发现患者检验结果的变化，综合患者其他检验检查结果，及早与临床做好沟通，为临床早期诊断和监测预后、降低患者并发症和死亡率，以及提高患者生活质量提供重要的支撑。

（林卫虹   林勇平）

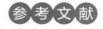

[1] 郭婉，汪钰翔，丁先锋. Septin9 基因及甲基化检测在结直肠癌中的研究进展 [J]. 临床检验杂志，2018，36(2)：133-134.

[2] 束新华，潘志文，包叶江，等. Septin9 基因甲基化检测方法的建立及在结直肠癌血浆标本检测中的应用探讨 [J]. 国际检验医学杂志，2018，39(1)：2017-2024.

[3] 黎阳，惠凌云，王亚文. Septin9 基因甲基化 DNA 检测方法在结直肠癌筛查中的诊断价值 [J]. 临床医学研究与实践，2018，3(7)：1-3.

[4] 堵一乔，胡婷婷，王文惠，等. 结直肠癌患者血浆 SEPT9 基因甲基化检测的研究 [J]. 中华检验医学杂志，2018，41(5)：395-398.

[5] THAM C, CHEW M, SOONG R, et al. Postoperative serum methylation levels of TAC1 and SEPT9 are independent predictors of recurrence and survival of patients with colorectal cancer[J]. Cancer, 2014, 120(20): 3131-3141.

案例 082　甲基化的 *SEPT9*，我对你的了解有几分？

【案例经过】

患者，女，44 岁，2 个月前无明显诱因开始反复出现脐周部疼痛，与饮食无关，无恶心、呕吐，无腹胀、无停止排便排气等不适。考虑到患者平时生活习惯较为规律，饮食清淡，无喜辣、喜烫或宵夜等情况，暂以胃肠道不适，未做处理出院，同时嘱患者注意观察和随访。半月余前患者开始出现腹痛症状加重，发作较前频繁，无恶心、呕吐，无腹胀、无停止排便排气，无血便。自起病以来，精神、食欲、睡眠一般，大小便正常，近期体重无明显变化。症状近 1 个月未缓解反而加重了，这病因是啥？脐周痛常见于各种胃肠道疾病，该患者的病因是胃肠道炎症、溃疡还是肿瘤呢？

【沟通体会】

患者并无显著的恶病质体征，但中年女性及持续加重的临床症状等特点，提示我们需要首先排除肿瘤的可能性，因此对该患者进行消化道肿瘤标志物四项检查，结果显示癌胚抗原（CEA）为 14.09ng/ml，略增高，其余三项均在正常参考值范围内。单一 CEA 指标轻度升高并不能作为恶性肿瘤的确诊依据，以往 CEA 常作为早期诊断结肠癌和直肠癌的特异性标志物，但经过大量的临床实践，发现不仅胃肠道的恶性肿瘤 CEA 值可以升高，在乳腺癌、肺癌及其他恶性肿瘤的血清中也有升高。因此，CEA 是一种广谱肿瘤标志物，在肿瘤诊断上只有辅助价值。*SEPT9* 基因甲基化是近年来新纳入的结直肠癌筛查指标，特异度高达 97%，鉴于以上的临床症状和检验数据，我们建议患者行 *SEPT9* 基因甲基化检测，结果提示阳性，因此我们推测该患者为结直肠部位恶性肿瘤，为进一步明确诊断行肠镜检查，病理提示（降结肠）中分化腺癌，病理结果验证了上述推断，患者第一时间得到了准确而及时的治疗。

结直肠癌细胞中 *SEPT9* 基因高度甲基化，是大肠癌变特异性标志物之一 [1]，而正常组织中不会出现。甲基化 *SEPT9* 基因所在的 DNA 会从结直肠癌肿瘤细胞中转移至血液当中，且随着大肠癌变程度的发展，*SEPT9* 基因关键部位的甲基化水平也相应增高。大肠癌早期，癌细胞 *SEPT9* 基因被甲基化，释放到外周血中。通过采外周血，检测其中甲基化的 *SEPT9* 基因，可初步判断受检者是否可能患有大肠癌，其早期检出率显著高于传统检测方法，且无痛无创，采样方便，是目前大肠癌定期筛查的重要方法 [2]。但 *SEPT9* 的检测结果目前仍无法代替传统的检测方法，结果阳性可提示患者患有大肠肿瘤风险，但无法确诊，临床医生会根据检测结果开展进一步检测，包括肠镜、免疫组化等，给出确定的临床诊治方案。

【经典箴言】

1. 外周血中甲基化的 *SEPT9* 基因可以通过 DNA 的特异扩增而被检测到。多个肠镜确诊的大肠癌病理研究报道都表明可以在患者的血浆中通过检测 *SEPT9* 基因的甲基化来识别是否可能发生了大肠癌病变。但目前，该检测手段只能用于体外诊断和大肠癌的筛查。大肠癌检测依赖于样品中肿瘤 DNA 的量 [3]，所以可能受样品收集过程、样品储存方式、患者个体因素（如年龄、其他疾病）以及肿瘤级别影响。外周血的采集、血浆的制备和储存均应按照要求进行，否则可能导致假阴性结果。

2. 其他疾病如慢性胃炎、食管炎、非类风湿关节炎、肺癌、乳腺癌和前列腺癌患者以及孕妇中，也可观察到 *SEPT9* 基因甲基化检测呈阳性，所以任何甲基化 *SEPT9* 基因检测呈阳性的患者还须接受结肠镜或乙状结肠镜的进一步检测以便确诊。

（赵晶晶）

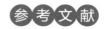

参 考 文 献

[1] 陈纪飞，戴盛明. 血浆甲基化 Septin9 基因：一个有潜力的结直肠癌早期筛查标志物 [J]. 分子诊断与治疗杂志，2017，9(2): 132-136.

[2] 刘志永，徐心. Septin9 基因与结直肠癌相关性研究进展 [J]. 医学综述，2016，

22(17)：3390-3393.

[3] 康倩，金鹏，杨浪，等. 外周血游离 DNA 中 Septin9 基因甲基化在结直肠癌筛查中的意义 [J]. 中华医学杂志，2014，94(48)：3839-3841.

案例 083 *SEPT9* 基因甲基化检测在结直肠癌中的诊断价值

【案例经过】

患者，男性，38 岁，在我院体检中心参与了 *SEPT9* 大肠癌检测的临床试验，结果提示 *SEPT9* 基因甲基化阳性。*SEPT9* 基因甲基化是近年来发现的结直肠癌肿瘤标志物，该项指标阳性提示患者结直肠病变可能，因此体检中心医生给患者立即加做了粪便常规，粪便常规结果提示阴性。拿着两份报告单该患者来到了消化内科门诊，医生问诊发现患者无腹痛、腹胀、腹泻等消化道症状，但是 *SEPT9* 为阳性而粪便常规无异常的结果该如何解释呢？该患者是否存在结直肠病变呢？胃、肠镜检查是目前诊断结直肠病变的金标准，但存在漏检、有创等缺点，一般不作为患者的首选检查项目。患者属青壮年，无任何临床不适症状，仅凭 *SEPT9* 基因甲基化阳性结果，是否该说服患者接受胃、肠镜检查呢？又该怎样让患者信服呢？医生认为该患者不可忽视该阳性结果，*SEPT9* 基因甲基化检测已经正式进入《中国早期结直肠癌筛查及内镜诊治指南》，是结直肠癌发生过程中的特异性生物标志物。在医生的解释和劝说后患者同意行电子肠镜检查，检查结果提示升结肠可见一隆起型肿物，大小约 1.5cm×1.5cm，表面充血，管腔无明显狭窄，活检提示腺癌，后至外科行根治性右半结肠切除术，最后确诊为升结肠癌 II A 期（$T_3N_0M_0$）。

【沟通体会】

患者拿着两份结果互相矛盾的化验单至门诊就诊，医生觉得这是不能忽视的隐患，与患者积极沟通：电子肠镜虽然是侵入性检查，但是能直观地发现病变部位，*SEPT9* 基因甲基化检测阳性的患者更不能排斥电子肠镜的检查。患者虽然惧怕侵入性检查，但是听了医生的建议后还是做了电子肠镜。其病理结果真的如医生的猜测一致。由此可见，对于惧怕有创检查的患者来说，只需要抽血就能进行的 *SEPT9* 基因甲基化检测是非常有必要的。

含有甲基化 *SEPT9* 的 DNA 从坏死或凋亡的肿瘤细胞释放到外周循环血液，通过检测外周血 *SEPT9* 基因的甲基化水平可以判定结直肠癌的患病风险。

目前已经发表了一系列针对 *SEPT9* 早期诊断结直肠癌的临床验证数据 [1-3]。这些数据显示，此检测针对结直肠癌的灵敏度在 68%～80%，特异度在 86%～99%。2013 年结束的一项纳入来自美国和德国 32 个医疗机构的 7 941 例 50 岁及以上无症状人群的大样本结肠癌筛查研究结果显示，血浆 *SEPT9* 基因甲基化筛查结直肠癌的灵敏度为 48.2%（95%*CI* 32.4%～63.6%），显著低于多项回顾性验证研究得出的灵敏度。该研究的筛查对象为无症状人群，代表了外周血 *SEPT9* 基因甲基化检测应用于一般风险人群结直肠癌筛查的情况，其结果有更好的指导意义。这位患者无明显的消化道症状，从 *SEPT9* 的筛查中确定为高危人群，肠镜明确为结肠癌，并及时地行根治性手术治疗，使得患者获益。

【经典箴言】

SEPT9 基因甲基化检测具有无创、准确、高效、便捷、易被患者接受等优点，可以作为结直肠癌早期检测的有效方法之一，但肠镜检查作为诊断大肠癌的金标准仍不可忽略。

SEPT9 基因甲基化检测相比肠镜准确方便并且具有非侵入性的优点，检测的可靠性强于粪便免疫学检测和糖蛋白肿瘤标志物检测，这些优势会增加患者进行结直肠癌筛查的依从性。*SEPT9* 基因甲基化检测是诊断结直肠癌的有效工具，并有可能用于未来大肠癌的筛查。

（吴 蕾 王 芳）

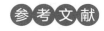

参 考 文 献

[1] 康倩，李娜，金鹏，等. 外周血 SEPT9 基因甲基化检测在老年结直肠癌筛查中的意义 [J]. 胃肠病学和肝病学杂志，2019，28(5)：503-507.

[2] 李佳，程彩霞. DNA 甲基化在结直肠癌诊断中的研究进展 [J]. 临床与病理杂志，2020，40(9)：2480-2484.

[3] 贺娜，冯巩，窦建华，等. DNMT3b 表达与 SEPT9 基因甲基化在结直肠癌发生进程中的相关性 [J]. 中华肿瘤杂志，2020，42(11)：925-930.

案例 084　从小长结石，都是基因惹的祸

【案例经过】

患者小明（化名），男，16岁。他2岁时就发现双侧肾脏和膀胱结石，当时在医院做了经皮肾镜取石术，没想到在他7岁和16岁的时候又复发了。小明父母很担心自己的孩子将来去外地上大学，但病情却反反复复影响学习和生活，所以决定找专家彻底根除这病。医生在了解完小明的病史和各项指标以后，对他进行了基因测序。结果让小明父母大吃一惊：SLC3A1 基因突变导致常染色体隐性遗传疾病胱氨酸尿症。

【沟通体会】

"遗传病？可是我的父母都很健康，他们也不是近亲结婚，为什么我会得遗传病呢？"在小明发出这样疑问的同时，他的父母也几乎是同样的惊讶。在很多患者的眼中，当父母表现出某疾病而子女也患有同样的疾病才可以称为遗传病，因此常常只有当父母表现出疾病特征时，才会引起他们的关注与担忧。医生耐心解释道："其实有一部分遗传病是属于隐性遗传，也就是说，父母携带致病基因却不患有疾病，但是，当父母都把这个致病基因遗传给孩子时，孩子很有可能就会患病。考虑到你的结石成分是胱氨酸，我们不排除有这种遗传病的可能，所以我们建议小明抽血测序检查，你们可以考虑一下。"医生的解释和推断，让小明想起了自己曾经在课本中学习到的隐性遗传病介绍，他和父母商量之后决定进行测序检查。医生很快为小明进行了检测。抽取小明 2ml EDTA 抗凝血，常规提取 DNA，利用序列捕获技术捕获全基因组中所有外显子区域 DNA 序列，使用测序仪测序。通过分析小明基因组外显子区单核苷酸变异（SNV）和插入缺失（Indel）变异情况，分析相关基因功能与疾病的关系。变异位点评级参考美国医学遗传学与基因组学学会（ACMG）2015 指南，并进行 Sanger 测序验证。结果出来，果然与医生的推断相一致：SLC3A1 基因（NM_000341.3）双等位基因变异，第 10 外显子无义突变（c.1855A > T，p.R619X）为致病的（pathogenic）突变，第 8 外显子错义突变（c.1364C > T，p.S455L）为可能致病的（likely pathogenic）突变。人类孟德尔遗传学（OMIM）数据

库显示 *SLC3A1* 基因突变导致常染色体隐性遗传疾病胱氨酸尿症，该疾病主要表现为复发性尿路感染、胱氨酸肾结石、肾功能不全，相关临床表型及遗传学特征与本例完全相符。小明的父母一边为终于找到疾病的根源而兴奋，一边又很担心地询问医生："这种遗传病该如何治疗？小明会不会把这种疾病遗传给自己未来的孩子？"医生安慰小明父母说："目前已批准上市的治疗胱氨酸尿症的药物有 *D*-青霉胺（*D*-penicillamine）和硫普罗宁（tiopronin）等。胱氨酸尿症虽然是由基因遗传所致，但携带者人群频率极低，小明和普通健康女性的后代患病概率极低，建议小明生育下一代时进行遗传咨询。"

【经典箴言】

1. 肾结石种类主要为：草酸钙、磷酸钙、尿酸、磷酸铵镁、胱氨酸、嘌呤，其中由基因缺陷引起的胱氨酸尿症导致的胱氨酸结石约占 1% ~ 2%，患者具有显著的基因及表型异质性，临床症状复杂。胱氨酸结石是唯一一种韧性结石，抗断裂能力较强，复发率高，生长迅速，一般的体外冲击碎石疗法很难达到满意效果，现多采用经皮肾镜联合输尿管软镜治疗。早期诊断和治疗可减缓病程，保护肾脏功能。双源 CT 可判断泌尿系结石成分，胱氨酸结石为半透 X 线结石，尽早评估结石成分可给予针对性治疗。

2. 近年来儿童结石病例不断增多，这种原来罕见于儿童的疾病可能由于种种原因，随着医疗技术水平进步而不断被发现。与其他遗传基因变异相关疾病相比，罕见病通常不为大多数临床医生和普通民众所认知。根据美国国立卫生院（NIH）及 OMIM 统计，目前全球范围内已确认的罕见病病种约 7 000 种，占人类疾病的 10% 左右，约 80% 的罕见病为遗传性疾病，与基因变异关系密切，约 50% 的罕见病在出生时或儿童期发病。中国是人口大国，尽管单一某疾病的发病率非常低，但是它们总的患者数仍可能较多。

3. 对罕见病的遗传基因筛查，之前主要采用一代测序技术进行单个基因筛查或基于已有文献设计系列 panel 进行检测，存在很多局限性。随着二代测序飞速发展和价格不断降低，利用基于靶向捕获技术的高通量全外显子测序（WES）已成为可能，可以快速全面筛查。本案例中利用 WES 技术检测胱氨酸结石相关基因变异位点，成功为临床提供诊疗依据。WES 技术可以在短时间内获得大量遗传信息、快速寻找致病突变、明确诊断、精准治疗，是进行快速全面遗传病筛查的有效工具。WES 技术在降低出生缺陷、预防潜在疾病的患儿出生、指导相应的治疗方案、指导患者家属成员的二胎计划、优化民族健康方面有其独特的优势。

4. WES 方法学复杂，操作流程繁复，产生海量数据（10GiB 原始数据，4 万～5 万个变异位点）。基因检测需要根据患者所患（或者可能患有）的遗传病，遗传分子实验室医师与临床医师共同反复密切沟通，收集完整的患者个人病史和家族史、临床表型及其他有关辅助实验室检测结果，把完整的临床表型与相应的基因型相结合，并选用正确的遗传基因检测方法及平台。遗传分子实验室医师与临床医师的密切沟通是精准遗传基因诊断的关键。与普通的临床医生不同，遗传分子实验室医师必须熟练掌握遗传表型标准化用语，即提供人类疾病中用于描述临床表型异常的标准术语。本病例中，"胱氨酸尿症"而非"胱氨酸结石"是标准术语。但在临床中，尿胱氨酸浓度检测极少有医院开展，胱氨酸尿症是形成胱氨酸结石的原因之一，我们考虑到患者 2 岁初次发病，幼儿即发病符合常染色体隐性致病模式，强烈建议遗传致病基因检测。

5. 目前中国经规范临床遗传培训的临床医师比较少，能够解读二代测序结果的遗传分子医师也远远不足，现有的从事实验室遗传基因检测、诊断的骨干人员大部分是科研出身，缺乏严格的遗传专业的临床训练和考核，需要进行相关的继续教育学习，同时需具备准确解读基因变异和规范的遗传咨询能力，才能从事临床遗传基因精准诊断。

（孙　怡　章宜芬）

案例 085　免疫球蛋白与 T 细胞受体克隆性基因重排检测一例

【案例经过】

　　患者，女，34 岁，孕 38 周，2015 年 3 月 22 日发现上腹部肿块且有进行性增大趋势，至当地医院行 B 超检查，提示中上腹实质性肿块（169mm×120mm），肿瘤标志物检测结果显示 CA125（250.3U/ml）、AFP（125.6ng/ml）异常升高。2015 年 3 月 30 日至妇产科专家门诊就诊，扪及上腹部 12cm 大小包块，质硬，全腹 MRI 平扫提示胃体、胃窦占位，考虑胃淋巴瘤可能性大，胃癌不排除，后入住妇产科手术治疗。

2015 年 4 月 9 日在全麻下行"子宫下段剖宫产术 + 腹部肿瘤部分切除术"，术中探查发现：腹腔巨大肿块，侵犯全胃、部分结肠、部分肝脏、十二指肠及网膜组织，肿瘤与后腹膜粘连固定，无法推移，考虑腹腔恶性肿瘤广泛转移，无法根治手术。术中快速病理提示腹腔恶性肿瘤，癌可能性大，淋巴瘤不能排除。为进一步明确诊断，行骨髓穿刺，检查结果示骨髓增生活跃，染色体正常。

骨髓样本进行免疫球蛋白重链（Ig）与 T 细胞受体（TCR）克隆性基因重排检测。我们使用常规柱提法提取骨髓 DNA，并对 DNA 浓度及纯度进行检测，结果显示 DNA 浓度为 68ng/μl，纯度指标 OD_{260}/OD_{280} 比值为 1.93，提示 DNA 质量符合后续实验要求。然而 PCR 后毛细管电泳发现样本内只见 100bp 和 200bp，未见 300bp 和 395bp，提示 DNA 片段化，无法满足检测需求。是什么导致该样本 DNA 的片段化？是样本的前处理不当，还是我们提取过程存在失误，抑或 PCR、电泳环节有纰漏？面对这样的检测结果，我们只能逐一排查原因。

【沟通体会】

检验人员仔细检查患者采血管，发现管底部有部分沉淀，推测可能是抗凝不完全引起。将分析结果与临床医师沟通后，临床医师回忆，因患者血小板低，采集骨髓后给患者按压止血时间稍长，未及时将骨髓注入采血管中。

检验人员建议临床医师在采集骨髓后立即注入采血管中，并上下颠倒 5 次混匀。再次采集骨髓进行 Ig/TCR 克隆性基因重排检测，柱提法提取骨髓 DNA 浓度 138ng/μl，OD_{260}/OD_{280} 比值 1.87，DNA 质控合格，PCR 后毛细管电泳样本内对照见 100bp、200bp、300bp 和 395bp，提示 DNA 长度合格，满足检测需求。最终分子病理检测结果为：检测到免疫球蛋白克隆性基因重排，未检测到 T 细胞受体克隆性基因重排。常规病理结果为：弥漫性大 B 细胞淋巴瘤。临床医师综合以上结果，诊断为弥漫大 B 细胞淋巴瘤，Ⅳ期 A 组，行 RCOP 方案化疗一个疗程，RCHOP 方案化疗三个疗程，患者代谢基本恢复正常，疾病达到完全缓解。

【经典箴言】

1. Ig 和 TCR 合称淋巴细胞抗原识别受体，作为淋巴细胞单克隆增殖的主要分子标志，其克隆性基因重排检测对于淋巴瘤的诊断具有一定的辅助意义。对骨髓样本进行 Ig 和 TCR 克隆性基因重排检测往往用于辅助诊断淋巴瘤是否累及骨髓，该诊断对疾病的临床分期具有诊断意义。

2. Ig 和 TCR 克隆性基因重排的检测对 DNA 的长度有一定要求。如果样本 DNA 过度片段化将导致有一些长片段的克隆性基因重排不能被检测到，导致假阴性的结果。

3. 多种原因可导致 DNA 的严重片段化，包括：①血液或骨髓样本采集时，注射器未用抗凝剂湿润，造成样本凝集；②样本采集后没有及时注入抗凝管中并放置在 4℃保存；③样本采集量超过抗凝管最大采集量，抗凝剂量不够，造成样本凝集；④样本注入采集管后未及时轻柔上下颠倒混匀或颠倒次数不够，造成样本抗凝不充分。本案例中由于临床医生一直为患者按压止血，未能及时处理样本，最终引起样本的损伤。幸运的是，再次获得的样本合格使该基因检测做出了正确诊断，并为患者的下一步有效诊疗打下了基础。

（杨 军 叶 庆）

案例 086 驱动基因作怪，成也萧何，败也萧何

【案例经过】

女性患者，2013 年 10 月行右中肺肿物手术，病理诊断为肺浸润性腺癌，且纵隔多发淋巴结转移，采用 ARMS-PCR 法对该患者行肺肿瘤组织基因突变检测，结果为：*EGFR*:c.2573T > G（p.Leu858Arg）突变，*KRAS* 基因为野生型，术后患者顺利接受吉非替尼靶向治疗，但在进行 CT 排查微小残留转移灶的检查中发现患者腹部有异常信号。2013 年 12 月行肠镜检查，病理诊断为横结肠中分化腺癌，浸润至黏膜下层。肿瘤突变基因靶向治疗是近年来肿瘤治疗领域的重要突破，既能提高患者的生存期，还有副作用小的优势。结合该患者存在 *EGFR* 基因突变的病史，我们对该患者结

肠肿瘤组织也进行了基因突变检测，结果显示 *EGFR* 基因 19 号外显子缺失突变，*KRAS:c.35G > C*（*p.Gly12Ala*）。这就让我们困惑了，首先，如果结肠肿瘤是肺部转移灶，基因突变类型应该跟肺部一致，双原发肿瘤案例会有但偏少。另外，肺和结肠都存在 *EGFR* 基因突变，但突变位点不一样，一个个体会存在同一基因的两种不同突变？其次，如果是结肠部原发肿瘤，*EGFR* 和 *KRAS* 突变是一对矛盾体，患者身上怎么会同时存在呢？而且，如果结果都无误则该患者至少存在三种基因突变，同一患者体内会有如此多的突变？

【沟通体会】

结直肠癌的 *EGFR* 突变就很少见，*KRAS* 突变的阳性率约 40% 以上，但 *EGFR* 与 *KRAS* 同时突变出现在结直肠癌的患者身上罕有报道。我们第一时间与临床医生沟通，他们一度怀疑我们检测的准确性，认为如果是肺癌转移的，*EGFR* 突变的类型很大可能会一致，但一个是 EGFR L858R 突变，一个是 *EGFR* 的 19 号外显子缺失突变，而且经病理证实是原发性肠癌。我们把剩余的几张白片提取 DNA 上机检测，结果一致。但采用病理科重新切片再次检测，结果仅有 KRAS G12A 突变。由于肿物较小，且肿瘤本身存在异质性，两次切片结果不一致也不能否定检测的准确性。临床医生不太接受这个结果，始终认为分子检验做得不准确，而我们认为从肿瘤本身的特性去解释这个结果是可行的。既然双方都无法说服对方，那就让时间来解开疑团，我们对该患者进行了长期跟踪随访，直至 3 年后患者的新发结节检测结果解释了以上的问题。2016 年 3 月，患者右上肺出现结节，行右上肺穿刺，病理诊断为肺浸润性腺癌，肿瘤基因检测结果：*EGFR* 19 号外显子缺失突变，*KRAS* 野生型。这跟患者 3 年前的结肠癌 *EGFR* 19 号外显子缺失突变一致，两者是否存在一定联系呢？病理报告说明这次的肺部新发结节并非肠癌转移，证实了肿瘤的异质性，该患者为一个个体存在同一基因多种突变的少见案例，提示该患者为多种基因突变导致的易癌变体质，驱动基因（*EGFR/KRAS*）发生突变而致癌，肠癌和肺癌的发生可能是独立事件，也可能有关联。

【经典箴言】

1. 通常状态下，*EGFR* 和 *KRAS* 突变是相互排斥的，在 *EGFR* 的突变

当中不存在 *KRAS* 突变。在 EGFR 通路中，KRAS 位于 EGFR 的下游，两者中只要一个能够发生突变，就足够导致肿瘤的发生。因此 *EGFR* 和 *KRAS* 突变彼此之间具有一定的互斥性。

2. *EGFR* 和 *KRAS* 双突变是存在的，发生率仅 1% 左右，近年来我国不同地区 [1-3] 也陆续有 *EGFR* 和 *KRAS* 双突变的检出。

3. *EGFR* 基因突变一般存在于腺癌中，患者为横结肠中分化腺癌，所以有存在 *EGFR* 突变的可能，国内文献报道 [4]*EGFR* 突变在结直肠癌中的检出率为 3%，而且都为 19 号外显子缺失突变，与本病例突变类型一致。结直肠癌中 *KRAS* 的突变率较高，因此 *EGFR* 和 *KRAS* 在结直肠癌中同时突变还是有可能的。

4. 作为检测人员，一旦检测结果出现疑问，不但需要从源头的标本获取到 DNA 检测查找原因、复查结果，由于肿瘤驱动基因的机制还不明朗，还需要通过查阅文献去找出相似的病例，尽量与临床解释这种现象存在的可能性。

（徐韫健　林勇平）

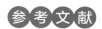

[1] YANG R, WANG D, LI X, et al. An advanced non-small cell lung cancer patient with EGFR and KRAS mutations, and PD-L1 positive, benefited from immunotherapy: a case report. [J]. Ann Transl Med, 2022,10(6): 381.

[2] 杨宁，郭妹，宋玉兰，等. 430 例中国非小细胞肺癌患者 EGFR、KRAS、BRAF 和 PIK3CA 基因突变状态及其临床意义 [J]. 中国肿瘤生物治疗杂志，2015，2(6): 734-739.

[3] 张卉，杨新杰，秦娜，等. 肺腺癌 EGFR 与 KRAS 基因突变状态分析 [J]. 中国肺癌杂志，2015，18(11): 686-690.

[4] KIM N, CHO D, KIM H, et al. Colorectal adenocarcinoma- derived EGFR mutants are oncogenic and sensitive to EGFR-targeted monoclonal antibodies, cetuximab and panitumumab[J]. Int J Cancer, 2020, 15, 146(8): 2194-2200.

案例 087　高脂血症患者如何个体化治疗

【案例经过】

　　一名 50 岁的男性在体检时发现血脂异常，该患者体形微胖，有家族性冠心病病史。体检中心的医生向患者解读报告：低密度脂蛋白胆固醇和甘油三酯均很高。医生询问患者近期饮食及运动状况，患者表示近期饮食较油腻，运动不多。于是医生建议患者调整饮食结构后再次复查血脂指标。患者遵从医嘱 1 个月后再次来院抽血复查，结果示低密度脂蛋白胆固醇较前无明显改变，甘油三酯较前稍有下降。在改变生活方式后患者血脂指标未有明显改善，于是医生建议尝试口服阿托伐他汀钙片降脂。患者遵医嘱服药一段时间后再次复查血脂指标，仍无明显下降趋势。患者再次来到门诊就诊，医生建议做进一步检查，即载脂蛋白 E（ApoE）基因型检测，患者同意该检测，1 周后拿到报告，显示该患者基因型为 ε3/ε4。通过分子基因检测后医生认为该患者不适合服用他汀药物，将降脂药物调整为普罗布考，1 个月后复查发现降脂效果明显。

【沟通体会】

　　患者初次发现血脂异常后，医生建议患者采取的治疗措施为改变生活方式，但是 1 个月后复查的结果不尽如人意，与患者沟通后建议使用药物降脂。医生给患者选择的降脂药物为常规药物阿托伐他汀钙片，服用一段时间后血脂仍然居高不下。对于降脂药物没有达到预期效果，医生给患者的解释是：有的人可能对某类降脂药物并不敏感。究竟是什么原因导致的呢？他汀类药物与 ApoE 相互作用机制为他汀类药物通过增加低密度脂蛋白受体（LDLR）数量达到降低血脂水平，而 APOE 不同等位基因导致 ApoE 与 LDLR 亲和力不同，导致反馈性抑制或促进 LDLR 的表达，从而影响他汀类药物的疗效。

　　ApoE 参与机体的脂类代谢调节，是影响机体血脂水平的重要内在因素，被认为是高脂蛋白血症及动脉粥样硬化性血管病的易感候选基因。APOE 基因定位于 19 号染色体上，有 4 个外显子和 3 个内含子，由三个等位基因（ε2、ε3、ε4）相互组合形成 6 种主要基因型 ε2/ε2、ε2/ε3、ε3/ε3、

$\varepsilon 2/\varepsilon 4$、$\varepsilon 3/\varepsilon 4$、$\varepsilon 4/\varepsilon 4$，产生三种蛋白质表型（E2、E3、E4）（表 87-1）。大量临床研究表明，他汀类药物对 ApoE4 携带者疗效不佳或无疗效，对 ApoE2 携带者的降脂作用最强。该患者属于 ApoE4，对阿托伐他汀存在不敏感。

表 87-1　ApoE 的不同亚型 [1]

ApoE 亚型	氨基酸 112	氨基酸 158	基因型	碱基对应位点	
				rs429358	rs7412
ApoE2	半胱氨酸	半胱氨酸	$\varepsilon 2/\varepsilon 2$	TT	TT
			$\varepsilon 2/\varepsilon 3$	TT	TC
ApoE3	半胱氨酸	精氨酸	$\varepsilon 3/\varepsilon 3$	TT	CC
			$\varepsilon 2/\varepsilon 4$	TC	TC
ApoE4	精氨酸	精氨酸	$\varepsilon 3/\varepsilon 4$	TC	CC
			$\varepsilon 4/\varepsilon 4$	CC	CC

【经典箴言】

医生可以从精准医疗的角度，制定患者的个体化用药方案。

在临床诊疗过程中，他汀类药物的降脂效果存在很大的个体差异，服用他汀类药物后不同个体间血脂水平下降的程度差异较大，很大一部分患者经过用药后达不到降脂目标；服用他汀类药物后出现的不良反应在不同个体间也有差异，这可能与基因遗传学方面有关，他汀类用药的基因检测可指导心血管疾病的精准用药。

（吴　蕾　王　芳）

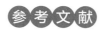
参 考 文 献

[1] WU L, ZHANG Y, ZHAO H, et al. Dissecting the Association of Apolipoprotein E Gene Polymorphisms With Type 2 Diabetes Mellitus and Coronary Artery Disease. Front Endocrinol[J]. 13:838547. doi: 10.3389/fendo.2022.838547.

案例 088　无创产筛结果为高风险，胎儿就一定异常吗？

【案例经过】

女性，28 岁，2019 年 7 月到产科进行产检，无创产前筛查（non-invasive prenatal testing，NIPT）结果为 13- 三体高风险。产科医生启动了产前筛查标准程序，进行介入诊断，核型分析结果为正常。后来产科反馈说该孕妇足月顺产一正常女婴，说明 NIPT 的报告结果为高风险是假阳性。是什么原因造成假阳性？

【沟通体会】

NIPT 是一种安全、有效、快速的新型胎儿染色体检测方法。采取孕妇 10ml 静脉血，利用新一代 DNA 测序技术对母体血浆中的胎儿游离 DNA（cell-free fetal DNA，cffDNA）片段进行测序及生物信息分析，得到胎儿的遗传信息，筛查胎儿是否存在染色体 21- 三体（T21）、18- 三体（T18）和 13- 三体（T13），从而有效预防胎儿患 21- 三体综合征（唐氏综合征）、18- 三体综合征（爱德华兹综合征）和 13- 三体综合征（帕托综合征）等染色体方面的疾病，准确率（97%）比传统唐氏筛查准确率（75%）高，风险性（假阳性 1%）比传统唐氏筛查（假阳性 5%）低，因此广泛应用于临床产前筛查。

2019 年国家卫生健康委员会临床检验中心制定的《孕妇外周血胎儿游离 DNA 产前筛查实验室技术专家共识》规定 T21、T18、T13 的复合假阳性率不高于 0.5%[1]。2015 年 Snyder 等人在著名期刊 *The New England Journal of Medicine* 发文称，通过对 1 914 个低风险孕妇进行 NIPT 检测，发现 T21、T18、T13 的假阳性率分别为 0.3%，0.2%、0.1%[2]。2019 年国内对 10 万个孕妇进行大规模前瞻性研究，统计并分析出 T21、T18、T13 的假阳性率均为 0.02%[3]。

本案例中我们使用的 NIPT 检测试剂盒声明其检测的特异性为 100%［95% CI（99.96% ~ 100.00%）］、准确性为 100%［95% CI（99.96% ~ 100.00%）］，但这些数据仅是前瞻性临床试验的统计结果。对 NIPT 高风险的患者，产科医生要启动产前筛查标准程序，进行介入诊断，核型分析。我们检验人员要定期与临床沟通，重视临床反馈的信息，评估并了解我们使用的试剂的可靠性。

虽然 NIPT 在产前筛查中有巨大的优点，但 NIPT 也有局限性：①目前的 NIPT 只分析 T21、T18、T13 三种染色体异常，很大一部分其他染色体的异常无法检出。唐氏筛查阳性的患者中，T21、T18、T13 仅占染色体异常的 76%，T21、T18、T13 和性染色体异常占染色体异常的 87%。②染色体微缺失综合征（chromosome microdeletion syndrome，MD）在母体染色体正常的胎儿中发生率可达 1% ~ 1.7%，甚至高于 21- 三体综合征的发生率，且再发风险高。目前对 MD 的产前诊断多局限在已有先证者的病例超声检查异常的病例，没有生化学指标可筛查。③在核型正常的样本中，6% 的 B 超显示异常和 1.7% 高龄孕妇或唐氏筛查阳性的样本中存在致病性拷贝数变异（copy number variation，CNV）。

此外，核型分析技术也有一定的局限性，有研究报道，受显带分辨率的限制，产前染色体核型分析可发现的结构异常长度都在 10Mb 以上[4]，即小于 10Mb 的染色体结构异常难以通过核型分析确定。

最新推出的 NIPT plus 可提高 MD 等检测能力，使 22q11.2 缺失综合征［又称迪格奥尔格综合征（DiGeorge syndrome），是由染色体 22q11.2 的 1.5 ~ 3.0Mb 杂合子缺失引起，发病率为 1/4 000］和 5p 部分单体综合征［又称猫叫综合征（cri-du-chat syndrome），染色体缺失区段位于 5p15.2 之间，缺失片段的大小为 5Mb 到 40Mb 不等，主要临床表型为哭声尖，似猫叫，以及发育迟缓和智力障碍等］等疾病得以检出。这些新技术、新方法要与临床医生沟通，使 NIPT plus 尽早应用于临床，为产前筛查带来更多可能。

【经典箴言】

NIPT 在产前诊断中有巨大的优点，也有局限性。对 NIPT 高风险的患者，要按产前筛查相关流程进行介入诊断。应重视临床反馈的信息，评估并了解使用试剂的可靠性。

（郑有为）

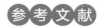

[1] 国家卫生健康委临床检验中心，产前筛查与诊断专家委员会. 孕妇外周血胎儿游离 DNA 产前筛查实验室技术专家共识 [J]. 中华检验医学杂志，2019，42(5)：341-346.

[2] SNYDER M W, SIMMONS L E, KITZMAN J O, et al. Copy-number variation and false positive prenatal aneuploidy screening results[J]. N Engl J Med, 2015, 372(17): 1639-1645.

[3] LIANG D S, CRAM D S, TAN H, et al. Clinical utility of noninvasive prenatal screening for expanded chromosome disease syndromes[J]. Genet Med, 2019, 21(9): 1998-2006.

[4] 邢娅, 路明. 基因芯片技术在产前诊断中的应用 [J]. 中国产前诊断杂志：电子版，2013，5(4)：35-40.

案例 089 生个健康宝宝

【案例经过】

对于一个家庭，生个宝宝，健康最重要，每位孕中的准妈妈都十分重视产检。产科医生发现，有一位准妈妈的胎儿比正常月份的偏小，停经 7 周时胎儿只有不到正常 6 周胎儿大小，停经 10 周时也只有正常孕 8 周胎儿大小。持续产检发现，停经 24 周时胎儿如孕 20 周，颅骨光环受压变形，心胸比值增大，心肌回声增厚增强，心包少许积液，腹围增大，右足内翻状态，羊水偏少。

产科医生细读检验报告发现，准妈妈的平均红细胞体积（MCV）65.1fl（正常参考范围 82 ~ 100fl），平均红细胞血红蛋白含量（MCH）21.3pg（正常参考范围 27 ~ 34pg）。送检血红蛋白电泳 HbA2 偏低，检验科医生在报告中建议这位准妈妈和她的丈夫申请地中海贫血基因检测。检测结果表明，这位准妈妈是标准型 α 地中海贫血基因携带者（地中海贫血基因型：--^{SEA}/αα），而她的丈夫 MCV 72.1fl，MCH 22.5pg，也是标准型 α 地中海贫血基因携带者（地中海贫血基因型：--^{SEA}/αα）（图 89-1）。

在明确了父母双方的基因型后，胎儿的基因型就成为诊断的关键环节。检验科医生建议送检脐血，查胎儿 α 地中海贫血基因。医生行介入性产前诊断，脐带穿刺术采集脐带血送检。结果表明，脐血基因型为 --^{SEA}/--^{SEA}，胎儿脐血血红蛋白中大量出现血红蛋白巴特（Hb Bart），同时出现 Hb Portland，诊断为巴氏胎儿水肿综合征（图 89-2）。

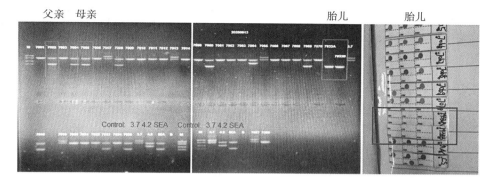

图 89-1 单管多重 PCR 法检测 α- 地中海贫血基因缺失型

父母双方为标准型 α 地中海贫血基因携带者（--^SEA/αα），胎儿为巴氏胎儿水肿综合征
（--^SEA/--^SEA）。PCR-RDB 法检测胎儿 α 地中海贫血基因点突变，因一对常染色体上片段均缺失，
无法检测到点突变位点。

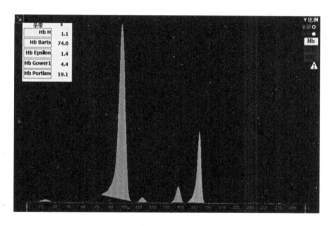

图 89-2 使用全自动毛细管电泳仪进行血红蛋白电泳，分析胎儿脐血中各种
血红蛋白的百分比

最终对于这个地中海贫血胎儿进行了引产，避免生出重型 α 地中海贫血患儿，避免了对母体和家庭的更大伤害。

【沟通体会】

地中海贫血是一种由珠蛋白基因缺失或突变导致肽链合成障碍而引起的溶血性贫血，是广东省发病率最高和危害最大的单基因遗传病之一，主要分为 α 和 β 地中海贫血两种类型。如本案例，当夫妇双方均为同类型

α 或 β 地中海贫血基因携带者时，其后代可罹患重症 α 或 β 地中海贫血。重症 α 地中海贫血在出生前后半小时内死亡，重症 β 地中海贫血出生后要靠输血维持生命，多在未成年前夭折。该病目前尚无法根治，给家庭和社会造成严重的经济和精神负担，所以须进行产前诊断。通过血常规（Hb、MCV、MCH）、血红蛋白电泳、地中海贫血基因检测，产前诊断并淘汰受累的重症患儿是国际上公认的最有效的措施。

地中海贫血基因诊断技术包括以下几种。①缺失型 α 地中海贫血基因的检测采用单管多重 PCR 法，可检测常见的 --^{SEA}、-α$^{3.7}$、-α$^{4.2}$ 共 3 种缺失型。非缺失型 α 地中海贫血基因采用 PCR-RDB 法，可检测 -CS、-QS、-WS 共 3 种点突变。② β 地中海贫血基因检测采用 PCR-RDB 法，可检测 17 种较常见的突变，包括 41-42M/N、654M/N、-28M/N、71-72M/N、17M/N、βEM/N、43M/N、-29M/N、31M/N、-32M/N、IVS1-1M、27/28M、-30M、14-15M、CAPM、IntM、JIVS1-5M。

目前基因诊断技术的局限性：①不能检出 6 种常见 α 地中海贫血基因型之外的 α 地中海贫血基因类型；②不能检出 17 种突变以外的罕见突变或者新突变引起的 β 地中海贫血；③标本有母体细胞污染将影响结果的准确性。

【经典箴言】

广东省是地中海贫血高发地区，结合血常规（HB、MCV、MCH）、血红蛋白电泳、基因检测，有助于产前诊断、早期干预，减少无法存活的重型 α 地中海贫血患者——巴氏胎儿水肿综合征患儿的出生。

（邱玉玮）

案例 090　胎儿水肿
——警惕罕见型地中海贫血

【案例经过】

女，G2P0，怀孕 25^{+1} 周，末次月经（LMP）2017-04-10，预产期（EDC）2018-01-22，孕期定期产检，孕早期及中期筛查未发现异常，无创产前检测未发现异常。2017 年 9 月 30 日 B 超检查时发现胎儿鼻骨短，全身水肿，胸腔、腹腔积液，心脏增大，胎盘增厚，羊水过少，呈现巴氏胎儿水肿综合征样。临床考虑到夫妻双方为广西人，且均为地中海贫血基因携带者，遂复查血常规及地中海贫血基因检测，结果见表 90-1。

表 90-1　夫妻双方地中海贫血筛查及基因检测结果

性别	Hb/（g/L）	MCV/fl	MCH/pg	HbA2/%	基因型	α 地中海贫血	β 地中海贫血
女	110	65.1	21.4	5.1	β/β^{654}	正常	轻型
男	120	69.6	22.5	2.3	$\alpha\alpha/--^{sea}$	轻型	正常

【沟通体会】

"我们得到的超声结果是强烈支持胎儿水肿综合征表现的，且该夫妻双方的籍贯均属于地中海贫血高发地区，既往还有自发的流产史，根据经验我们认为是重型 α 地中海贫血导致胎儿水肿的可能性较大。"临床表征与基因检测结果不相符，临床医生向我室提出了他们的疑虑：基因检测结果是否可能存在错误或遗漏？

实验室重新对患者夫妻标本进行检测，结果同前。

"从遗传学规律来看，目前实验室检测结果不支持胎儿重型 α 地中海贫血的可能性。"实验室与临床医生进一步沟通、分析可能存在的情况，"但地中海贫血的基因检测，只能检测常规类型的基因突变，覆盖我国人群常见基因型的 95%，仍有 5% 的地中海贫血基因突变是不在检测范围之内的。该胎儿的父亲已经确定为 α 地中海贫血，而目前的结果显示母亲并未携带 α 地中海贫血基因，若胎儿如您考虑的一样为重型 α 地中海贫血，则应该考虑罕见 α 地中海贫血的可能性。"

母亲基因检测结果显示 β 地中海贫血基因异常，真的只是 β 地中海贫血基因异常吗？我们再次分析血常规结果，发现胎儿母亲的 MCV 和 MCH 结果明显低于 β654 杂合子的患者，这提示了其本身合并 α 地中海贫血的可能性。"假设胎儿母亲为 β654 杂合子复合罕见型的 α 地中海贫血，这样胎儿便有 1/4 的概率为重型 α 地中海贫血。我们建议先对母亲的标本进行罕见型的 α 地中海贫血基因检测，若确诊，您再看有没有必要对胎儿进行地中海贫血的产前诊断。"

结合我室的分析和建议，临床医生考虑到母亲孕周较大，胎儿情况较差，决定同时对母亲和胎儿的标本进行检测。最终，母亲标本经检测确诊为 β 地中海贫血 654 杂合子复合 α 地中海贫血泰国型杂合子。修正诊断如表 90-2 所示。该胎儿确诊为重型 α 地中海贫血，基因型为 --^{sea}/--^{Thai}，检测结果如表 90-3 所示。

表 90-2　修正后夫妻双方地中海贫血筛查及基因检测结果

性别	Hb/（g/L）	MCV/fl	MCH/pg	HbA2/%	基因型	α 地中海贫血	β 地中海贫血
女	110	65.1	21.4	5.1	β/β^{654}，αα--^{Thai} 杂合子	轻型	轻型
男	120	69.6	22.5	2.3	αα/--^{sea} 杂合子	轻型	正常

表 90-3　胎儿地中海贫血筛查及基因检测结果

Hb（g/L）	MCV/fl	MCH/pg	HbA2	基因型	α 地中海贫血	β 地中海贫血
75	101	23.7	测不出，提示有大量 Hb Barts	--^{sea}/--^{Thai}	重型	正常

【经典箴言】

1. 目前实验室的地中海贫血的基因检测方法只能检测常规类型的基因突变，这些基因突变类型覆盖了中国人群常见基因型的 95%，仍有 5% 的地中海贫血基因突变不在检测的范围之内。然而在地中海贫血的高发地区，如广东、广西、东南亚一带，应该意识到罕见型地中海贫血的存在，如临床和实验室检测结果高度怀疑地中海贫血时，应当进行罕见型地中海贫血基因的检测。

2. 复合型（α+β）地中海贫血在两广地区比较常见。因此在临床上见到 MCV 和 MCH 低，HbA2 升高的患者，应当同时考虑 β 地中海贫血和复合型（α+β）地中海贫血的可能性，进一步的基因检测也应该同时检测 α+β 基因。

3. 产前诊断是多学科的综合性诊断，临床医生和实验室工作人员应当及时沟通彼此掌握到的信息，共同讨论诊断的方向和意见。该病例的成功诊断有赖于临床和实验室的有效沟通。

（陈培松）

案例 091 无创产前筛查检测胎儿游离 DNA 浓度偏低一例

【案例经过】

女，40 岁，G1P0，怀孕 12^{+1} 周，末次月经（LMP）：2017-03-20，预产期（EDC）：2017-12-27，孕期首次建档检查，临床上未发现异常。夫妻双方均为广东人，无遗传病史，因高龄产妇做无创产前筛查（non-invasive prenatal test，NIPT），检测 21、18、13 号染色体非整倍体，结果见表 91-1。

表 91-1　第一次 NIPT 检测结果

日期	唯一比对 reads 数	胎儿游离 DNA 浓度 /%	13- 三体风险值	18- 三体风险值	21- 三体风险值
04-28	5M	3	2	1.1	0.7

【沟通体会】

"胎儿游离 DNA（cell free fetal DNA，cffDNA）浓度偏低，可能导致结果不准确，这个报告暂时不能发放。"对于该标本的结果，实验室进行了内部讨论，"这批次检测的其他标本都不存在类似问题，质控样品也均在控。"排除技术性因素导致的胎儿游离 DNA 浓度低的可能性后，实验室决定联系主诊医生进行沟通。

"产妇并没有过度肥胖、胎盘功能较差等情况。"主诊医生表示可以排除这些导致胎儿游离 DNA 偏低的影响因素，"但她的超声检查提示为双胎妊娠，DCDA（双绒双羊），不知对结果是否会有影响？"

"孕妇为双胎妊娠，而且孕期较早，平均每个胎儿的游离 DNA 含量是可能会偏低的，我们建议在怀孕 16 周的时候重新留取标本进行检测，同时我们会增加测序数据量，以保证结果的准确性。"根据主诊医生的提示，实验室给出了重新留样检测的建议，一个月后重测样本的结果如下表 91-2。

表 91-2　第二次 NIPT 检测结果

日期	唯一比对 reads 数	胎儿游离 DNA 浓度	13- 三体风险值	18- 三体风险值	21- 三体风险值
05-30	12M	4%	2.1	0.3	0.8

结果仍然提示胎儿游离 DNA 浓度较低，实验室再次与主诊医生和患者沟通，所得到的临床资料均提示胎儿和孕期正常，基本排除可能导致胎儿游离 DNA 浓度降低的各种因素。

目前对胎儿游离 DNA 浓度的检测有两种方法，一种是依据 Y 染色体的比例进行判断，另一种是根据游离 DNA 的片段长度进行判断。实验室目前使用的胎儿游离 DNA 浓度判断标准会优先使用 Y 染色体进行判断，在 Y 染色体的 reads 很少的情况下（系统判断为女胎），才会根据片段长度进行判断。"实际检测出来的胎儿游离 DNA 浓度是 Y 染色体的含量，该产妇是 DCDA，如果她怀的是龙凤胎，那么这个数据可能就只反映了一胎的游离 DNA 浓度，所以数据一直偏低。"实验室再次组织对该病例的讨论，为了印证检验人员的猜想，检验人员更改了数据的分析规则，选择基于片段长度的算法重新对该测序的数据进行了分析，结果如下表 91-3。

表 91-3　第三次 NIPT 检测结果

日期	唯一比对 reads 数	胎儿游离 DNA 浓度	13- 三体风险值	18- 三体风险值	21- 三体风险值
05-30	12M	10%	2.1	0.3	0.8

由结果可见，采用基于片段长度的算法，胎儿的游离 DNA 浓度明显提高，这也印证检验人员之前的猜测，产妇怀的是龙凤胎，导致对胎儿游离 DNA 浓度计算出错。目前结果显示各种技术和质控指标均正常，遂发放报告。

2018 年 2 月份，对该产妇进行随访，证实其于 1 月份剖腹产一男孩和一女孩，均健康。

【经典箴言】

1. 2015 年颁布的《高通量基因测序产前筛查与诊断技术规范》指出双胎妊娠是 NIPT 技术的慎用人群，因目前关于 NIPT 技术在双胎妊娠中应用的循证依据较少。但随着目前 NIPT 技术的推广和临床的需求增多，部分实验室也逐渐开展 NIPT 技术在双胎妊娠中的检测和应用。

2. 在使用二代测序技术（next generation sequencing，NGS）技术进行 NIPT 检测时，测序数据量和胎儿游离 DNA 浓度均为非常重要的质控指标。

测序数据量是为了保证对基因组有足够覆盖（＞10%），胎儿游离 DNA 浓度是为了保证所获得的数据有足够的比例是来源于胎儿。在不同的测序平台上，测序数据量要求和胎儿游离 DNA 浓度的要求可能存在一定的差异，但是目前普遍的认识是测序数据量必须大于 3.5M，胎儿游离 DNA 浓度必须大于 5%。

3. 对胎儿游离 DNA 存在不同的计算方法。目前最为准确的方法是计算所测标本中 Y 染色体的浓度（Y reads/total reads），然而这种方法仅限于男胎。更普遍的方法是通过所检测游离 DNA 片段的长度来计算胎儿游离 DNA 的浓度，目前认为胎儿游离 DNA 的长度集中在 150bp 以下。这种计算方法的准确性有限，并且不同平台存在较大的差异，但是由于易于整合到现有的 NIPT 流程中而被广泛使用。

4. NIPT 技术在双胎妊娠中的应用目前缺乏技术规范，但笔者认为为了保证对单个胎儿的基因组有足够的数据覆盖，测序数据量至少应该是单个的双倍以上，在对胎儿游离 DNA 浓度的要求也应该更严格。

5. 在 NIPT 技术的临床应用中，临床科室和实验室的沟通合作极为重要，临床科室须为实验室提供详细可靠的临床信息，而实验室在遇到意外的情况时也应该及时和患者以及临床医生沟通，获得更丰富的信息，综合做出准确的诊断。

（陈培松）

案例 092　无创产前筛查检测假阴性一例

【案例经过】

患者，女，40 岁。2017 年 10 月 10 日，因高龄孕妇、孕 12^{+2} 周超声检查提示胎儿颈后透明层厚度（NT）3.6mm，怀疑 21- 三体。考虑到孕妇年龄较大，超声筛查异常，产科医生建议产前诊断，患者拒绝。随后在行 NIPT 检查，18 号结果回报 13、18、21 号染色体三体均为低风险。

随后，接到临床医生电话咨询："该产妇 20 号复查的超声提示 NT 5.6mm，前后两次 NT 均异常，是较为明确的产前诊断指征，NIPT 的结果是否准确可靠呢？"遂重新安排对标本进行复查，结果如表 92-1 所示。

表 92-1　胎儿两次 NIPT 结果

检测	结果				胎儿游离 DNA 浓度 /%	唯一比对 reads 数
	Z13	Z18	Z21	参考值		
第一次试验	1.19	0.78	2.37	< 3	5.88	4.9M
第一次试验文库重测序	0.78	0.94	2.64	< 3	6.26	4.7M
原血浆重提 DNA 重建库检测	0.59	0.57	2.96	< 3	7.14	4.3M

【沟通体会】

重复检测结果均提示风险值低，胎儿游离 DNA 浓度以及测序的数据量均在控，并且前后结果是基本一致。这三次检测的质控标本均在控，说明存在实验室检测错误的概率较小。"我们的检测报告应该是真实有效的。"将重新检测的结果与讨论意见转告主诊医生，"NIPT 对 21 三体的阴性预测值是 99%，但仍有 1% 左右的假阴性率，目前对于该产妇并不能排除这种可能性。该产妇年龄较高，并且超声 2 次均提示 NT 增厚，有明确的产前诊断指征，我们还是建议做羊水穿刺及产前诊断以帮助明确诊断。"

随后患者在医生建议下行羊水穿刺，送检染色体微阵列分析（chromosome microarray analysis，CMA）及染色体核型分析，结果为：47XY+21。

造成 NIPT 检测结果与胎儿染色体核型分析结果不一致的生物学原因或来自母亲，或来自胎儿。胎儿因素主要包括胎儿游离 DNA 比例不足、胎儿胎盘嵌合体及双胎之一消失；母体因素包括母体本身染色体异常、母体恶性肿瘤，以及接受过器官移植或者异体细胞治疗等。"我们从该孕妇的病史中基本能排除其母体可能导致 T21 假阴性的情况，因此应该重点考虑由于胎儿因素引起的结果不一致。结合文献报道的结果，我们认为胎儿胎盘嵌合体引起假阴性的概率较大，可以留取胎盘组织进一步检查。"

随后该孕妇选择终止妊娠，在征得孕妇的同意下，分别在胎盘 5 个位置留取组织进行 QF-PCR 检测，结果提示显示 T21 嵌合的比例为 20%，80% 细胞为正常核型，证实该案例为 T21 的嵌合体。

【经典箴言】

1. NIPT 检测的 cffDNA 片段来自胎盘绒毛外层凋亡的滋养层细胞，目前临床上应用该技术的检测目的是筛查 21- 三体、18- 三体和 13- 三体。由于 NIPT 检测的是母体与胎儿胎盘的混合 DNA，因此，如果胎儿胎盘染色体构成不一致，将会导致错误的判断。正是这种原理上的局限性，NIPT 只能是筛查而不是确诊的方法。

2. 在该案例中，由于胎盘的细胞 80% 为正常细胞，所以其凋亡后的游离 DNA 不会引起母体血游离 DNA 的 21 号染色体的比例增高，因此 NIPT 检测的结果一直提示正常。

3. 染色体嵌合体造成的胎儿与胎盘核型不一致，是导致 NIPT 假阴性的重要原因。如考虑该情况，须留取胎盘组织进一步检查，以明确最终诊断。明确 NIPT 假阳性和假阴性的原因，对于向患者提供综合性咨询并改进以后的工作有着极大的意义。

4. NIPT 是产前筛查一项重要的技术进步，临床医师在提供检测前咨询时应仔细询问产妇的情况，并为实验室提供尽可能详细的产妇信息，包括超声结果、血清学筛查结果、孕产史、遗传病史、肿瘤病史、移植病史等重要信息，这有助于实验室医师综合判断，给出更加合理的建议。

(陈培松)

案例 093 | 警惕 PCR 反应的非典型扩增曲线

【案例经过】

患者，女，43 岁，因无明显诱因咳嗽、咳痰 8 个月余就诊。CT 和 MRI 检查示右下肺 3.4cm 软组织阴影、肝脏多发占位和颅内多发类圆形异常信号，右肺穿刺病理检查示中分化腺癌，临床诊断为右肺腺癌 IV 期（肝脏、脑转移）。

在亚裔人群中，约 50% 的非小细胞肺癌（NSCLC）患者发生表皮生长因子受体（*EGFR*）基因突变，其中第 19 外显子缺失突变（19del）和第 21 外显子点突变（L858R）是最常见的两种突变类型（约占 90%）。此类患者接受 EGFR 酪氨酸激酶抑制剂（EGFR-TKI）靶向治疗的客观缓解率（*ORR*）高，无进展生存期（PFS）较化疗显著延长。

临床医师申请对患者肺穿刺样本行 *EGFR* 基因突变检测，以考虑 EGFR-TKI 靶向治疗。实验室提取患者肿瘤组织 DNA（受检区域肿瘤细胞比例约为 20%），微量分光光度计测定 DNA 浓度为 53ng/μl，OD_{260}/OD_{280} 为 2.01，使用 PCR 荧光探针法试剂盒检测 *EGFR* 基因突变。该样本第 19 外显子缺失突变反应孔（包含多种探针可检测第 19 外显子多个缺失突变）见扩增曲线，ΔCt 值大于但接近阳性阈值，且该检测孔扩增曲线斜率和荧光强度明显低于其他阳性样本和阳性对照。将 DNA 稀释后重新检测，该反应孔扩增曲线依然如此。

因此，分子病理实验室将检测情况与送检医生沟通，考虑为该样本 *EGFR* 基因突变丰度低，低于试剂盒检测下限。临床医生表示，患者为腺癌，具有 *EGFR* 突变表征，患者年轻且病情较差，希望能够再次检测为后续治疗提供依据。实验室再次提取患者肿瘤组织 DNA，测定 DNA 浓度为 33ng/μl，OD_{260}/OD_{280} 为 1.94，进行第 3 次检测，检测结果与前两次相同。实验室使用 PCR 直接测序法检测 *EGFR* 第 19 外显子突变状态，检测结果为样本存在 c.2240_2257del（p.Leu747_Pro750delinsSer）突变。而该突变位点在 PCR 荧光探针法试剂盒检测范围内。结果报告给临床医生，患者接受 EGFR-TKI 靶向治疗。1 个月后随访，患者已无咳嗽咳痰症状。

【沟通体会】

本例由分子病理实验室发现 PCR 检测结果异常，临床医生提出患者具备 *EGFR* 突变阳性可能的表征，加剧了对结果准确性的质疑。而后实验室使用替代检测方法，避免了检测结果的假阴性。分子病理与临床科室的充分沟通，使该患者获益于 EGFR-TKI 靶向治疗。

本例样本第一次检测时发现 EGFR-19del 反应孔扩增曲线斜率和荧光强度明显低于其他阳性样本和阳性对照，考虑为样本 DNA 中含有 PCR 抑制剂，但稀释 DNA 样本后仍然未见消除 PCR 抑制剂后扩增曲线的恢复，说明存在其他导致扩增不典型的原因。

本例样本第二次检测时仍然发现上述位点不典型扩增曲线，说明该现象绝非偶然，故实验室考虑可能存在原因：①本检测使用的 PCR 试剂中检测 EGFR-19del 所用探针对某些缺失类型亲和力不够，不能检测到该检测试剂盒既定检测范围的突变；②样本可能存在该检测试剂盒既定检测范围以外 EGFR-19del 某种类型缺失突变，该突变序列与试剂盒检探针存在部分重合，导致非特异性扩增。通过 PCR- 直接测序法间接证实了本例不典型扩增曲线是由于第一种原因引起的。

【经典箴言】

检测基因异常有不同的技术平台，每种平台各有优缺点，不同技术平台间可以相互印证互为补充。当在一个技术平台出现不易解决的问题时，可运用其他技术平台进行验证和补充。

（张 标 叶 庆）

案例 094 石蜡包埋组织为什么扩增不出目的片段？

【案例经过】

外院胃肠道间质瘤（GIST）患者前来就诊，欲行干细胞生长因子受体（c-KIT）和血小板源性生长因子受体 α（PDGFRA）基因突变检测。GIST 起源于卡哈尔间质细胞，是胃肠道最常见的间叶性肿瘤，约 80% 的 GIST 患者发生 c-KIT 基因突变，5%～10% 的 GIST 患者可发生 PDGFRA 基因突变。常规获取患者术后肿瘤标本石蜡包埋组织 4 张切片为待测样本。提取该患者石蜡包埋组织 DNA 后进行 PCR 扩增，琼脂糖凝胶电泳并未如期见到该样本 c-KIT 基因第 9 外显子的目的片段。

对失败原因进行排查，首先再次明确了 DNA 浓度和纯度都符合要求；其次，对反应体系进行排查，发现本批次所有阳性对照的目的片段均正常扩增；最后，该样本其他目的基因片段的正常扩增也将 PCR 抑制剂这一可能影响因素排除在外。难道是操作不当导致的扩增失败？该检测为实验室常规检测项目之一，手动操作步骤较多，为了对实验过程进行监控，我们要求实时记录检测过程，但记录表并未发现异常。为进一步排除操作不当的影响，我们重新检测该样本，仍未能扩增出 c-KIT 基因第 9 外显子目的片段，因此最终排除操作原因。到底是什么原因导致扩增失败呢？

【沟通体会】

我们对目的片段的检测原理重新进行了梳理，该检测设计的 *c-KIT* 基因第 9 外显子目的片段产物长度为 322bp，其余外显子目的片段产物为 232～295bp 不等，*c-KIT* 基因目的片段产物长度大小介于 300～400bp 之间，而 DNA 发生片段化后，其 DNA 片段大小也介于 300～400bp 之间，可导致目的基因检测失败，此样本扩增失败的原因是否为 DNA 片段化导致的呢？由于本次送检的切片和提取的 DNA 已经用完，无法进行片段分析检测。

与送检单位病理科同事沟通，告知样本所用固定液为非中性甲醛，且标本离体至固定的时间不确定，二者都可能导致 DNA 片段化。既然理论上已证实了我们的猜测，因此，我们再次借取该蜡块提取 DNA 并加大 PCR 反应上样量至原来的 3 倍，顺利扩增出 *c-KIT* 基因第 9 外显子目的片段并完成后续检测。

【经典箴言】

胃肠道间质瘤（GIST）起源于卡哈尔间质细胞，是胃肠道最常见的间叶性肿瘤。约 80% 的 GIST 发生 *c-KIT* 基因突变，其中以第 11 外显子突变最为常见，第 9 外显子突变次之，而第 13、17 外显子突变较为少见。约 5%～10% 的 GIST 发生 *PDGFRA* 基因突变。中到高危险度 GIST 患者，发生 *c-KIT* 基因第 11 外显子突变时，近 90% 的患者可从伊马替尼治疗中获益；发生第 9 外显子突变时，近 50% 的患者可从伊马替尼治疗中获益，提高剂量可提高治疗的有效性；第 17 外显子突变导致的 D816V 与伊马替尼耐药有关。大部分具有 *PDGFRA* 第 12、18 外显子突变的患者对伊马替尼治疗反应良好，而第 18 外显子突变导致的 D842V 与伊马替尼耐药有关。

用于体细胞 DNA 水平的基因检测样本，FFPE 样本具有容易获得，能够进行精准的肿瘤细胞比例评价的优点，是国内外进行肿瘤体细胞突变检测最常见的样本。FFPE 组织提取 DNA 样本的数量和质量是获得正确结果的重要保障，DNA 样本的完整性是其中一个重要的因素。

常规工作中普遍使用甲醛作为固定剂，但甲醛与 DNA 反应形成羟甲基群以及高度不稳定的 carboxonium 离子可引起 DNA 变性、断裂，形成 300～400bp 的 DNA 片段。由于甲醛 pH 低，需要配制成缓冲甲醛以减少对 DNA 的损伤[1]。

当样本中短片段的目的片段能够被扩增而长片段的目的片段不能被扩

增时，DNA 片段化的因素可能需要被考虑。加大 DNA 的上样量使符合片段长度的 DNA 的量增加将有利于长片段的扩增，然而如果扩增的片段过长仍然很难在片段化的样本中完成检测。

（张　标　叶　庆）

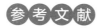

[1] ZSIKLA V, BAUMANN M, CATHOMAS G. Effect of buffered formalin on amplification of DNA from paraffin wax embedded small biopsies using real-time PCR[J]. J Clin Pathol, 2004, 57(6): 654-656.

案例 095　都是脱钙液惹的祸

【案例经过】

案例 1

外院晚期肺癌患者要求对甲醛固定石蜡包埋组织（FFPE）骨转移灶蜡块行表皮生长因子受体（*EGFR*）基因突变检测。此时我们检测 *EGFR* 突变主要使用 Sanger 测序法，荧光 PCR 法仅能检测四个突变位点且价格昂贵。与家属沟通后，家属选择使用 Sanger 测序法。提取患者样本 DNA，使用微量分光光度计测定患者 DNA 浓度高达 100ng/μl，OD_{260}/OD_{280} 大于 1.8，浓度和纯度都符合要求。进行 PCR 扩增，但琼脂糖凝胶电泳未见目的条带。排除反应体系和操作原因导致的失败，加大 PCR 反应上样量，依然未能扩出目的条带。

案例 2

异柠檬酸脱氢酶（IDH）的基因突变与肿瘤的发生发展相关，*IDH1* 和 *IDH2* 基因突变常见于脑胶质瘤和急性髓细胞白血病（AML），约 50% 的软骨肉瘤与 *IDH1* 和 *IDH2* 突变相关。实验室曾使用 Sanger 测序法对一近骨端肿瘤行 *IDH1* 和 *IDH2* 基因突变检测。取 FFPE 样本提取样本 DNA，PCR 扩增目的基因片段，但琼脂糖凝胶电泳未见目的条带。排除反应体系和操作原因导致的失败，查阅取材记录，发现样本为近骨端肿瘤，所取样本经酸脱钙处理，判断样本 DNA 片段化严重。

【沟通体会】

案例 1

进一步分析，发现受检样本为骨转移肿瘤组织，经过酸脱钙处理。实验室可使用荧光 PCR 检测 EGFR 突变，相比 Sanger 测序法，对 DNA 片段长度要求较低。与患者家属沟通，同意使用该方法检测。最终顺利完成检测。

案例 2

与病理诊断医生沟通获悉，该样本虽为近骨端肿瘤，但骨含量低，即使不经酸脱钙处理亦可满足切片要求。考虑分子病理检测需要，建议诊断医生再次取材。重新制作蜡块，未经酸脱钙处理，顺利完成检测，样本存在 IDH1 p.R132I 突变。结合形态学、免疫组化和分子病理检测结果，诊断医生排除骨肉瘤、确诊该样本为股骨近端软骨肉瘤。

【经典箴言】

1. 含有骨组织的样本在制成 FFPE 样本进行 HE 切片观察时，往往需要对其中的骨组织进行脱钙处理。由于对脱钙速度的要求，病理科往往会选择强酸作为脱钙液。然而，强酸会导致组织样本中的 DNA 片段化和降解[1]。

2. 不同检测方法可以耐受的样本 DNA 片段化的能力存在差别，Sanger 测序法往往要求扩增的片段较长，对 DNA 片段化耐受能力较弱。而 Taq 探针荧光 PCR 法由于和突变结合的探针较短，对 DNA 片段化耐受能力较强。对于 DNA 片段化的样本，Taq 探针荧光 PCR 法检测的成功率较高。

（张 标 叶 庆）

[1] SINGH V M, SALUNGA R C, HUANG V J, et al. Analysis of the effect of various decalcification agents on the quantity and quality of nucleic acid (DNA and RNA) recovered from bone biopsies[J]. Ann Diagn Pathol, 2013, 17(4): 322-326.

案例 096 都是"参考范围"惹的祸

【案例经过】

　　发热、皮肤紫癜的 4 岁患儿来儿科就诊。入院查血小板 $80 \times 10^9/L$，血培养阴性，巨细胞病毒核酸定量 850 拷贝 /ml，临床怀疑病毒感染，清热、解毒对症处理退烧后出院。半个月后门诊复查血小板 $70 \times 10^9/L$，巨细胞病毒核酸定量 800 拷贝 /ml。由于接诊医生高度怀疑是巨细胞病毒感染导致的患儿血小板减少，而检验科巨细胞病毒核酸定量检测报告单在结果后面的备注和常规检查一样是"参考范围"，此标注具体是 ≤ 1 000 拷贝 /ml，导致临床医生误解为 ≤ 1 000 拷贝 /ml 都是正常。由于这次接诊的临床医师高度怀疑此患儿是巨细胞病毒引起的血小板减少，所以才致电检验科，由于沟通及时有效，患儿的血小板在使用了几次免疫球蛋白冲击疗法后得到了恢复。

【沟通体会】

　　随着实验室信息系统的完善，检验结果报告的个体化也正在逐步实现。一般检验报告的结果栏后面都有一个正常范围，检验结果高于或低于这个范围都会有上下箭头提示，提醒临床医生要对这个异常结果关注。在病原体核酸检测中，每个检验结果后面备注显示的不是正常范围，而是最低检出限。虽然有些核酸检测项目后面标注的最低检出限是 ≤ 1 000 拷贝 /ml，或 ≤ 500 拷贝 /ml，但如果实验室发出 800 拷贝 /ml 或 320 拷贝 /ml 这样的结果，就意味着实验室已经排除了各种原因导致的假阳性，进而确认检测结果是阳性，此时临床医生应该重视这个结果，要根据临床表现综合分析并进行处置。

【经典箴言】

　　1. 检验科的检测项目多达四五百个，每个项目后面都有标注，这种标注大多是"参考范围"，一般医生都会认为这是正常值范围。

　　2. 在病原微生物的蛋白及核酸检测中，结果后面的标注应该是"最低检出限"而不是"参考范围"，目的是告诉临床医生该项目采用的检测方法能检出该病原微生物的相关指标的最低浓度。由于方法学的限制，标本中的病原微生物的相关指标的浓度低于最低检出限就可能不会被检出。

3. 检验科应该就开展的每一个项目与临床科室进行沟通，并就运行中发现的问题进行信息反馈，使所开的项目能最大限度地为临床诊疗提供科学依据。

（郭建巍）

案例 097　VIP 标本同时送检两家医院结果不同，问题出在哪里？

【案例经过】

某周四，我们接到医院保健办通知，有位 VIP 患者在周六上午 9 点检测 HCV RNA，需要做好检测准备。周六上午 8 点，我们准时到达实验室开始实验前准备工作，约 9：30 标本送到实验室。我们立即按 HCV RNA 检测的标准操作程序进行处理：①将离心机调至 5℃，按 3 000 转 / 分的速度离心 10 分钟；②分别吸取 200μl 标本，按 2 个独立标本与阴性、阳性质控物一起提取、逆转录和上机进行 PCR 扩增；③ PCR 结果分别为 3.23×10^3 拷贝 /ml 和 3.41×10^3 拷贝 /ml，取其平均值 3.32×10^3 拷贝 /ml 发出结果。4 天后接到医院保健办通知，该 VIP 患者的 HCV RNA 在另一家三甲医院的检测结果为阴性，并对我们的检测结果提出质疑。

我们立即组织人员对检测流程进行全面回顾分析，没有发现检测过程存在任何问题。而两家医院检测都用同一厂家的试剂但结果却有差异，问题出在哪里？

与医院保健办负责医生沟通，得知该 VIP 患者抗 HCV 阳性，已确证为 HCV 感染，正在进行抗病毒治疗中，这无疑支持了我们实验室的检测结果。但我们也相信另一家三甲医院的检测结果的可靠性，然而两家医院的检测结果不一致，又如何解释？

再次与医院保健办的工作人员沟通后得知，当天他们给 VIP 患者用红色头的无菌试管（可分离血清）抽了 2 支血标本，1 支立即送我们实验室检测，另 1 支送另一家三甲医院检测。但由于是星期六，对方医院实验室没有工作人员接收标本，故标本在 4℃冰箱放置至周一才送检。一语惊醒梦中人，原因找到了：标本处理的差别！两家医院的检测结果都没有问题，问题是两家医院接收到标本的时间有差别。我们是按 HCV RNA 检测的标准操作程序操作，在 1 小时内将收到的标本进行前处理；另一家收到的是在 4℃冰箱放置了 2 天并未经预处理的标本。由于收到保存方式不合适的标本，造成 HCV RNA 降解，检测结果为阴性。

我们将分析报告上交医院保健办，专家组也认同这份报告。找到了两家医院结果不同原因，大家都如释重负。

【沟通体会】

目前临床用于检测 HCV 感染的方法主要有抗 HCV 和 HCV RNA 检测。而 HCV RNA 的检测是判断 HCV 感染的直接证据，是分析病情、病程和判断疗效的一个重要指标。核酸检测的质量不仅取决于扩增过程的灵敏度、核酸扩增效率，还包括在核酸检测之前标本的处理方法。由于内源性和外源性 RNA 酶的存在，HCV RNA 离体后都会存在不同程度的降解。据文献报道[1]，血凝集后 2 小时内离心分离，血清 HCV RNA 含量降低 10.42%，4 小时降低 40.49%。

我们收到 VIP 患者标本是红色头的无菌试管，是未抗凝的标本。出现两家医院的检测结果不一致，我们先在自家实验室找原因，确定没有问题，然后主动与医院保健办的工作人员沟通。沟通中获得了一个重要信息，另一支 VIP 患者未抗凝的标本没有离心分离出血清情况下在 4℃冰箱放置了 2 天才送测！这就是两家医院的检测结果不一致的原因。

检验结果的质量控制包括检验前、检验中和检验后三个阶段，检验人员往往仅注意到检验中和检验后两个阶段质量控制，而忽视检验前的质量控制对检验结果的影响。但检验前标本的获取、运送的方式和时间等对检验结果的影响相当大，本病例就是最好的例证。因此，为了全面保证检验结果的质量，检验人员应与临床医生、护理人员、患者和标本输送人员沟通，规范检验前的各种细节。

【经典箴言】

HCV RNA 离体后会存在不同程度的降解，建议检测 HCV RNA 的标本使用抗凝标本。标本离体后 2 小时内分离血清或血浆进行检测或保存。

（郑有为）

参考文献

[1] 王雾楠，郑怀竞，邓巍，等. 用于 HCV RNA 逆转录聚合酶链反应测定的血清（浆）样本的质量控制 [J]. 中华肝脏病杂志，1999，7(4)：221-223.

案例
098　信息互通·有的放矢·精准"狙击"

【案例经过】

患者，男，43 岁，2 个月前无明显诱因出现咳嗽，伴咳乳白色、淡黄色痰，量少，无气促、胸痛，无发热、畏寒，无咯血，无头晕、头痛等症状。患者一直未进一步治疗。3 天前患者因鼻窦炎术后于我院门诊复诊，完善胸部 CT 平扫提示肺部感染，未排除真菌性感染。患者为进一步治疗，门诊拟"肺部感染（真菌感染可能）"收入院。近 2 个月来，患者精神、睡眠、胃纳尚可，小便正常，近 1 周排柏油样便，量一般，体重较前上升约 10kg。

既往史：2020 年 11 月患者因慢性鼻窦炎、真菌性鼻窦炎（右侧，曲霉）、上颌窦囊肿（左侧）于耳鼻喉病区住院行鼻镜（双侧）+ 鼻腔病损切除术（双侧），手术顺利。

辅助检查：血常规：白细胞计数 11.07×10^9/L；中性粒细胞百分数 72.6%；炎症指标：超敏 C 反应蛋白（hsCRP）3.8mg/L，降钙素原（PCT）0.06ng/ml；感染指标：真菌 D- 葡聚糖阴性，肺炎支原体抗体阴性，痰细菌 /真菌培养阴性；凝血功能、肝肾功能检查均无明显异常；胸部 CT 示双上肺见多发斑片状、结节状影，边缘模糊，较大者位于左肺上叶尖后段，大小约为 12mm×17mm，形状不规则（图 98-1）。新增双上肺多发病变，结合病史，首先考虑真菌感染可能。

住院诊疗经过：患者无明显咳嗽、咳痰，无发热，双肺呼吸音清，未闻及干湿啰音。结合患者病史及检查结果，考虑真菌性肺炎可能性大（曲霉？）。予以完善真菌试验，外送真菌四项检验；完善纤维支气管镜等检查，灌洗液送病原宏基因组（mNGS）检查；预约肺穿刺活检，拟送病理明确诊断。

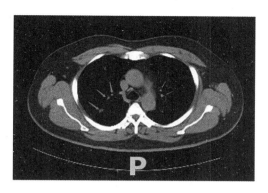

图 98-1　患者入院时胸部 CT 结果

箭头示结节状阴影。

　　mNGS 送检单上注明"重点怀疑真菌"，检验科立即致电临床了解患者详细情况，考虑到与常见细菌性病原体相比，真菌较难检出，于是我们对此例标本进行了个性化处理，增加了核酸提取的破壁流程。次日上午 mNGS 结果显示，支气管肺泡灌洗液中检出新型隐球菌（*Cryptococcus neoformans*）核酸序列 12 条（图 98-2A），而不是患者既往感染的曲霉核酸序列。检验科立刻将结果返回临床，并建议进行经典血清学检测验证。当天下午真菌试验结果回报新型隐球菌抗原阳性（图 98-2B）。结合患者病史及目前检查结果，综合诊断明确，考虑肺隐球菌病，临床及时取消了肺穿刺活检（图 98-3），予氟康唑氯化钠针静脉滴注抗感染治疗。3 天后患者情况好转办理出院，嘱氟康唑胶囊及护肝药口服治疗。

A

	属			种	
属名	相对丰度	序列数	种名	鉴定置信度	序列数
隐球菌属 *Cryptococcus*	56.9%	14	新生隐球菌 *Cryptococcus neoformans*	99.0%	12

B

项　目	检测方法	结　果	单位	提示	参考区间
曲霉菌抗原	ELISA法	0.11			0.00~0.49
念珠菌抗原	ELISA法	阴性（-）			阴性（-）
隐球菌抗原	免疫胶体金法	阳性（+）			阴性（-）

图 98-2　病原学检查结果

A. 支气管肺泡灌洗液宏基因组测序（mNGS）结果；B. 血清真菌试验结果。

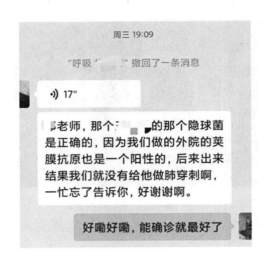

图 98-3　检验科与临床大夫沟通，关注患者最新进展

【沟通体会】

新型隐球菌是一种深部致病真菌，可在土壤、鸟粪中大量存在，是一种条件致病菌，荚膜多糖是其重要致病物质，荚膜多糖抗原是辅助诊断的重要指标[1]。常规培养将菌种接种于沙氏葡萄糖琼脂培养基，室温或 37℃培养 2～5 天后形成白色、不规则的酵母型菌落[2]。本案例中，结合患者既往病史（曲霉鼻窦炎）和胸部 CT 症状，临床高度怀疑肺部真菌感染（曲霉可能性大）。然而患者痰和支气管肺泡灌洗液细菌 / 真菌培养阴性，故送检 mNGS 和真菌四项，拟预约肺组织穿刺活检。两项检查先后回报，结果一致，患者肺部隐球菌感染而非曲霉，诊断明确，临床及时取消了肺部穿刺检查，并第一时间对症用药（隐球菌用药为氟康唑，曲霉用药为伏立康唑）。

本案例中，临床高度怀疑曲霉感染，送检宏基因组检测也强调重点关注真菌。对于组织、支气管肺泡灌洗液、痰液等类型的标本，其病原体主要以菌体形式存在，检测时要先对病原体进行破壁处理，释放出病原核酸。破壁是影响 mNGS 检测灵敏度的关键因素，破壁不当易造成检出偏倚[3]。由于真菌细胞壁较厚，常规检测流程检出率较低，于是我们对此标本的前处理过程进行了有的放矢地调整，增加核酸提取的破壁流程、加大测序深度，最后成功检出新型隐球菌序列，精准"狙击"。需要明确的是，mNGS 目前仍然是二线检查，其结果需要传统方法（血清抗原检测等）的验证。由于真菌四项检查无收费标准，医院检验科未常规开展，外送项目结果周期较长。宏基因组结果的迅速回报加速了诊断，减少有创检查，患者不必再被多"扎"一针了。

针对某些特殊检查，患者病情不同、临床怀疑诊断方向不同，采取相应的前处理和操作会在一定程度上提高检测灵敏度和准确度。检验科不能闭门造车，临床与医技科室也不能各自为政。每一份标本背后都有一位焦急等待治愈的患者。只有我们主动做到信息互通、有的放矢，才会更加精准"狙击"！

【经典箴言】

检测的时效性对于临床诊疗十分重要，很多新技术的收费虽然可能稍微高一点，但从患者的整体治疗效果上看，精准医疗仍然是更经济有效的。

（邓倩昀）

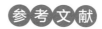

[1] 李凡，刘晶星. 医学微生物学 [M]. 9 版. 北京：人民卫生出版社，2008：340-341.

[2] 黄小珠. 新型隐球菌培养方法 [J]. 卫生职业教育，2007，25(5)：108.

[3] 宏基因组学测序技术在中重症感染中的临床应用共识专家组，中国研究型医院学会脓毒症与休克专业委员会，中国微生物学会微生物毒素专业委员会，等. 宏基因组学测序技术在中重症感染中的临床应用专家共识（第一版）[J]. 中华危重病急救医学，2020，32(05)：531-536.

案例
099

血里寻它千百度，却在呼吸道找到

【案例经过】

在分析巨细胞病毒（CMV）核酸检测结果时，我们发现某患者痰液样本的结果为 2.62×10^9 拷贝 /ml，血浆样本的结果为 $< 5.0 \times 10^2$ 拷贝 /ml，检测人员第一时间确定实验结果的准确性，查看扩增曲线为典型"S"型扩增（图 99-1、图 99-2），内参扩增良好，阴性、阳性质控均在控，证实结果准确可靠。结果的确为痰液样本 CMV 阳性，而血浆检测结果为阴性，同一患者不同部位样本会存在 CMV 结果不一致的情况？那样的结果又该如何解释呢？

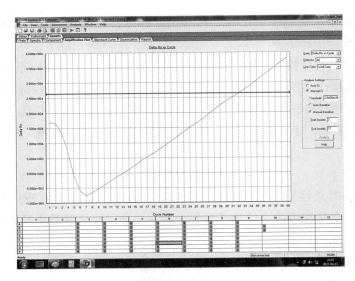

图 99-1　第一次血液标本扩增曲线

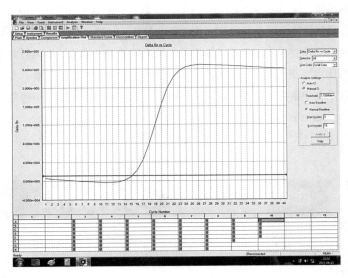

图 99-2　第一次痰液标本扩增曲线

【沟通体会】

　　临床常见情况为同一名 CMV 感染患者不同类型标本检测结果均为阳性，但存在些许阳性程度不一样的情况，上述案例在日常检测中并不常见。既然检验环节不存在问题，那问题会不会出现在检验前的操作呢？我们开始怀疑在检测过程中误拿了其他患者的样本，于是我们对当日标本进行了复检，结果与第一次结果相一致（图99-3、图99-4），排除了样本检测前及样本检测过程中出错的可能性，那么我们该如何合理科学的去解释这样存在的现象呢？

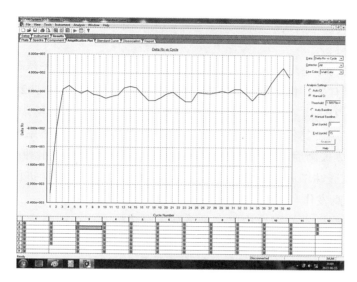

图 99-3　第二次血液标本扩增曲线

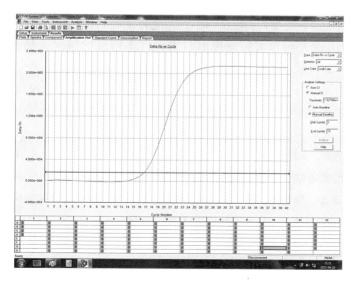

图 99-4　第二次痰液标本扩增曲线

于是我们联系了该患者的主管医生，医生反映该患者反复咳喘半年，2 周前咳嗽加重，为进一步治疗前来就诊，情况符合 CMV 感染的体征，可能病情发现较早，未侵入血液系统。这个论点也得到了科室主任医师的证实。临床医生的解析让这个"奇怪"的结果得到了合理解释，我们很有信心地审核了这份检验报告。

【经典箴言】

巨细胞病毒感染可使婴幼儿咳嗽、喘息，这与机体的天然免疫和适应性免疫应答有关。机体的辅助性 T 细胞（Th0）分为 Th1 和 Th2 两个亚群。多数情况下 Th1 应答占优势时有利于病原体的清除及机体恢复，Th2 优势应答可加重疾病，其各自的表达水平是保证整个细胞免疫网络系统平衡的关键。Th1/Th2 失衡后，损伤的上皮和抗病毒反应引起呼吸道水肿、黏液高分泌和血管通透性增高，导致小呼吸道狭窄和通气功能障碍，进而引起婴幼儿咳嗽和喘息发作[1]。

此次痰液标本的阳性检出率显著高于血浆标本，可能是由于在 HCMV 的急性感染期，唾液腺及肾脏的上皮细胞最容易受病毒侵袭，当其侵入上皮细胞后开始增殖，增殖一定程度可诱发宿主细胞凋亡，同时释放宿主细胞中的病毒，此时部分病毒进入血液，但大部分病毒依然停留在唾液腺等上皮细胞，故血清中 HCMV 的阳性检出率低于相应的痰液标本检出率[2]。

出现不同标本类型巨细胞病毒含量差别显著的情况，一定先排除临床留取标本时出现失误和实验室提取时出现样本错乱的情况，确保结果的准确可靠。

（叶俊凯　林勇平）

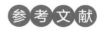

[1] 朱春晖，陈强，朱庆雄，等. 巨细胞病毒感染致婴幼儿喘息患儿中瘦素、CD4CD25Treg 和 TLR4 的表达 [J]. 中外健康文摘，2012，9(51): 13-14.

[2] 张米，雷素云，杨翠先，等. 获得性免疫缺乏综合征患者合并巨细胞病毒性肺炎情况分析 [J]. 检验医学与临床，2017，14(7): 960-961.